연구윤리 자문

Research Ethics Consultation: A Casebook

연구윤리 자문

Research Ethics Consultation: A Casebook

2021년 8월 30일 1판 1쇄 인쇄
2021년 9월 5일 1판 1쇄 발행

지은이 | Marion Danis 외
옮긴이 | 권복규 · 김지혜
펴낸이 | 김진환
펴낸곳 | 학지사메디컬
04031 서울특별시 마포구 양화로 15길 20 마인드월드빌딩
대표전화_ 02-330-5188 팩스_ 02-326-0338
등 록 | 2010년 2월 8일 제313-2010-36호
메 일 | hakjisamd@hakjisamd.co.kr
홈페이지 | http://www.hakjisamd.co.kr

ISBN 978-89-6069-956-4 93510

가 격 | 15,000원

KAIRB 연구윤리총서

01

연구윤리 자문

Research Ethics Consultation: A Casebook

Marion Danis, Emily Largent, Christine Grady,
David Wendler, Sara Chandros Hull, Seema Shah,
Joseph Millum, Benjamin Berkman 공저
권복규 · 김지혜 공역

학지사메디컬
HAKJISA MEDICAL

저자 소개

Marion Danis

시카고 의과대학을 졸업하고 내과 전문의를 취득하였다. NIH 생명윤리과 교수이며 생명윤리자문서비스 책임자이다.

Emily Largent

펜실바니아 간호대학을 졸업하고 하바드 대학교에서 의료정책학 박사학위와 J.D.를 취득하였다. 현재 펜실바니아 의과대학 교수이다.

Christine Grady

조지타운 대학교에서 간호학을 전공한 후 철학박사 학위를 받았다. NIH 생명윤리과 과장으로 재직 중이다.

David Wendler

펜실바니아 대학교에서 철학을 공부했고 위스콘신 대학교에서 철학박사 학위를 받았다. NIH 생명윤리과 교수이다.

Sara Chandros Hull

브랜다이스 대학교에서 분자생물학을 전공하고 존스홉킨스 보건대학원에서 박사학위를 취득하였다. NIH 생명윤리과 교수이다.

Seema Shah

스탠포드 대학교 로스쿨에서 J.D.를 취득하고 NIH 생명윤리과 펠로우를 지냈다. 현재 노스웨스턴 의과대학 생명윤리학 교수로 있다.

Joseph Millum

에딘버러 대학교를 졸업하고 존스홉킨스 대학교에서 철학박사 학위를 받았다. NIH 생명윤리과 교수이다.

Benjamin Berkman

하바드 대학교를 졸업하고 미시간 대학교 로스쿨에서 J.D.를 취득하였다. NIH 생명윤리과 교수이다.

역자 소개

권복규

서울대학교 의과대학을 졸업하고 의사학과 의료윤리를 공부하였다. 현재 이화여자대학교 의과대학에서 교수로 재직 중이다.

김지혜

연세대학교에서 신학과 간호학을 전공하고 이화여자대학교 생명윤리정책협동과정에서 석사학위를 취득하였다.

발간사

대한기관윤리심의기구협의회(KAIRB)가 자체 사업의 일환으로『연구윤리총서』를 발간하게 되었다. 2002년에 창립한 KAIRB는 임상시험 등 인간대상연구의 과학성과 윤리성을 담보하기 위한 기구인 IRB들로 구성된 단체이지만, 각 연구기관의 IRB는 물론 임상연구 관련 기관 및 개인이 회원으로 참여하고 있다. KAIRB는 인간대상연구의 과학성과 윤리성을 제고하고, 이에 종사하는 이들의 전문성을 드높이며, 관련 규제를 개선함은 물론 다양한 영역에서 인간대상연구의 수준을 높이기 위해 종사자 교육, 학술대회 개최, 교육자 양성 및 교육프로그램 개발 등 다양한 활동을 하고 있다.

의생명과학은 물론 각종 과학기술 분야에서 인간대상연구는 날로 그 중요성이 더해가고 있으며, 최근에는 빅데이터 및 인공지능 연구의 확산과 맞물려 하루가 다르게 규제 환경과 윤리지침이 변화하고 있다. 게다가 2020년부터 전 세계적인 COIVD-19 팬데믹의 확산으로 인해 백신 및 신약 개발 과정에서 고전적인 임상시험 관련 지침과 규제 등도 대폭 변화하고 있다. 인간대상연구에서 대상자의 인권과 건강권의 보호와 같은 연구윤리는 의생명과학의 발전을 위해 필수적인 요소이며, 우리나라가 신약을 개발하고 첨단 과학기술을 연구하는 선진국의 반열에 들어가기 위해 반드시 거쳐야 하는 중요한 관문이다. 그러나 우리나라는 그동안 해외 선진국 과학기술의 습득에 급급하여 이와 같이 중요한 문제에 대해서는 조금 소홀한 면이 있었던 것도 사실이다. KAIRB는 인간대상연구의 규제를 일선에서 전담하는 우리나라의 대표적인 민간 기구로서 이러한 현실을 타개하고, 국내 인간대상연구윤리의 수준을 한층 높여야 한다는 책무를 자임하고 있다. 이번『연구윤리총서』의 발간 또한 이러한 책임감에서 기인한 것이며, KAIRB는 앞으로도 국내 인간대상연구윤리의 진흥과 연구대상자 보호를 위해 최선의 역할을 다할 것이다.

이 연구윤리총서를 발간하기 위해 애써주신 모든 저자와 역자, KAIRB 출판위원회와 사무국 그리고 출판 실무를 맡아주신 학지사메디컬 임직원 여러분께 감사를 드린다. 아무쪼록 이 책들이 널리 소개되고 읽혀서 우리나라의 연구윤리와 인간대상연구 규제과학이 한층 더 발전할 수 있는 계기가 되기를 바란다.

2021년 9월

대한기관윤리심의기구협의회 회장 정종우

역자 서문

대한기관윤리심의기구협의회(KAIRB) 연구윤리총서의 제1권으로 미국국립보건원(National Institutes of Health, NIH) 생명윤리과에서 출간한 『연구윤리 자문(Research Ethics Consultation)』의 한국어판을 간행하게 되어 매우 다행스럽게 생각한다. 우리나라는 21세기에 들어와 임상시험을 비롯한 인간대상연구가 활발하게 진행되면서 연구윤리와 인간대상연구 규제의 측면에서도 많은 발전이 있었다. 특히 2002년 KAIRB의 설립 이후 KAIRB는 임상시험을 중심으로 하는 IRB 심의 및 자율적 규제를 선도하는 매우 중요한 역할을 성공적으로 수행해왔다. 특히 매년 임상시험 종사자들을 대상으로 하는 각종 교육을 제공하고, 인간대상연구의 윤리적 관리와 규제에 있어 학술적인 발전을 선도해 온 KAIRB의 노력이 없었다면 20년이 채 안 되는 짧은 시간 안에 이 정도 수준의 연구윤리가 정착하기도 쉽지 않았을 것이다.

그러나 연구윤리와 생명윤리의 관점에서 아직 갈 길은 멀다. IRB와 인간연구보호프로그램(HRPP) 등이 우리나라에 도입되었고, 일부는 매우 잘 운영되고 있지만 법규의 준수와 제도적 관리라는 기본적인 틀을 넘어서서 인간대상연구에 있어 여러 윤리적 측면들을 섬세하게 인식하고, 이를 만족스럽게 처리하며, 인간연구대상자의 권리와 복지를 보호하고 사회의 여러 윤리적 우려를 불식시키는 어려운 임무를 수행하는 것은 이제 막 시작 단계에 있다. 이 책은 그러한 측면에서 우리보다 앞서 이 문제를 고민해 온 미국이 어떤 방식으로 이를 다루는가를 잘 보여준다. 이 책이 다루고 있는 각종 연구윤리 관련 사례들은 우리는 아직까지 고민조차 못 해본 것들이 대부분이다. 그러나 선진국이라면 단지 법률과 유관 기관이 요구하는 기본적인 사항의 준수를 넘어서서 현장에서 발생하는 각종 윤리적 문제들을 깔끔하게 다룰 필요가 있다. 연구윤리 자문의 가치는 바로 거기에 있으며, 단지 법규나 IRB의 요청사항을 준수했느냐 아니냐를 초월하여 연구에 참여하고 있는 모든 이들, 즉 연구대상자뿐 아니라 연구자와 연구를 감독하는 이들까지를 포함한 연구 참여자들의 윤리적 우려와 고민을 해결하는 것이 그 목적이다. 우리나라의 연구윤리가 한층 더 발전하기 위해서는 관료적이고 행정적인 법규 준수를 넘어서서 관련된 모든 이들의 서로 다른 요구를 인식하고, 인권과 복지 그리고 합리성의 측면에서 이를 조정할 필요가 있다. 이 책을 소개한 목적은 바로 거기에 있다.

역자는 2010~2011에 연구년을 맞아, 이 자문을 하고 책을 집필한 NIH 생명윤리과에서 공부할 기회가 있었는데, 그 시간은 지금까지도 매우 유익하고 소중했던 기억으로 남아 있다. 이 책의 저자인 마리온 대니스, 크리스틴 그래디, 사라 헐, 데이비드 웬들러, 조셉 밀넘, 시마 샤 모두 출중하고 성실한 학자들이었다. 무엇보다 전공이 다 다른 이들-의사, 간호사, 철학자, 변호사 등-이 이렇게 한 자리에서 같은 목적으로 열심히 일하고 연구하며 친하게 지낼 수 있다는 사실이 인상적이었다. 그렇기에 이 책을 번역하면서 우리나라의 한계가 더 크게 느껴졌다. 즉, 자기 전공과 직역에만 몰두하는 것, 법과 지침의 준수면 충분하다는 생각 그리고 어떤 문제든 "정답"이 있을 것이며, 이는 국가(정부)나 또는 어떤 권위자가 제시해 줄 것이라는 의존적 경향 등이다. 그러나 윤리 문제에 정답이 있을 수 없고, 이 책이 제시한 자문 역시 "자문"의 한계를 벗어나지는 못할 것이다. 하지만 좋은 참고는 될 수 있으며, 우리는 우리 힘으로 우리의 생각과 판단을 가지고 우리가 직면한 문제를 해결해야 한다. 이 책이 어떤 가치를 지닌다면 바로 그러한 모델을 제시해 주는 것이지, 특정 "정답"을 제시해 주기 때문이 아니다. 연령과 전공, 학계에서의 위치를 넘어서 모두가 자유롭게 자기 의견을 제시할 수 있는 NIH 생명윤리과의 분위기에서 역자가 배운 것이 바로 그것이다.

이 책을 발간하면서 많은 분들에게 감사를 드리고 싶다. 무엇보다 『연구윤리총서』의 발간을 허락해주신 KAIRB의 정종우 회장님을 비롯한 이사진, 총서를 함께 기획하고 논의해 주신 출판위원회 위원님들, 궂은 행정 업무를 도맡아 해 주는 KAIRB 사무국의 김선향 국장님과 직원들 그리고 이 책을 만들어주신 학지사메디컬 편집부에 고마움을 전한다.

이 책은 공동 역자인 김지혜 선생의 노력이 없었다면 빛을 보기 어려웠을 것이다. 여러 가지로 바쁜 와중에서도 기한을 맞추어 부지런하게 초역을 완성해 주었기 때문에 원고지 1,600장에 달하는 방대한 원고를 늦지 않게 낼 수 있었다. 김지혜의 초역을 권복규가 다시 검수하고 수정하였으며, 필요한 부분에 주석을 붙였지만 군데군데 미흡한 점이 없지 않을 것이다. 이에 대해 독자 제현의 질정을 기대한다. 마지막으로 이 책이 현장 연구자들, IRB 및 연구 관리와 규제 기구의 전문가들, 연구윤리 자문에 관심이 있는 이들 그리고 생명윤리학 전공자들에게 조금이나마 도움이 될 수 있다면 역자로서는 매우 기쁠 것이다.

2021년 9월

대표 역자 권복규

감사의 글

우리는 국립보건원(NIH) 연구 공동체가 보내준 우리 자문 서비스에 대한 지지와 신뢰에 깊은 사의를 표한다. 특히 이 책에 해당 자문을 실을 수 있도록 너그럽게 동의해 준 모든 자문 요청자들에게 특별한 감사를 드린다. 어떤 요청자들은 그 자문 내용과 또 해당 자문이 완료된 후에 일어났던 일에 관해 더 깊은 통찰을 제공해 주었는데, 우리는 이에 대해서도 사의를 표한다. 또한 NIH 임상센터 원장 존 갈린(John Gallin), 이 책을 가능하게 해준 데이터베이스를 설립한 지크 이매뉴얼(Zeke Emanuel), 자문 데이터베이스를 주의 깊게 살펴보고 여기에 실은 사례를 선택해준 캐서린 야오(Catherine Yao) 그리고 생명윤리자문서비스의 과거와 현재의 모든 구성원에게 감사를 드린다. 또한 초고를 살펴보고 귀중한 피드백을 해 준 앨런 워스하이머(Alan Wertheimer), 윤리 자문 평가의 전문성을 공유해 준 벤 챈(Ben Chan) 그리고 이 책을 마무리할 때 꼼꼼하게 교정을 보아준 캐티 글리와(Catie Gliwa) 등 생명윤리과의 친구와 동료들에게도 감사를 드린다.

목차

서문

국립보건원(National Institutes of Health, NIH) 임상센터(Clinical Center) 생명윤리 자문 서비스의 풍부한 경험을 체계적으로 정리 및 활용한 이 책은, 상당한 시간을 연구윤리 자문, 관련 내용의 작성과 실무에 할애해 온 구성원들의 다학제적 재능과 통찰력에 의존하고 있다. 그 결과, 임상 및 중개 연구 과정에서 직면하는 윤리적 질문과 딜레마의 다양성, 복잡성 그리고 미묘한 차이를 탐구하는 사례집이 마련되었다. 실제 사례의 사용은 연구자, 기관생명윤리위원회(institutional review board, IRB)*의 구성원, 생명윤리 자문가 그리고 생명윤리의 지속적인 쟁점(새로운 쟁점뿐 아니라)에 관심을 가진 그 밖의 사람들을 위한 실질적인 근거를 제공한다. 아마 이 책에서 가장 중요한 점은 실제 발생한 사례들을 통해 독자들로 하여금 윤리 문제에 대해 실제적으로 접근하고 해결하는 과정이 얼마나 어려운지를 살펴볼 수 있도록 해준다는 것이다.

NIH 임상센터는 미국에서 가장 큰 연구병원이다. 모든 환자가 연구 참여자이거나 연구에 등록하는 것을 고려하는 이 의료기관은 임상연구 과정 중에 발생하는 많은 흥미로운 윤리적 문제들을 검토해볼 수 있는 특별한 기회를 제공한다. 문제들은 연구 설계의 초기 단계에서 발생하고 발견을 통해 확장된다. 즉, "첫 인간대상"연구로부터 지역사회 참여 연구에 이르는 연구의 전 과정을 아우른다. 나는 1998년부터 2006년까

* 우리나라는 "생명윤리 및 안전에 관한 법률(생명윤리법)"에 의해 기관생명윤리위원회라고 부른다.

지 NIH에서 연구자, 임상의사, IRB 위원장 그리고 윤리 자문가의 역할을 할 수 있는 특권을 가졌다. 그 당시, 나는 이 책의 여러 저자들과 친구가 되고 함께 협력하는 즐거움을 누렸다. 자문 서비스의 일원이 된다는 즐거움은 윤리 문제들이 종종 매우 도전적이라는 것이었다. 자문가들은 진행 중인 자문에 대해 번갈아 참여했는데, 당면한 문제에 대해 관점이 종종 달랐으며, 합리적인 조언을 제공하기 위해 항상 세심하게 심의했다. 이 자문 과정은 매우 고무적이면서도 보람이 있었다.

NIH 임상센터의 연구윤리 심의로부터 학술적 의료기관들이 얻을 수 있는 교훈이 많기 때문에 이 책은 적절한 시기에 출판되었다. 2006년 이후, 임상 및 중개 연구기금(Clinical and Translational Science Awards, CTSA)−수십 년 된 임상연구센터(CRC)를 대체하였다.−이라는 이름의 NIH 원외 연구기금은 현재 미국 전역의 학술적 의료기관들이 임상 및 공동체 환경에서 연구의 진보를 이루겠다는 명시적인 목표에 따라 연구를 수행하기 위한 기반을 제공한다. CTSA 기금을 받는 곳의 4분의 3 이상이 연구윤리 자문 서비스를 시작했다. 연구윤리 자문 서비스의 수와 그 활용의 정도는 CTSA의 범위 내에서 그리고 그 이상으로 계속 증가할 것으로 생각한다. 워싱턴 대학교 CTSA의 생명윤리 자문 서비스 책임자이자 CTSA 컨소시엄 임상연구윤리 핵심 기능 위원회의 자문 그룹 의장으로서, 나는 이 책이 제공하는 성찰과 분석에 대한 학습이 얼마나 가치 있는지를 알고 있다.

임상 환경에서 생명윤리 자문에 친숙한 독자들은 기관에 따라 특정한 역할과 관계는 종종 다르지만, 기본적으로 임상윤리위원회와 생명윤리 자문 서비스가 가족, 임상의사 그리고 임상의료를 감독하는 이들에게 윤리적 조언을 제공하는 주된 접근 통로임을 인식하게 될 것이다. 연구 환경에서 연방 규정에 근거한, IRB 시스템을 사용하는 보다 명시적이고 체계적인 기관의 감독은 윤리적 딜레마와 맞닥뜨리는 연구자들을 안내하는 표준적인 메커니즘이 되었다. 이러한 상황에서 연구윤리 자문 서비스는 IRB와 상호보완적이고 부분적으로 중첩되는 역할을 수행한다. 따라서 NIH 임상센터 또는 어느 아카데믹 메디컬 센터에서든 윤리 지침의 제공을 위해 IRB에만 의존하지 않고 연구중심 윤리 자문 서비스를 갖는 것이 기관과 연구에 어떤 가치를 추가로 부여하는지를 정당하게 질문할 수 있다. 적어도 생명윤리 자문 서비스의 두 가지 중요한 기여를 인정해야 한다.

첫 번째, 윤리 문제에 대한 신중하고 지속적인 대화에 이해관계자를 참여시키기 위한 시의적절하고 명시적이며 효과적인 메커니즘을 제공하기 위해 자문 서비스를 활용하는 것은 가치 있는 일이다. 많은 경우 이러한 문제는 연구의 윤리적 · 규제적 감독을 담당하는 IRB가 여전히 고려하고 있지만, 자문 과정은 다양한 이해관계자들이 그들의 역할–즉, 사회적으로 가치 있고 윤리적으로 수행된 연구–을 더 잘 수행하기 위한 분석 체계를 제공할 수 있다. 때로는 IRB 자체가 추가적인 전문지식을 구하거나 독립적인 평가를 받기 위해 조언을 요청할 수 있다. 어떤 문제는 IRB가 일반적으로 다루는 것보다 아주 세밀한데 예를 들어, 특정 참여자가 연구를 이해하는지, 동의 능력을 가지고 있는지에 초점을 맞출 수 있다. 또는 참여자들이 가족과 검사 결과를 공유할지 여부와 같이 자신들이 직면한 딜레마에서 문제가 비롯될 수 있다. 연구 설계 전략에 대한 초기 논의나 논문 초고의 제목이 지역사회에 미치는 영향에 대한 문제와 같이 연구계획서에 대한 일반적인 IRB 심의의 범위를 벗어난 문제들도 있다.

두 번째, 연구윤리 자문 서비스를 통해 일종의 학식을 창출할 기회를 만들 수 있다. 즉, 다른 이들이 뭔가를 배우거나 비판적으로 반응할 수 있는 아이디어, 통찰력 그리고 경험을 전달하는 것이다. 이 사례집 자체는 자문 서비스의 부가적 이익의 한 예이며, 이는 이 자문에 의해 영향을 받은 논문 리스트(부록에 실린 리스트)가 잘 보여준다. 이러한 협력적 학문은 기관의 지식에도 기여할 수 있지만, 이상적으로는 생명윤리학 및 윤리학 연구를 발전시키기 위해 보다 큰 연구 공동체와도 공유될 것이다.

많은 임상 연구자들이 NIH 임상센터에 있는 것과 같은 학문적 환경을 갖춘 임상 연구 센터에서 연구를 수행한다. 다양한 연구자, 윤리 자문가, IRB 위원 그리고 기관 관계자들이 협력하여 윤리적인 임상 및 중개연구를 추진한다. 동료들은 함께 흥미롭고 도전적인 윤리 문제에 맞서고 있으며, 샘 스페이드의 말을 인용하면 "무엇을 해야 할지 아는 것이 항상 쉽지는 않다." 이 책은 무엇을 해야 할지 고민해 온 경험이 풍부한 연구윤리 자문가들의 통찰을 제공한다. 나는 윤리적으로 건전한 임상연구를 지향하면서, 어떻게 하면 이를 더 잘할 수 있는지를 배우고 싶은 우리에게 그들의 통찰력과 경험이 확고한 기반을 제공할 것이라고 믿는다.

벤자민 윌폰드(Benjamin S. Wilfond)
시애틀 어린이병원 트로이만 카츠 소아생명윤리센터 소장,
워싱턴 대학교 의과대학 소아과 교수, 생명윤리분과장

도입

역사적으로 스캔들과 위기에 주목하는 것이 임상연구윤리에 관한 생각을 지배해왔다. 이를 통해 임상연구윤리 내에서 의미 있는 발전들이 이루어졌지만, 대개 터무니없고 비윤리적인 행동에만 주목하면 통상적인 임상연구를 수행하는 선의의 연구자들이 직면하는 흥미롭고 중요한 윤리적 쟁점들을 충분히 조명하지 못한다. 윤리적 난제들은 적절한 연구 설계와 방법론, 연구 참여자 모집 및 등록, 연구 데이터 분석, 연구 결과 보고 결정에서 찾아볼 수 있다. 세심하게 윤리적으로 설계 및 수행된 임상연구라고 하더라도 예상치 못한 발견, 의료 또는 사회적 맥락의 변화, 또는 개별 연구 참여자의 활동 등으로부터 윤리적 난제들이 발생할 수 있다. 그 문제들은 여러 이유로 다루기가 어려운데, 사례에 대한 사실 또는 관련된 개념이 복잡하거나, 윤리적으로 무엇을 허용할 수 있는지에 대해 임상연구 공동체 내에서 의견이 일치하지 않거나, 관련 규제가 모호하거나, 위험, 이익 및 결과가 불확실하거나, 갈등 상황에서 다양한 이해관계자들이 갖는 가치가 극명하게 다를 수 있기 때문이다.

많은 이들이 윤리적인 임상연구 수행을 보장하는 데 관여하며, 여기에는 연구 의뢰자, 규제기관, IRB 및 기타 독립 검토기구, 연구자 그리고 연구진 등이 포함된다. 그러나 점차 공식적인 윤리 자문–임상 환경에서는 오래 전부터 친숙하였다.–이 연구의 맥락에서 복잡한 윤리적 쟁점들을 쉽게 해결할 수 있는 독특하고 가치 있는 방법으로 인식되고 있다.[1] 비록 널리 공유되는 정의는 없지만, 저자들은 임상연구 윤리자문을 임상연구에서 발생하는 윤리적 쟁점들을 이해하고 해결하는 데 있어 임상연구자, IRB 위원, 연구 참여자 그리고 연구 관련자들을 지원하기 위해 자문팀이 제공하는 서비스로 정의한다. 임상연구의 모든 측면에서 관계자들과 관련되기 때문에 임상연구윤리 자문은 임상연구에 대한 독특한 관점을 가진다. 실질적인 서비스를 제공하는 것 외에도, 임상연구윤리 자문은 연구윤리에 있어 많은 중요한 그리고 여전히 탐구되지 않은 주제들을 식별하고 신속하게 논의할 수 있는 위치에 있다.

이 책은 미국국립보건원(NIH)의 임상센터 생명윤리 자문 서비스(이하, '자문 서비스'라 한다)의 경험을 소개한다. 자문 서비스는 10년 이상 NIH 공동체에 임상연구윤리 자문을 제공해 왔다. 여러 해 동안, 윤리자문 요청은 우리 자문가들이 실제적인 권고를 제공하는 한편, 윤리적 질문에 대해 개념적으로 사유하고 이론을 탐구하도록 도전하였다. 임상연구윤리에 관심을 가진 독자들에게, 이 책에서 수집한 자문 보고서 및 논평들은 많은 도전적인 사례와 윤리적 문제들을 제시한다. 임상연구윤리 자문에 특히 관심이 있는 독자들에게, 이 사례들은 또한 자문 서비스의 철학 및 방법론에 대한 통찰력을 제공한다.

우리는 이 책을 연구윤리에 관심을 가진 사람, 연구 종사자 그리고 연구윤리 자문을 공부하고 실행하려는 이들에게 학습 자원으로 제공하고자 한다.

이 도입부의 목적은 다섯 가지이다. 첫 번째, 이 책을 발간하려는 우리의 동기를 더 자세히 설명하는 것, 두 번째, NIH 생명윤리의 간략한 역사를 제공하는 것, 세 번째, 자문 서비스가 어떻게 기능하는지 설명하는 것, 네 번째, 임상연구윤리 실천에서 발생하는 몇몇 논쟁들을 고려하고 우리 서비스가 그러한 논쟁들을 어떻게 다루는지를 논의하는 것 그리고 마지막으로 이 책의 구성과 조직의 개요를 제공하는 것이다.

이 프로젝트의 동기

의학 발전에는 인간을 대상으로 하는 실험이 필요하다.[2] 임상연구는 인간 연구 참여자와 관련된 인체 생물학, 건강 또는 질병에 대한 체계적인 조사이다.[3] 여기에는 개별 인간뿐만 아니라 식별 가능한 인적 자료 또는 식별 가능한 데이터에 관한 연구가 포함된다.[4] 연구자와 연구 의뢰자는 예방, 진단 및 치료 절차*에 대한 일반화할 수 있는 지식을 개발하고 인간의 건강과 질병의 원인 및 과정에 대한 이해의 향상을 위해 임상연구를 수행한다. 임상연구에 참여하는 건강한 자원자와 환자들은 미래의 환자들에게 이득을 제공하는 사회적으로 가치 있는 지식을 구축할 수 있게 해준다. 임상연구의 사회적 이득은 상당하지만, 한편으로 임상연구는 모든 관련자에게 지속해서 심오한 윤리적 질문들을 제기하고 있다.[5]

규제 및 윤리 기준은 연구의 이득과 부담이 불공정하게 배분될 가능성을 최소화하기 위한 것이다. 그렇지 않다면 그 임상연구는 허용될 수 없다.[6] 미국의 경우, 연구 관련 연방 규정은 벨몬트 리포트에서 개괄한 인간 존중, 선행 및 정의라는 널리 공유된 윤리적 원칙에 따라 연구 참여자의 보호를 개략적으로 설명한다.[7] 이 규정은 IRB가 연구의 허용 가능성을 판단할 수 있는 최소 기준을 설정한다. 또한 윤리적 건전성은 뉘른베르크 강령(Nuremberg Code), 헬싱키 선언(Declaration of Helsinki), 인간을 대상으로 하는 생의학 연구 관련 국제 윤리 지침(International Ethical Guidelines for Biomedical Research Involving Human Subjects)과 같은 연구윤리 강령에 비추어 또는 연구윤리 문헌에서 제안된 윤리적 프레임워크에 비추어 평가될 수 있다.[8]

이러한 규정, 지침, 프레임워크에 따라 임상연구를 신중하게 수행하

* procedure는 맥락에 따라 "절차" 혹은 "시술"로 옮겼으나 어색한 부분이 많이 있다.

는 경우에도, 많은 중요한 윤리적 질문들은 쉽게 해결되지 않는다. 윤리적 쟁점은 개념적으로, 또 사실적으로 복잡한 상황에서 종종 발생한다. 그 결과 지침들이 항상 잘 들어맞는 것은 아니다. 어떤 경우든 이용 가능한 지침을 적용하려면 판단과 주의가 필요하며, 규정, 지침 및 윤리적 프레임워크는 해석의 여지를 남기거나 상반된 지침을 제공할 수 있다. 사실상, 임상연구 공동체 내에서 윤리 논쟁은 광범위하게 벌어지고 있다.

개발도상국에서 연구를 수행하거나[9], 위약을 사용하거나[10], 연구 참여자를 기만하거나[11], 어린이를 연구에 참여시키는 것[12]의 윤리에 대해서는 아직도 의견의 불일치가 존재한다. 임상연구와 같이 빠르게 발전하는 분야에서 규제 및 기타 지침은 모든 상황을 예측할 수 있는 능력이 제한되며, 관련 지침이 만들어지기 전에도 임상의사는 새로운 윤리 문제들에 직면할 수 있다. 더욱이 기존의 지침의 상당 부분은 특정 사건이나 역사적 스캔들에 대응하여 개발되었기에 많은 "일상에서 발생하는" 질문들을 다루지 않고 있다. 이 책에서 논의한 일부 사례는 실제 상황에 공식적인 지침을 적용하는 것의 복잡성을 강조한다. 다른 사례들은 새롭게 등장하는 윤리적 질문에 대한 분석을 제공하거나, 통념에 대해 도전하고, 문헌에서 격렬하게 논의 중인 떠오르는 개념적 쟁점들에 대한 사유를 진전시키는 데 도움이 될 것이다. 따라서 이 책은 연구윤리에 관심을 가진 이들에게 중요한 자료가 될 수 있다.

임상연구윤리 자문에 관한 관심이 높아지고 있는 점을 감안하여, 저자들은 연구윤리 자문의 실질적이고 개념적인 측면에 대한 통찰력을 제공하는 것 또한 목표로 하고 있다. 연구자, 연구 의뢰자, 연구 참여자* 및 기타 임상연구에 참여하는 사람들 중 상당수는 윤리적 우려와 딜레

* research participant. 연구 대상자(research subject)라고 우리나라에서는 부르나, 이 책에서는 연구 참여자라는 표현을 쓰고 있다.

마를 예측하거나, 그러한 상황에 직면한다.[13] 그러나 최근까지 이러한 이들을 지원하기 위한 임상연구윤리 자문 서비스의 유용성은 대부분 간과되어 왔으며, 연구윤리 자문을 정식으로 실천한 윤리학자는 거의 없다.[14] 2006년 NIH 임상 및 중개 연구 기금(CTSA) 프로그램의 출범은 모든 지원자에게 연구에서 제기되는 윤리적 우려들을 어떻게 다룰 것인지를 요구하였기에 임상연구윤리 자문에 관한 관심이 증대되었다. 임상연구윤리 자문에 대한 뒤늦은 관심은 임상연구윤리 자문가가 개념적 윤리 원칙을 어떻게 의미 있고 실행 가능한 조언으로 해석할 수 있는지에 대한 논의가 거의 없었다는 사실 그리고 많은 실질적이고 절차적인 문제들이 여전히 해결되지 않고 있다는 사실을 의미한다.

지난 십여 년간 임상연구윤리 자문 서비스가 발전함에 따라 직면하게 된 질문과 도전들은 광범위한 연구 공동체가 직면하는 여러 가지 문제들을 반영한다. 연구윤리에 관한 많은 활발한 논의 그리고 연구윤리 자문에 관한 구체적인 논의에 기여해온 저자들은 윤리 자문 보고서 모음을 제공할 것이다. 1999년부터 임상연구윤리 자문 서비스는 1,000건 이상의 자문 보고서를 기록하며 저자들의 경험에 대한 체계적인 검토를 용이하게 하는 전자 데이터베이스를 유지하고 있다. 선별된 자문 보고서는 연구윤리의 흥미롭고 역동적인 개념적 쟁점들을 제기하는 것과 더불어 이러한 자문보고서는 연구윤리 자문을 통해 이러한 쟁점들을 해결하는 데 필요한 기술과 지식을 선명하게 보여주고, 임상연구윤리 자문가들이 분석과 권고를 어떻게 고안해 내는지를 설명하며, 능동적인 자문 서비스가 임상연구의 질을 어떻게 향상할 수 있는지를 보여준다. 제시한 사례들은 구체적인 세부사항을 포함하지만, 그 분석과 주제는 일상적인 연구의 수행에서 발생하는 쟁점들과 밀접한 관련이 있고 많은 임상연구 환경에 공통적이며, 많은 연구자와 임상연구윤리 학자들이 직면할 가능성이 높은 것들이다.

사례들을 제시하면서, 우리는 직면하는 윤리적 문제들과 딜레마에 대해 항상 유일하게 수용 가능한 해결책이 있는 것은 아님을 인정한다. 때때로 합리적인 사람들도 여기서 제시한 분석에 동의하지 않을 수 있다. 자문 서비스의 구성원들도 항상 의견이 일치하는 것은 아니다. 우리는 이 분석을 통해 더 많은 대화가 촉진되고, 흥미롭고 중요한 주제에 대해 더 많은 것을 알게 되며, 임상연구윤리 자문가의 독특한 기여에 대한 즉각적인 반향이 있기를 바란다.

NIH의 생명윤리

NIH의 사명은 "생체의 본성과 행동에 대한 근본적인 지식과 함께, 건강한 삶을 연장하고 질병과 장애에 대한 부담을 줄이기 위해 그 지식의 응용을 추구하는 학문"이다.[15] 이를 위해 NIH는 27개 기관 및 센터(표 1-1)로 구성되며 2009 회계연도에 305억 달러의 예산을 사용하였다.[16] 기관과 센터 간 조정과 협업이 존재하지만, 각 부서는 별도의 재원을 받고 자체 범위, 프로그램, 행정, 연구 의제 그리고 교육 우선순위 등을 가지고 있다.[17]

표 1-1 NIH의 기관과 센터

CC	NIH Clinical Center
CIT	Center for Information Technology
CSR	Center for Scientific Review
FIC	John E. Fogarty International Center for Advanced Study in the Health Sciences
NCATS	National Center for Advancing Translational Sciences
NCCAM	National Center for Complementary and Alternative Medicine
NCI	National Cancer Institute

NEI	National Eye Institute
NHGRI	National Human Genome Institute
NHLBI	National Heart Lung and Blood Institute
NIA	National Institute on Aging
NIAAA	The National Institute on Alcohol Abuse And Alcoholism
NIAID	National Institute of Allergy and Infectious Diseases
NIAMS	National Institute of Arthritis and Musculoskeletal and Skin Diseases
NIBIB	National Institute of Biomedical Imaging and Bioengineering
NICHD	Eunice Kennedy Shriver National Institute of Child Health and Human Development
NIDA	National Institute on Drug Abuse
NIDCD	National Institute of Dental and Cranio-facial Diseases
NIDCR	National Institute of Dental and Craniofacial Research
NIDDK	National Institute of Diabetes and Digestive and Kidney Diseases
NIEHS	National Institute of Environmental Health Sciences
NIGMS	National Institute of General Medical Sciences
NIMH	National Institute of Mental Health
NIMHD	National nstitute of Minority Health and Health Disparities
NINDS	National Institute of Neurological Disorders and Stroke
NINR	National Institute of Nursing Research
NLM	National Library of Medicine

출처: National Institutes of Health, "Institutes, Centers, and Offices," available at: http://www.nih.gov/icd/, accessed on February 3, 2012.

메릴랜드 주 베데스다에 위치한 NIH 임상센터는 미국 최대 규모의 임상연구 전문 병원이다. 이곳은 모든 기관의 NIH 연구자들이 연구 참여자를 입원시키고 외래에서 그들을 만날 수 있는 곳이다. 1953년에 개원한 이래 지금까지 미국과 전 세계에서 35만 명 이상의 건강인이나 환자 자원자들이 임상센터에서 수행한 연구에 참여했다. 항상 대략 1,500개의 임상연구가 임상센터에서 진행 중이다. 이 중 약 절반은 신약 또는 신 치료기술에 대한 1상, 2상 또는 3상 임상시험이다. 나머지는 질병에 대한 장기적인 자연사 연구, 또는 병태생리학 연구들이다(표 1-2, 1-3).[18]

표 1-2 임상시험의 종류

- 치료 시험(treatment trials)은 새로운 치료법, 새로운 약물의 조합, 또는 수술이나 방사선 치료의 새로운 접근법을 시험한다.
- 예방 임상시험(prevention trials)은 질병에 걸린 적이 없는 사람들에게 질병을 예방하거나 질병이 재발하는 것을 막는 더 나은 방법을 찾는다.
- 진단 시험(diagnostic trials)은 특정 질병이나 상태를 진단하기 위한 더 나은 검사나 시술을 결정한다.
- 선별 시험(screening trials)은 특정 질병이나 건강 상태를 감지하는 최선의 방법을 시험한다.
- 삶의 질 시험(quality of life trials) 또는 지지적 치료 시험(supportive care trials)은 만성질환을 가진 사람들의 삶의 편안함과 질을 향상시키기 위한 방법을 탐구하고 측정한다.
- 자연사 시험(natural history trials)은 질병의 진행이나 회복 과정의 영향을 기술하고 측정한다. 이는 임상 중재의 효과를 평가하기 위한 기준을 제공한다.
- 병태생리 시험(Pathophysiology trials)은 특정 질병이나 증후군에 수반되는 기능의 변화를 검사한다.

출처: National Institutes of Health, "How Does Clinical Research Work? available at: http://clinicalresearch.nih.gov/ how.html, accessed on November 19, 2009

표 1-3 임상시험의 단계

임상시험은 각기 다른 "상(phases)"으로 수행된다. 각 단계의 임상시험은 다른 목적을 가지고 있으며 연구자들이 상이한 질문들에 답하도록 돕는다. **제1상 시험**(Phase I trials)-소규모 집단(20~80명)에서 처음으로 시험용 약물이나 치료법을 시험한다. 목적은 안전성을 평가하고 부작용을 식별하는 것이다. **제2상 시험**(Phase II trials)-시험용 약물이나 치료법을 더 큰 집단(100~300명)에 투여하여 그 효과성을 결정하고 안전성에 대해 보다 더 평가한다. **제3상 시험**(Phase III trials)-시험용 약물이나 치료법을 대규모 집단(1,000~3,000명)에게 투여하여 효과성을 확인하고, 부작용을 모니터링하고, 표준 또는 동등한 치료와 비교하며, 시험용 약물이나 치료법을 안전하게 사용할 수 있는 정보를 수집한다. **제4상 시험**(Phase IV trials)-약물이 허가(FDA로부터 승인)되거나 치료법이 출시된 후, 약물이나 치료법의 위험, 이득, 최적의 사용에 대한 더 많은 정보를 찾아 그것의 안전성을 추적한다. 대규모 참여자들을 대상으로 하는 이러한 장기 연구는 소수의 개인들에게 예상치 못한 부작용이 발생하는지 계속 관찰한다.

출처: http://clinicalresearch.nih.gov/how.html

생명윤리과는 1996년 임상센터 내 한 부서로 설치되었다. 그것은 기존의 임상센터 원장실 산하 생명윤리 프로그램을 대체했다. 이 부서는 임상센터 내에서 생명윤리에 대한 권한과 책임을 갖고 임상센터 원장에게 직접 보고한다. 임상센터의 사명은 다른 기관이 수행하는 임상연구를 지원하는 것이기 때문에 생명윤리과의 사명은 그러한 기관에 대한 업무 지원도 포함한다. 전체적으로 생명윤리과의 사명은 다음과 같다.

> 생명윤리과는 생명윤리 문제와 관련된 연구, 훈련 그리고 서비스를 담당하는 부서이다. 이는 생명윤리 문제에 대한 개념적, 경험적 그리고 정책 관련 연구를 수행한다. 즉, 미래의 생명윤리학자에 대한 종합적인 훈련 그리고 생의학 연구자 및 임상가를 위한 교육 프로그램을 제공한다. 또한 NIH 임상센터의 임상의사, 환자 및 가족들에게 양질의 윤리 자문 서비스를 제공하고 연구의 윤리적 수행에 대해 NIH의 IRB에 조언한다.[19]

이 책은 자문 서비스의 활동에 초점을 맞추고 있지만, 생명윤리과가 담당하는 일부 보조적인 업무도 언급한다. 이러한 업무에는 IRB에 대한 서비스 제공 및 임상 회진 참여가 포함된다. 이는 임상연구의 윤리적 수행을 위한 교육과 수업 제공, 윤리 자문에서 발생한 흥미로운 주제 또는 윤리 지식의 기관 간 차이로 드러난 문제에 대한 윤리 집담회(Ethics Grand Round)의 제공 그리고 윤리적 딜레마가 있는 경우 이 기관의 정책 개발 및 질 관리 개선 지원 등이다. 이러한 각 활동은 윤리 역량을 구축하고, 생명윤리과의 인지도를 개선하며, 반복될 가능성이 높은 쟁점들을 정책 수준에서 다루고, 또는 전문직 존중과 신뢰를 바탕으로 한 관계를 구축함으로써 자문 서비스의 활용을 간접적으로 촉진한다. 예를 들어, 생명윤리과가 제공한 윤리집담회에 참석한 한 연구자는 이후 자문에서 우리에게 이렇게 말했다. "그걸 보고 나서 나는 '왜 이것만 가지고 씨름하지? 그들은 항상 그것을 하는데.'라고 생각했습니다."

임상센터 생명윤리 자문 서비스

윤리자문은 생명윤리과의 주된 서비스 기능이다. 여기서 우리는 독자들에게 이 책의 이후 부분에 대한 배경으로서 자문 서비스의 철학과 기능을 설명한다.

자문 서비스의 철학

자문 서비스는 실제 문제의 특성을 이해하는 지원 그룹과 더불어 임상연구와 임상진료*의 쟁점들을 통해서 사람들이 대화할 기회를 제공한다.[20]

윤리자문은 윤리 쟁점에 대한 숙고를 위한 개방적인 논의의 장을 제공해야 한다는 믿음이 자문 서비스를 인도한다.[21] 이러한 철학의 근본은

* clinical practice. 임상센터의 기능은 임상연구(clinical research)와 이를 지원하기 위한 임상진료(clinical practice)로 구분된다. 때에 따라 같은 연구진이 의료진의 역할을 함께 수행하기도 한다.

생명윤리학 문헌에 대한 지식이나 제도적 위계에서 차지하는 지위와 무관하게 논의의 장에 나온 모든 이들의 의견은 경청할 자격이 있다는 관점이다. 자문 서비스의 실천은 개방성과 포용성에 대한 이러한 책무를 구현한다. NIH에서 근무하거나 NIH 임상센터에서 연구에 참여하는 사람은 누구나 자문을 요청할 수 있다. 자문 모임을 할 때 자문 요청자에게는 다른 충분한 이유가 없는 한 해당 쟁점에 대해 이해관계가 있을 수 있는 모든 이들을 모임에 참여시키도록 권장한다. 우리는 자문 모임의 참석자 모두가 자신의 우려에 관해 이야기하고 자신의 견해를 공유할 기회를 가질 수 있도록 노력한다.

자문 서비스의 역할

윤리자문 서비스의 주요 목적은 연구자, 연구진, 연구 참여자 및 NIH 내 연구프로그램에 소속된 기타 사람들에게 임상연구 수행과정에서 발생하는 윤리 쟁점-연구 질문의 개념에서부터 연구 참여자 모집 및 등록, 데이터 수집 그리고 연구 종료 이후의 것들까지-들에 대한 식별 및 분석을 지원하는 것이다. 적극적인 경청, 명확한 의사소통, 윤리적 질문의 섬세한 표현 및 분석 그리고 사려 깊은 윤리적 권고사항의 개발을 통해 자문가들은 자문 요청자들이 당면한 윤리 쟁점들을 더 잘 해결할 수 있게 한다.

자문 서비스에 대한 지원요청은 연구자와 기타 임상연구와 관련된 사람들이 직면하는 다양한 윤리적 질문들을 반영한다.[22] 역사적으로 우리가 한 해 동안 받은 자문 요청 중 1/3~1/2 가량이 오로지 연구에만 관련된 것들이었다. 예를 들어, 윤리적인 연구는 일부 예외를 제외하고는 충분한 정보에 의한 동의가 필요하다는 일반적인 요건을 수용한다. 우리의 자문 서비스는 이 규정을 실행하는 것과 관련하여 많은 자문 요청을 받아왔다. 연구 참여자가 문맹이거나, 서명을 할 수 없거나, 연구자와 다른 언어를 사용할 경우 동의를 어떻게 취득해야 하는가(자문 2.6 참조)? 만약 연구가 치매나 인지장애가 있는 연구 참여자를 대상으로 한다면, 우리는 종종 잠재적 연구 참여자가 연구에 동의를 할 수 있는지, 그렇지 못할 경우 대리인이 당사자를 대신하여 동의를 할 수 있는지를 평가하는 것을 돕는다(자문 4.3 참조). 때로 자문 서비스 구성원들은 취약한 연구 참여자의 동의와 거절을 모니터하고 연구자 및 연구 참여자에게 연구 관련 사전의료지시(advanced directives)*에 대해 교육한다. 나머지 자문 요청은 연구 맥락 내에서 발생하지만 보다 임상적인 부분에 치우쳐 있다. 예를 들어, 연구진은 연구 참여자의 말기 의사결정에 대한 윤리적인 우려를 갖거나(자문 6.5와 6.6 참조) 연구 참여자에게 임상적으로 요구되는 치료를 제공해야 하는 윤리적인 의무에 의문을 제기(자문 5.1, 5.5, 7.5 참조)할 수 있다.

연구윤리 자문가의 역할은 다양하지만, 자문가들이 자임하는 역할에는 경계와 한계가 있다. 특히 자문가들은 법률 자문을 제공하지 않는데, 이는 법무국(Office of General Counsel)에 더 적합한 일이기 때문이며, 경영평가사무국의 권한 하에 있는 기관의 위험 관리 서비스를 하지도 않는다. 또한 우리는 적절한 저자 등재 권한과 전문가다운 행동을 다루는 과학 진실성 사무국(Office of Scientific Integrity)과도 구별된다. 이해관계가 겹치고 협력이 필요한 분야는 자문 요청(자문 7.8 참조)을 통해 파악될 수 있지만, 자문 서비스와 이러한 부서의 주요 책임은 구별된다. 또한 자문 서비스는 정책 또는 윤리적 기준의 위반을 단속하지 않는다. 이러한 위반을 단속하는 것은 신뢰할 수 있고 징계와 무관한 조언의 출처로서 자문 서비스의 역할에 부정적인 영향을 미칠 것이다. 만약

* 우리나라에서는 사전의료의향서라고도 부르지만, 사전의료의향서는 사전의료지시의 한 형태이다.

우리가 잘못된 행위나 불법 행위를 다룰 것을 요청받은 경우 보통은 요청자를 이러한 목적을 위해 설치된 이러한 상황을 다룰 준비가 더 잘 되어 있는 다른 부서에 의뢰한다. 특별히 문제가 되는 경우에, 불법 행위를 신고하지 않기로 한 요청자가 있다면 우리는 그것을 직접 신고할 수밖에 없을 것이다.

NIH에서는 연구를 감독하는 여러 IRB가 아니라 자문 서비스만이 임상연구윤리 자문을 수행한다. 이러한 책임의 위임은 기관에 따라 다르지만, 우리는 이러한 역할의 분배가 적절하다고 생각한다. IRB는 감독 기구이다. 즉, 그들의 주요 목표는 연구 참여자를 보호하는 것으로 대부분의 인간 대상 연구들은 연구를 진행하기 전에 IRB의 승인을 득해야 한다.[23] 임상연구윤리 자문은 IRB 심의와는 달리 자발적이고 조언적이다. 이러한 구분이 존재하지만, IRB는 때에 따라 자문 서비스와 협력하여 연구를 심의하는 데서 발생하는 중요한 문제들을 해결한다(자문 2.4와 2.7 참조). 자문 서비스의 일부 구성원들은 또한 NIH의 IRB 위원으로 활동하고 있으며 이러한 역할이 충돌할 때는 IRB 심의를 회피한다.

자문 서비스의 자문가들

우리의 자문 서비스는 세 가지 범주의 인력으로 구성되어 있다. 즉, 생명윤리과의 교수인 상근 시니어 윤리학자[이하 "교수(attending)"*로 표현한다.], 생명윤리 교육 펠로우십 과정에 있는 훈련생(이하 "펠로우"라 한다) 그리고 임상센터 윤리위원회의 위원들이다. 자문 서비스의 교수

---

* 사실 이들은 생명윤리과의 상근 윤리학자(및 법학자 또는 그 자격을 갖춘 의사나 간호사)들이지만 이에 해당하는 직역이 우리나라에는 없기 때문에 "교수"로 표현한다. 이들은 그 전문성에 있어서 세계 최고 수준의 역량을 가지고 있으며, 실제로 교육에 종사한다. 생명윤리과의 펠로우는 의사(M.D.), 변호사(J.D.), 철학자(Ph.D.) 등에서 선발하여 2년간 유급으로 생명윤리 교육을 받으면서 이 자문서비스와 같은 여러 업무 및 논문 작성에 종사한다. 이 펠로우십은 마치면 생명윤리 분야의 좋은 커리어가 보장되므로, 입학 경쟁이 매우 치열하다.

와 펠로우들은 의학, 간호학, 법학, 철학, 보건정책 그리고 사회과학 배경을 가지고 있다. 윤리위원회는 다양한 NIH 기관과 센터의 임상연구자와 의사, 간호사, 사회복지사, NIH 법무국의 변호사, 원목실(Department of Spiritual ministry)및 사회사업부 과장, 임상센터 환자 대표 그리고 몇몇 지역사회 구성원들로 이루어진다. 윤리위원회의 참여는 자문 서비스가 동료 간 심의를 장려하고, NIH 공동체 내 연구윤리 교육을 촉진하며, 자문 과정에 지역사회 구성원들(윤리위원회에서 주기적으로 교대하며 역할을 수행하는 위원들)이 참여할 수 있도록 한다.

자문 서비스의 기술과 지식

자문 서비스는 효과적인 윤리자문을 위해서는 윤리 평가 기술, 절차 기술 및 대인관계 기술이 필요하다는 생각을 다른 윤리자문가들과 공유한다.[24] 윤리 평가 기술을 통해 자문가는 특정 자문에서 발생하는 윤리적 쟁점을 식별하고 분석한다. 또한 이 평가에는 어떤 쟁점들이 윤리적 함의보다는 다른 분야(예: 의료 또는 법률)와 더 적절하게 관련되는지 확인하는 것이 포함된다. 절차 기술에는 정보수집, 논의촉진, 이해관계자를 대신한 옹호 그리고 윤리적으로 수용 가능한 계획에 대한 지원 구축이 포함된다. 대인관계 기술–관심, 존중, 공감 그리고 문화적 감수성을 전달할 수 있는 능력 등–은 신뢰와 협력을 증진한다.

문헌을 통해 임상윤리 자문과 유관한 것으로 알려진 여러 지식 분야도 효과적인 임상연구윤리 자문과 관련이 있다. 임상을 하는 동료들과 마찬가지로, 연구윤리 자문가도 도덕 추론과 윤리이론에 대한 지식을 보유하고, 생명윤리 쟁점과 개념을 파악하며, 자문과 관련된 제도적 정책, 법률 및 전문가 윤리 규범을 이해해야 한다. 그러나 연구윤리 자문가에게는 일반적으로 임상연구 방법으로 사용되는 과학적 과정과 규범, 생의학 연구의 용어 그리고 효과적인 임상연구의 사회적 역사적 맥락에 대한 추가적인 지식이 필요하다.[25] 또한 연구윤리 자문가는 연구와 관련된 규정 및 법령 그리고 연구윤리 문헌에도 정통해야 한다. 이 책에서 선정하여 수록한 사례들은 자문 서비스가 자문 제공 과정에서 이러한 지식 영역에 지속해서 의존해온 방식을 반영한다.

어떤 사람도 임상연구의 윤리 문제를 식별, 분석 및 해결하는 것에 관련된 모든 분야를 아우르는 전문성을 갖는 경우는 드물다. 앞에서 논의한 바와 같이, 자문 서비스에는 다양한 교육 및 전문적 배경을 가진 개인과 그에 따라 보완적 역량을 갖춘 개인이 포함된다. 우리는 이러한 다양성과 결과적으로 우리의 자문에 다학제적 초점을 부여할 수 있는 능력을 높이 평가한다. 자문에서 새로운 질문이나 특정한 전문지식이 필요한 질문이 제기될 때, 교수나 펠로우가 자문 서비스의 다른 구성원, 생명윤리과, 윤리위원회 또는 사례분석과 관련된 특정 전문지식을 제공할 수 있는 더 넓은 NIH 공동체로부터 조언을 구하는 일은 흔하다.

임상센터 생명윤리 자문 서비스 절차

자문 서비스의 스태프는 자문 요청에 대해 지속해서 고품질의 서비스 제공을 보장하기 위하여 자문 절차를 표준화하기 위해 노력해왔다. 이 절차에는 전형적으로 (자문 요청) 접수, 사례 검토, 보고서 준비 및 배포 그리고 평가의 네 가지 단계가 포함된다. 이 책에 수록된 일부 자문 보고서는 자문 절차의 변화를 설명하거나 중요한 쟁점을 강조하며, 우리는 그러한 자문 절차에 대한 추가적인 정보를 제공할 것이다.

(자문 요청) 접수

자문 서비스의 교수 1명과 펠로우 1명은 항상 대기한다. 자문 요청은 다음과 같은 여러 가지 방법을 통해 가능하다. 즉, 자문 요청자가 자문 서비스에 전화하거나, 전자의무기록(EMR)에 자문 요청을 입력하거나, 임상센터 호출 담당자가 대기 중인 펠로우를 호출하거나, 연구진이 입원 환자 회진에서 자문 의뢰를 하거나 또는 생명윤리과 구성원에게 지침을 요청하거나 할 수 있다.

자문 요청은 자발적이며 요청자에 의해 촉발된다. 자문의 이유에 대해 요청자와 상의한 후, 펠로우는 윤리적 문제를 해결하는 가장 효과적인 방법을 결정하기 위해 교수와 협력한다.

사례 검토

몇몇 문제들은 전화로 즉시 해결될 수 있다. 그렇지 않은 경우, 첫 번째 모임은 일반적으로 24시간 안에 또는 요청자의 편의를 위해 가장 이른 시일에 개최된다. 연구 참여자의 동의 능력(또는 연구 참여 동의를 위해 대리 의사결정자를 선택할 수 있는 능력)을 확인하기 위해 연구자가 전화를 걸면, 자문 서비스의 교수와 펠로우는 1시간 이내에 해당인에게 갈 수 있다. 다른 극단적인 예에서는, 인지장애를 일으킨다고 알려진 병을 앓고 있는 사람이 연구 등록을 고려하며, NIH까지 장거리 이동을 하고 있다면, 동의 능력에 대한 평가는 몇 주 전에 할 수 있도록 조정이 가능하다. 마찬가지로, 연구진의 가능한 한 많은 구성원이 참여할 수 있도록 하거나, 자문 서비스의 구성원이 필요한 배경 조사와 문헌 검토를 할 수 있는 충분한 시간을 갖기 위해 회의가 지연될 수도 있다.

대부분은 교수와 펠로우가 자문을 수행한다. 가능하다면, 윤리위원회 위원들에게는 참여를 제안한다. 예외적인 경우, 전 위원들을 자문에 참여시키기 위해 월례 윤리위원회 회의 중에 자문을 진행하기도 한다. 보다 복잡한 사례들에서는 특정 전문지식이 요구되거나 다양한 관점이 필요할 수 있기 때문에 생명윤리과 또는 특정 분야의 전문가(예: 법률 고문)가 추가로 참여하게 된다. 적절하다면, 연구 참여자와 그 가족, 대리 의사결정자 및 연구 참여자를 돌보는 여러 사람들(예: 간호사, 성직자 또는 사회복지사)을 자문 과정에 참여하도록 초대한다.

자문 회의는 대개는 교수 윤리 자문가가 인도한다. 논의의 구조는 우선 요청자의 핵심 질문 및 우려 사항 그리고 요청자가 자문에서 얻고자 하는 바를 명확히 하는 데 초점을 두고 있다. 다음으로 요청자에게 사례의 사실관계를 제시하도록 하고, 자문 서비스는 내용을 더 명확하게 하거나 더 많은 정보를 얻기 위해 질문을 할 수 있다. 그런 다음에 사례에 대한 분석이 시작된다. 이 분석에는 요청자와 자문 서비스 팀원 간의 대화가 수반되며 연구 참여자, 대리인, 의료진의 선호도가 도출된다. 당면 문제와 관련된 윤리 원칙과 가치는 이 집단 내에서 논의된다. 이 회의에서 선택지와 권고사항을 검토한다. 때때로, 문제를 더 깊이 고려할 수 있도록 두 번째 회의와 보다 확장된 대화를 추진한다. 일반적으로, 자문 요청자와의 회의 후에, 자문 서비스는 회의 진행 상황을 검토하고, 일치하지 않는 기억이나 평가를 해소하며, 자문 보고서에 포함시킬 것을 논의한다. 이 모든 논의의 내용은 비밀로 지켜진다.

자문 보고서 준비 및 배포

자문 회의 후, 교수와 펠로우는 자문 서비스의 다른 구성원들의 의견을 받아 자문 보고서를 작성한다. 이 보고서는 회의 중 논의되었던 내용을 문서화하고, 추가적인 윤리 분석을 제시하고, 권고사항의 윤곽을 제시하는 수단이다. 여러 기관의 경험을 바탕으로 윤리 자문 기록지를 작성하라는 권고를 여러 생명윤리학자들이 발표한 바 있으나[26, 27], 윤리 자문 문서의 표준을 정한 규제 기관이나 전문 기관은 없다.[26] 그러나 자문 서비스의 구성원들은 표준화된 기록이 유용함을 알게 되었다. 우리의 자문 보고서는 자문 요청의 이유, 배경 정보 그리고 자문에 뒤따르는 과정 등을 포함하는 공통적인 구조를 지니며 분석과 권고사항으로 마무리

된다. 간혹 자문 보고서의 초안을 요청자에게 보내 윤리적 분석의 요약이나 배경 사실이 요청자의 관점에서 정확하게 제시되어 있는지 확인하는 때도 있다. 자문 보고서 작성 후, 보고서는 (1) 자문 요청자에게 전달되고, (2) 해당할 경우, 연구 참여자의 의무기록에 포함되며, (3) 보안이 유지되는 자문 서비스의 전자 데이터베이스에 추가된다.

평가

자문 서비스는 NIH 커뮤니티에 제공되는 임상연구윤리 자문 서비스의 품질을 개선하기 위해 지속해서 노력한다(부록 참조). 이것은 부분적으로 지속적인 자문에 대한 평가를 통해 이루어진다. 평가의 방법에는 크게 세 가지가 있다. 첫째, 각 요청자에게 (자문 보고서에 대한) 피드백 양식을 작성하도록 한다. 둘째, 임상센터 윤리위원회(Clinical Center Ethics Committee)의 월례 회의에서 자문 서비스 책임자는 전 달에 시행된 자문 건수와 성격을 정리한 보고서를 제시하고, 교육 및 평가 목적으로 1건 이상의 자문 사례를 상세하게 논의한다. 셋째, 1년에 한번, 자문 서비스의 책임자는 펠로우와 함께 생명윤리과 윤리위원회(Ethics Committee from the Department of Bioethics)에 해당 연도의 총 자문 건수, 자문 요청 동향 그리고 요청자로부터 받은 피드백을 요약하여 발표한다. 이는 자문 서비스를 개선하고 임상센터 공동체의 변화하는 요구를 충족시키는 방법에 대한 통찰력 풍부한 논의가 이루어지게 해준다.

연구윤리 자문의 실무에서 미해결된 문제들

임상연구윤리 자문을 수행하는 과정에서 많은 의문이 끊임없이 제기된다. 이 부분에서 우리는 이러한 의문 중 4가지를 제시하고 이를 해결하기 위한 현재의 방법을 제시한다. 독자들은 이러한 주제들이 이 사례집에서 논의된 자문 사례 전반에 걸쳐 등장하는 것을 알게 될 것이다.

누가 자문 문제의 범위를 정의해야 하는가?

자문 요청자가 임상연구윤리 자문 요청을 위해 전화할 때, 자문 서비스는 종종 원래의 윤리적 질문의 범위를 초과할 수 있는 추가적인 윤리적 문제를 확인한다. 예를 들어, 요청자는 연구에 특정 개인을 등록하는 것이 적절한지를 물을 수 있다. 이 질문을 살펴보면서, 윤리 자문팀은 연구 참여자 등록 방법의 일부 측면이 연구계획서를 개정했을 때 가장 잘 해결될 수 있는 반복적인 문제를 야기할 가능성이 있다는 것을 알게 될 수 있다(자문 3.2 참조). 또는 임상연구진은 연구 설계의 어떤 측면을 논의하고자 자문을 요청할 수 있는데, 이 논의 과정에서 자문 서비스는 연구 설계의 다른 측면에 윤리적인 문제가 있음을 인식할 수도 있다. 이러한 상황에서는 섬세한 균형이 유지되어야 한다. 한편, 자문 서비스의 핵심 목표는 가장 넓은 의미에서 윤리적 의사결정을 촉진하는 것이다. 다른 한편, 자문 서비스의 또 다른 핵심 목표는 임상연구윤리 자문 서비스의 장려인데, 문헌에는 윤리 자문을 고려하는 사람들이 종종 자문을 요청해서 판도라의 상자를 열게 되는 것이 아닐까 염려하여 자문 요청을 주저한다는 문헌들도 있다.[27]

이와 같은 상황에 접근할 때, 자문 서비스의 윤리학자들은 사려 깊고 선의를 가진 요청자라도 해당 사례가 그러한 함의를 가질 수도 있음을 초기에 깨닫지 못할 수 있다는 점을 인식하는 것이 중요하다. 윤리적인 연구를 촉진하기 위해 자문가들은 요청자와의 회의에서 확인한 광범위한 윤리적 문제를 제기하고 요청자가 숙고할 수 있는 서면 기록을 가질 수 있도록 그것을 자문 보고서에 기록한다. 자문 서비스가 더욱 광범위한 우려가 긴급하다고 생각하거나 요청자가 새로운 질문을 추가하기 위해 자문의 범위를 확장하기를 원하는 경우가 아니라면, 보통은 추가적인 윤리적 권고사항을 부과하기보다는 가능한 초기 요청 사항에 대해서 권고사항을 집중시키는 것이 가장 합리적이다.

자문가는 규정 또는 정책과 분석 간의 충돌을 어떻게 다루어야 하는가?

자문 서비스는 일반적으로 요청자와 협력하여 그들의 윤리적 질문과 관련된 규정을 식별하고 적용한다. 드물게, 자문가는 당면한 상황과 관련된 규정이 해결 방법에 대한 윤리적으로 건전한 최적의 지침을 제공하는지에 의문을 가질 수 있다. 그러한 상황에서, 우리의 자문가는 규정을 벗어난 분석과 권고사항을 제공하거나 규정이나 정책에 대한 어느 정도의 색다른 해석을 허용할 수 있다. 예를 들어, 자문 서비스는 보관 중인 사망한 연구 참여자의 인체유래물을 해당 개인이 생전에 동의하지 않은–또는 적극적으로 반대한–연구에 사용하는 것의 윤리 문제를 고려해 달라는 요청을 받았다. 자문가들은 규정의 허용 범위를 더욱 잘 이해하기 위해 법률 고문과 함께 분석 작업을 했다.[28] 궁극적으로, 그들의 분석은 규정은 이러한 보관 중인 인체유래물을 연구에 사용할 수 있도록 허용하지만, 윤리적 권고는 연구 참여에 관한 고인의 명시적 소망을 존중하는 것임을 인정했다. 규정과 윤리학자의 조언 사이의 충돌이 진정 해결될 수 없다면, 한 가지 접근방식은 충돌을 인정하면서 규정에서 요구하는 사항을 자문 보고서에 명시하는 것이다.

때로는 기관의 정책이 연구자들에게 윤리적 쟁점이나 딜레마로 기능한다.[29] 비록 윤리학자들이 직원 자격으로 기관의 정책을 비판하거나 연구에 대한 제한을 옹호하는 것이 어렵기는 하지만, 자문 서비스는 윤리적으로 건전한 정책이 장기적으로는 연구를 보호한다고 믿는다. 제도적 변화를 촉진하기 위해서 아무런 노력도 하지 않는 것은, 윤리적 충돌을 식별하고 해결하도록 조직 문화를 개선해야 한다는 윤리적 의무를 무시하는 것처럼 여겨진다. 윤리 분석이 정책에 대한 우려를 제기할 때, 우리의 관행은 정책을 개정하기 위해 윤리자문가가 기관 지도부와의 협력 가능성을 윤리위원회에 보고하는 것이다(자문 5.2 참조). 우리의 자문 중 일부는 HIV 검사에 대한 동의 정책과, 그러한 동의를 할 수 없거나 그럴 가능성이 있는 성인들을 대상으로 한 연구에 대한 정책을 개정하도록 하였다(부록 6의 임상센터 정책 M87-4 참조).

익명 자문 요청은 어떻게 다루어야 하는가?

때때로, 자문 서비스는 익명 또는 비밀 자문 요청을 받는다. 종종 이러한 사례들은 연구의 윤리 문제를 제기하는 데 대해 연구책임자나 다른 권위자로부터의 보복을 두려워하는 신참 연구자, 간호사, 또는 사회복지사와 관련이 있다. 이와 유사하게 연구 참여자들도 자문 서비스에 질문을 하러 올 수 있는데, 그들은 자신들에게 최선의 의료적 이득이라고 여기는 연구로부터 제외되는 것을 두려워한다(자문 5.6 참조). 윤리 자문 요청에 수반되는 보복에 대한 두려움은 흔한 일이다.[30]

이러한 경우, 자문 서비스의 접근방식은 요청자가 어떠한 이유에서 익명을 유지한 상태르 자문하기를 원하는지 결정하는 것이다. 이는 자문가에게만 유용한 것이 아니다. 즉, 요청자의 두려움을 가라앉히거나 자문 과정에 대한 잘못된 인식을 바로잡는 기회를 제공할 수 있다. 자문가는 요청자에게 윤리 자문은 기밀로 유지되며, 징벌적 메커니즘(punitive mechanisms)이 아니고 문제 해결을 위한 접근방법을 식별하고 이를 논의하기 위한 것이며, 최종 결과는 지시가 아니라 요청자가 윤리 문제를 더 잘 해결할 수 있도록 돕는 권고사항의 제시라고 알려준다. 만약 요청자가 익명의 자문을 계속 원한다면, 우리는 이 바람을 존중한다.

익명성에 대한 요청을 존중할 때, 우리의 정책은 요청자가 그렇게 함으로써 우리가 모든 이해관계자로부터 해당 질문에 대한 충분한 이야기를 듣지 못하기 때문에 제한된 조언만 제공할 수 있다는 것을 알리는 것이다. 그럼에도 우리는 요청자가 독립적으로 상황을 처리할 수 있는 분석적 도구와 전략을 갖추도록 노력한다. 자문 보고서를 의무기록에 기록하는 것이 표준적인 관행이라 하더라도 이런 상황에서 우리는 해당 자문 보고서를 기록하지 않는다. 이러한 접근방식은 윤리 자문의 가장 가치 있는 측면 중 하나가 윤리 자문에 참여하지 않으면 목소리를 낼 수 없는 사람들을 윤리적 논의에 참여하도록 하는 기회의 제공이라는 관점에 입각한 것이다.

연구 참여자가 자문에 포함되어야 하는가?

윤리 자문가들은 상황이나 행동으로 인해 윤리 자문 요청을 촉발한 환자나 연구 참여자에게 통보를 해야 하는 요건에 대해 의견을 달리한다. 절차적 공정성을 옹호하는 사람들은 연구 참여자와 그 대리인을 연구 참여와 관련된 윤리적 자문에 포함하기 위한 투명하고 일관된 절차를 지지한다.

자문 서비스는 일반적으로 연구 참여자와 대리인을 자문에 포함시키는 것을 지지한다. 그러나 절차적 공정성의 보장이라는 중요한 목표는 때때로 다른 관련 고려사항들과 균형을 이루어야 한다. 예를 들어, 연구자는 자문서비스에 능동적으로 연락하여 상황을 처리하는 공정한 방법의 전략을 수립하고 연구 참여자와의 관계에서 일어날 수 있는 갈등을 피할 수 있다(자문 6.3 참조). 우리는 이러한 예방적 자문을 제공한다. 왜냐하면 임상 환경에서 얻은 연구들은 예방적 자문이 갈등을 줄이고 임상 결과를 개선할 수 있음을 보여주기 때문이다. 게다가, 윤리자문가들은 윤리적 추론과 행동의 유일한 제공자가 아니다. 우리는 모든 이해관계자가 자문에 참여할 것을 권장하지만, 자문 서비스는 연구자 및 기타 이해관계자들과 기꺼이 윤리적 난제를 논의하여 그들이 독립적으로 문제를 다룰 수 있도록 한다. 윤리적 추론은 전문 임상의학자나 임상연구자가 가진 역량의 일부이며, 자문 윤리학자의 중요한 역할은 이러한 역량을 발전시키는 것이다. 자문에 해당 연구 참여자가 포함되지 않은 경우, 우리는 항상 요청자들에게 참여자나 또는 그의 대리인이 포함된 추가 회의가 필요한 상황이 발생할 때 우리 자문 서비스를 이용할 수 있음을 상기시킨다.

이 책의 자문

이 책에 포함된 모든 자문 보고서는 실제 NIH 사례에서 나온 것이다. 본문의 각 자문은 자문 요청을 촉발한 윤리적 문제를 설명하는 "자문 요청 이유"와 관련 배경 정보를 제공하는 "사례 설명"을 제시한다. 이러한 방식으로 제시된 질문과 배경을 알게 된 독자들은 자문 서비스가 제공한 분석을 읽기 전에 독자 자신의 윤리 분석을 할 수 있을 것이다.

"분석 및 권고사항"은 실제 자문 보고서에서 직접 나온다. 가독성을 높이고 요청자를 식별할 수 있는 정보를 제거하거나 수정하기 위해 제한된 편집을 하였다. 그러나 분석과 권고사항의 본질은 변하지 않았다. 독자들은 때로 문체와 시제가 각 장마다 극적으로 다르다는 것을 알게 될 것인데, 이는 다양한 저자가 이 책을 집필했기 때문이다. 사례 보고서는 주로 당직 생명윤리 펠로우와 교수가 작성한다. 어법과 구문이 다양하여 독자들은 윤리 자문 요청자와 소통하는 데 있어 다른 작문 스타일의 효과를 비교할 수 있을 것이다.

각 자문 보고서에 이어 우리는 "저자 해설"을 수록하였다. 이 해설은 다음과 같은 문제들을 다룬다. 즉, 자문 보고서가 탐색할 수 있거나 탐색했어야 하는 추가적인 쟁점들이 있는가? 추가 검토를 했다면 자문 서비스는 다른 조언을 하였을까? 이 사례의 흔한 변종은 무엇인가? 사례에 대한 결론이 난 이후에 윤리 지침이나 문헌의 견해가 바뀌었는가? 해당 사례에서 얻을 수 있는 교훈은 무엇인가? 일부 사례에서 독자들은 또한 그 사례가 어떻게 궁극적으로 해결되었는지에 대한 정보를 알게 될 것이다. 임상연구에서 흥미롭고 중요한 윤리 쟁점들을 강조하는 것과 더불어, 이러한 해설은 우리가 다루는 몇몇 쟁점의 논쟁적 성격을 설명하고, 많은 윤리 자문은 사람들이 합리적으로 반대할 수 있는 쟁점 분석을 요구한다는 사실을 강조한다.

자문 보고서는 특정 시점에 특정 요청자에 대한 분석 및 권고로 가장 잘 이해할 수 있다. 이 책의 일부 자문 보고서에서는 임상연구윤리 자문이 윤리적 질문과 딜레마를 즉시 해결해 주지는 않았다. 이 책에는 관련 세부 사항의 정보와 함께 윤리 분석이 시간이 지남에 따라 진화한 그런 사례들이 수록되어 있다(자문 1.3 및 6.7 참조). 이러한 자문은 새로운 사실들이 등장함에 따라 윤리자문이 역동적이고 수용적이어야 함을 보여준다. 자문 보고서가 작성된 후 관련된 새로운 고려들이 등장하는 경우도 있고, 이런 경우 자문 서비스는 필요에 따라 기꺼이 분석을 수정해 왔다.

동의와 비밀 보호

자문 요청자 또는 요청자의 대리인이 이 책에 해당 자문 보고서를 수록하는 것을 승인했다. 자문 요청자를 찾을 수 없는 경우, 최초 요청자의 연구계획서에서 승인한 다른 대리인, IRB, 연구부서 또는 연구소가 이를 승인했다. 보고서에 언급된 요청자 및 다른 사람들의 이름, 진단명, 인구통계학적 특성 그리고 다양한 IRB 또는 기관의 명칭 등을 포함하는 세부사항은 관련 연구 참여자, 연구자, NIH 센터, 기관, 협력자 및 기타 이해관계자의 사생활과 비밀을 보호하기 위해 윤리 분석과 무관하다고 여겨지는 방법으로 삭제되거나 변경하였다. 사람의 실명은 특히 가명으로 대체하였다. 그러나 특히, 대중 매체에서 다룬 연구에 대한 자문이 있는데 이에 대해서는 요청자 및 다른 관련 당사자들이 자문 내용을 그대로 싣는 데 동의했다. 이 예외는 본문에 명시하였다.

이 책의 구성

윤리적 딜레마는 임상연구의 모든 단계, 즉 연구 설계, 수행 그리고 연구 종료 이후에도 마즈칠 수 있다. 우리는 이 책을 7장으로 나누어 임상연구가 진행됨에 따라 발생하는 윤리적 문제를 주제별로 다루었다.

- **연구 시작**– 연구자들은 연구가 시작되기 전에 윤리적 딜레마를 예상할 수 있다. 이러한 진퇴양난은 특정적, 또는 일반적으로 연구의 예상되는 사회적 가치와 관련이 있을 수 있다. 이 장에서는 연구설계, 사회적 가치의 결정, 위약 사용 및 허용 가능한 연구 모집단의 선택에서 윤리적 쟁점을 강조하는 사례들을 제시한다.
- **연구 참여자 등록**– 연구는 일련의 참여자 선정 및 제외 기준에 의해 IRB의 승인을 받지만, 어떤 상황에서는 이러한 기준을 지침으로 사용하더라도 특정 개인을 등록하거나 등록하지 않는 결정이 윤리적 문제를 초래할 수 있다. 이 장에서는 선별, 충분한 정보에 의한 동의, 제외 기준, 등록에 대한 고려사항 및 여러 연구에의 참여자 등록을 논의하는 사례들을 제시한다.
- **연구 참여자 보호**– 윤리적 연구는 모든 개인을 보호하고 그들의 복지를 존중하고 증진해야 한다. 이 장에서는 비밀 보호(confidentiality)를 강조하고, 이상반응(adverse events)을 다루며, 연구 위험을 평

가하는 사례들을 제시한다.

- **취약한 집단에 대한 연구의 수행** - 특히 취약한 집단에 대한 연구의 수행은 윤리적 우려의 빈번한 원천이 된다. 두 가지 빈번한 우려는 취약한 집단 대상 연구의 허용 가능성과 취약한 집단을 위한 충분한 보호 방안을 어떻게 확립할 것인가이다. 이 장에서는 연구 위험의 허용 가능성 평가, 역량 평가 및 대리 의사결정자의 식별에 초점을 맞춘 사례들을 제시한다.
- **임상연구와 임상진료 간의 균형유지**- 연구계획서는 종종 임상진료의 일부 측면을 포함하거나 연구 과정에서 의료적 필요성이 명백해진 사람을 참여시키도록 한다. 이 장에서는 연구와 진료의 충돌, 연구 중 추가적인 진료 제공 의무의 정도, 예상하지 못한 의도하지 않은 발견된 사항의 관리, 치료적 오해 등을 검토한 자문 사례들을 제시한다.
- **인간관계의 어려움 다루기** - 인간관계 문제는 임상연구를 복잡하게 만들 수 있다. 윤리적 불일치는 연구진의 구성원들 또는 개별 연구 참여자들과 함께 작업하는 과정에서 발생할 수 있다. 이 장에서는 비순응(noncompliance), 다른 연구 참여자나 (연구 또는 치료) 스태프와 대립하거나 그들에게 위험할 수 있는 연구 참여자 및 그의 가족, 의료적 조언에 반하여 해당 개인을 퇴원시키는 문제를 다룬 자문 사례들을 제시한다.
- **연구 종료**- 많은 윤리 문제들은 연구의 종료 그리고 연구의 결론을 내린 이후에도 남아있다. 또한, 특정 연구 참여자의 등록을 연구 종료 이전에 종료하거나, 참여자들의 안전에 대한 우려로 연구를 조기에 종료할지 여부를 결정해야 하는 경우에도 윤리적 우려가 발생할 수 있다. 이 장에서는 특정 개인의 연구 참여 또는 전체 연구를 종료

하기 위한 결정, 연구 후의 의무 그리고 저작권 문제 등을 다룬 사례들을 제시한다.

임상연구윤리 자문은 종종 복잡하고 동시에 여러 윤리 문제들을 포함하기 때문에, 자문 보고서를 이러한 별개 섹션으로 분류하는 작업은 때로 쉽지 않았다. 각 자문 사례를 어디에 제시할지를 정할 때, 우리는 핵심적인 윤리적 질문과 분석 및 권고의 내용에 초점을 맞추었다. 중복되는 부분이 상당히 많으므로, 부록은 독자가 특별히 관심을 가질 수 있는 추가적 특징(예: 소아 연구 또는 국제 연구)에 따라 사례를 분류하였다.

결론

우리는 이 책이 임상연구윤리에 대해 배우고자 하거나, 임상연구윤리 자문의 실천에 관심이 있거나, 임상연구의 윤리적 수행에 관심을 가진 이들에게 유용한 자료가 되기를 바란다. 우리는 이 책이 공유하는 자문을 촉발한 난제들이 임상연구와 관련된 이들의 관심을 끌고, 그 분석이 유사한 질문과 접하는 이들에게 가치가 있을 것이라고 기대한다. 모든 분석과 권고에 대해 독자들이 반드시 동의할 것이라 예상하지는 않지만, 우리는 분석 및 권고들이 연구윤리와 임상연구 수행에서 윤리적 질문과 논란을 해결하는데 필요한 철학, 방법론, 지식 및 기술에 대한 향후의 숙고를 촉진하는 역할을 할 것이라 믿는다.

NOTES

1. E. Fox, S. Myers, and R. Pearlman, "Ethics Consultation in United States Hospitals: A National Survey/" *The American Journal of Bioethics* 7, no. 2 (2007): 13-25.
   M. Cho, S. Tobin, H. Greely, J. McCormick, A. Boyce, and D. Magnus, "Strangers at the Benchside: Research Ethics Consultation", *American Journal of Bioethics 8*, no. 3 (2008): 4-13.
1. de Melo-Martin, L. I. Palmer, and J. J. Fins, "Viewpoint: Developing a Research Ethics Consultation Service to Foster Responsive and Responsible Clinical Research", *Academic Medicine* 82, no. 9 (2007): 900-904, 910.1097/ACM.1090b1013e318132f318130ee.
2. World Medical Association, *The Declaration of Helsinki: Ethical Principles for Medical Research Involving Human Subjects*; 2008.
3. Nuremburg Military Tribunal, from U.S. v. Karl Brandt, et al, *The Nuremburg Code*, available at: http://ohsr.od.nih.gov/guidelines/nuremberg.html. U.S. Department of Health and Human Services. Protections of Human Subjects, 45 CFR *υ* 6; 1991.
4. United States Department of Health and Human Services, National Institutes of Health, Office for Human Research Protections, The Common Rule, Title 45 (Public Welfare), Code of Federal Regulations, Part 46 (Protection of Human Subjects), Subparts A-D; 2001.
5. A.Wertheimer, Exploitation (Princeton, NJ: Princeton University Press, 1996). L. DeCastro, "Exploitation in the Use of Human Subjects for Medical Experimentation," *Bioethics 9* (1995): 259-268.
6. E. J. Emanuel, D. Wendler, and C. Grady, "What Makes Clinical Research Ethical?" *Journal of the American Medical Association* 283, no. 20 (2000): 2701-2711.

7. United States Department of Health and Human Services, National Institutes of Health, Office for Human Research Protections, The Common Rule, Title 45 (Public Welfare), Code of Federal Regulations, Part 46 (Protection of Human Subjects), Subparts A-D; 2001.

The National Commission for the Protection of Human Subjects of Biomedical and Behavioral Research, *The Belmont Report: Ethical Principles and Guidelines for the Protection of Human Subjects of Research* (Washington, DC: Department of Health, Education, and Welfare, 1979).

8. The National Commission for the Protection of Human Subjects of Biomedical and Behavioral Research, *The Belmont Report: Ethical Principles and Guidelines for the Protection of Human Subjects of Research* (Washington, DC: Department of Health, Education, and Welfare, 1979).

Nuremburg Military Tribunal, from U.S. v. Karl Brandt, et al., *The Nuremburg Code*, available at: http://ohsr.od.nih.gov/guidelines/nuremberg.html.

World Medical Association, The Declaration of Helsinki: Ethical Principles for Medical Research Involving Human Subjects, 2008. The Council for International Organizations of Medical Sciences (CIOMS) in collaboration with the World Health Organization (WHO), The International Ethical Guidelines for Biomedical Research Involving Human Subjects , 2002.

E.J. Emanuel, D. Wendler, and C. Grady, "What Makes Clinical Research Ethical?" *Journal of the American Medical Association* 283, no. 20 (2000): 2701-2711.

9. D. Wendler, E. Emanuel, and R. Lie, "The Standard Care Debate: Can Research in Developing Countries Be Both Ethical and Responsive to Those Countries' Health Needs?" *American Journal of Public Health* 94, no. 6 (2004): 923-928.

H. Varmus and D. Satcher, "Ethical Complexities of Conducting Research in Developing Countries," *New England Journal of Medicine* 337, no. 14 (1997): 1003-1005.

10. F. Miller, "The Debate over Placebo-Controlled Trials," *PLoS Medicine* 2, no. 6 (2005): e157.

F. Miller and D. Wendler, "Placebo Research and the Spirit of Informed Consent," *Psychosomatic Medicine* 67, no. 4 (2005): 678.

The Council for International Organizations of Medical Sciences (CIOMS) in collaboration with the World Health Organization (WHO), *The International Ethical Guidelines for Biomedical Research Involving Human Subjects*, 2002.

World Medical Association, The Declaration of Helsinki: Ethical Principles for Medical Research Involving Human Subjects, 2008.

11. F. Miller, J. Gluck, and D. Wendler, "Debriefing and Accountability in Deceptive Research," *Kennedy Institute of Ethics Journal* 18, no. 3 (2008): 235-251.
12. D. Coleman, "The Legal Ethics of Pediatric Research," *Duke Law Journal* 57, no. 517 (2007).

    P. Litton, "Non-Beneficial Pediatric Research and the Best Interests Standard: A Legal and Ethical Reconciliation," *Yale Journal of Health Policy,* Law, and Ethics 8 (2008): 359.
13. J. McCormick, A. Boyce, and M. Cho, "Biomedical Scientists' Perceptions of Ethical and Social Implications: Is There a Role for Research Ethics Consultation?" PLoS ONE 4, no. 3 (2009): e4659.
14. I. de Melo-Martin, L. I. Palmer, and J. J. Fins, "Viewpoint: Developing a Research Ethics Consultation Service to Foster Responsive and Responsible Clinical Research," *Academic Medicine* 82, no. 9 (2007): 900-904, 910.1097/ACM.1090b1013e318132f318130ee.
15. National Institutes of Health, "About NIH," July 21, 2009, available at: http://www. nih.gov/about/, accessed on August 12, 2008.
16. NIH Office of Budget, "NIH History of Congressional Appropriations, Fiscal Years 2000-2009," available at: http://officeofbudget.od.nih.gov/pdfs/FY10/Copy% 20of%20Apphisic.pdf, accessed on December 3, 2009.
17. E. Emanuel, "The Blossoming of Bioethics at the NIH," *Kennedy Institute of Ethics Journal* 8, no. 4 (1998): 455-466.
18. National Institutes of Health, NIH Clinical Center, available at: http://clinicalresearch. nih.gov/clincenter.html, accessed on November 19, 2009.
19. NIH Clinical Center, The Department of Bioethics, available at: http://www. bioethics. nih.gov/home/index.shtml, accessed on November 20, 2009.
20. J. W. Ross, J.W. Glaser, D. Rasinski-Gregory, J.M. Gibson, and C. Bayley

"Case Consultation and Review: Matching Skills and Expectations." *In Health Care Ethics Committees: The Next Generation,*. (Chicago: American Hospital Association), 91-107.

21. M. Walker, "Keeping Moral Space Open: New Images of Ethics Consulting," *The Hastings Center Report March-April* (1993): 33-40.
22. G. DuVal, G. Gensler, and M. Danis, "Ethical Dilemmas Encountered by Clinical Researchers," *The Journal of Clinical Ethics* 16, no. 3 (2005): 267-276.
23. United States Department of Health and Human Services, National Institutes of Health, Office for Human Research Protections, The Common Rule, Title 45 (Public Welfare), Code of Federal Regulations, Part 46 (Protection of Human Subjects), Subparts A-D, 2001.
24. M. Aulisio, R. Arnold, and S. Youngner, "Health Care Ethics Consultation: Nature, Goals, and Competencies," *Annals of Internal Medicine* 133, no. 1 (2000): 59-69.

    American Society for Bioethics and Humanities Clinical Ethics Task Force, *Improving Competencies in Clinical Ethics Consultation: An Education Guide* (Glenview, IL: ASBH, 2009).
25. M. Cho, S. Tobin, H. Greely, J. McCormick, A. Boyce, and D. Magnus, "Strangers at the Benchside: Research Ethics Consultation," *American Journal of Bioethics* 8, no. 3 (2008): 4-13.
26. K. A. Bramstedt, A. R. Jonsen, W. S. Andereck, J. W. McGaughey, and A. B. Neidich, "Optimising the Documentation Practices of an Ethics Consultation Service," *Journal of Medical Ethics*, 35, no. 1 (2009): 47-50.

    N.N. Dubler, C.B. Lieberman. Chapter 6: How to Write a Bioethics Mediation Chart Note. In Bioethics Mediation: A Guide to Shaping Shared Solutions. Revised and Expanded Edition. (2011) Vanderbilt University Press.
27. G. DuVal, B. Clarridge, G. Gensler, and M. Danis, "A National Survey of U.S. Internists' Experiences with Ethical Dilemmas and Ethics Consultation," *Journal of General Internal Medicine* 19 (2004): 251-258.
28. K.A. Berkowitz, N.N. Dubler. Chapter 9. Approaches to Ethics Consultation (p 142) in Handbook for Health Care Ethics Committees, L.F. Post, J. Blustein, N.N. Dubler, Eds. (2007). Johns Hopkins University Press.

29. D. Resnik, "Research Ethics Consultation at the National Institute of Environmental Health Sciences," *American Journal of Bioethics* 8, no. 3 (2008): 40-46.
30. M. Danis, A. Farrar, C. Grady, et al., "Does Fear of Retaliation Deter Requests for Ethics Consultation?" *Medicine, Health Care, and Philosophy* 11 (2008): 27-34.
31. S. Wolf, "Toward a Theory of Process," *Law, Medicine, and Health Care* 20, no. 4 (1992): 278-290.
32. L. J. Schneiderman, H. D. Teetzel, D. O. Dugan, J. Blustein, R. Cranford, K. B. Briggs, G. I. Komatsu, P. Goodman-Crews, F. Cohn, and E. W. Young, "Effect of Ethics Consultations on Nonbeneficial Life-Sustaining Treatments in the Intensive Care Setting: A Randomized Controlled Trial," *Journal of the American Medical Association* 290 (2003): 1166-1172.
F. Cohn, W. Rudman, L. J. Schneiderman, and E. Waldman, "Proactive Ethics Consultation in the ICU: A Comparison of Value Perceived by Healthcare Professionals and Recipients," *Journal of Clinical Ethics* 18 (2007): 140-147.

CHAPTER 1

연구 시작

Starting Research

사려 깊은 연구자들은 연구를 계획하는 과정에서 연구를 수행하는 동안이나 완료한 후에 발생할 수 있는 중요한 윤리적 문제를 예측할 수 있다. 이 장에서는 연구를 시작할 때 발생하는 윤리 자문 사례를 다룬다. 특히 연구의 사회적 가치, 과학적 타당성, 연구 설계 그리고 IRB의 심의와 관련된 질문들에 초점을 맞출 것이다.

연구는 인간의 건강과 복지 증진에 기여할 수 있는 과학적 질문에 답하고자 할 때 사회적 가치를 지니게 된다.[1] 연구에 사회적 가치가 충분히 있어야 제한된 사회적 자원을 책임 있게 사용하도록 장려하고 관련된 위험에 인간을 노출시키는 것을 정당화할 수 있다. 사회적 가치가 충분히 확보되지 않은 연구에는 임상적으로 거의 중요하지 않거나 큰 의미가 없는 위험한 연구가 포함될 수 있다. 연구 결과가 유용하지 않을 것 같은 경우, 해당 연구는 사회적 가치가 떨어지고 그 연구의 수행은 비윤리적일 수 있다. 자문 1.1은 연구의 사회적 가치가 불확실한(그리고 잠재적으로 한계가 있는) 경우에도 연구 참여자가 위험에 노출되는 것을 정당화할 수 있는지 여부를 다루었다. 문제의 연구는 인간면역결핍바이러스(HIV)에 감염된 개인이 두창 백신에 어떻게 반응하는지 조사하기 위한 것이었다. 해당 연구에 있어서 우려되는 사항은 HIV에 감염된 사람들이 전염병 발생이나 생물테러 공격으로 인해 두창에 감염될 위험을 무시하거나 순전히 이론적인 수준에 그친다면, 연구의 사회적 가치가 너무 낮아서 연구 참여로 인한 위험을 정당화하지 못할 수도 있다는 점이었다.

연구의 사회적 가치를 결정하는 데는 어떤 것을 정당하게 사회적 가치로 간주할 수 있는가 하는 문제를 포함해 흥미롭지만 아직 해결되지 않은 많은 쟁점이 있다. 사회적 가치에는 연구에 의해 생산되는, 일반화 가능한 지식만 포함되는가? 게다가 연구가 윤리적이기 위해서는 해당 지역의 사회적 가치(local social value)가 있어야만 하는가? 논평자들은 (연구가 수행되는) 나라 또는 지역사회에 중요한 연구 문제는 다루지 않으면서, 젊은 연구자들을 훈련하거나 미래의 연구 역량을 키우거나 유용한 인프라를 개발하는 등의 다른 중요한 목표에 기여하고자 하는 연구에 사회적 가치가 충분한지에 대해 의견을 달리한다.[2, 3] 자문 1.2를 수행할 당시 사회적 가치를 둘러싼 많은 쟁점이 여전히 해결되지 않은 상황이었지만, 연구보고서에는 연구가 그에 참여하는 인구집단이나 지역사회를 위해 가치 있는 지식을 생산해야 한다는 중요한 합의 내용이 포함되었다. 연구란 그것이 수행되는 사회의 건강 요구나 우선순위에 대응해 일반화할 수 있는 지식을 생산해야 한다는 윤리적 요건이 널리 인정되고 있는데, 그 요건을 가리켜 흔히 '대응성(responsiveness) 요건'이라고 한다.[4] 자문 1.2에서는 대응성 요건에 대한 흥미로운 도전이 제기되었다. 문제는 말라리아가 유행하는 지역에 거주하는 사람들을 위해 설계한 말라리아 백신의 초기 임상연구를 유행 지역이 아닌 볼티모어의 건강한 자원자들을 대상으로 수행하는 것이 윤리적인가 하는 것이었다. 이 자문은 개발도상국에만 대응성 요건이 적용되어야 하는지, 그 목표가 무엇인지 그리고 어떻게 해야 이러한 목표를 가장 잘 달성할 수 있는지에 대해 의문을 제기했다. 이 자문은 연구와 관련해 널리 인정되는 윤리적 요건에 대한 우리의 생각을 자극하여 우리가 이 분야에서 더 많은 개념적 연구를 수행할 수 있도록 해주었다.[5]

또한 윤리적 연구는 과학적으로 타당하고 방법론적으로 엄격하게, 즉 관심 문제에 대해 답하기 위해 세심하게 설계되어야 한다. 과학적 타당성을 위해서는 실현 가능하고, 연구 질문과 목적에 알맞고, 적절히 유효하며, 확고한 데이터 분석 방법이 필요하다.[6] 과학적 엄밀성을 결여한 연구는 그 목표를 달성할 가능성이 낮고, 연구 참여자들은 아무런 이유 없이 위험에 노출될 수 있다. 또한 과학적 타당성이 없는 연구에 늘 부족한 공적자금을 사용하는 것도 문제다. 자문 1.3에서 연구자는 어느 언론인의 세포에 관한 연구를 수행하여 그 언론인이 대중에게 연구 참여자가 되어본 경험과 해당 연구를 주제로 한 글을 쓸 수 있도록 하는 것이 윤리적인지 물었다. 이 자문은 연구가 보다 광범위한 과학적 질문에 답하기 위해 수행된 것이 아니라 해도, 연구와 그 연구의 위험을 정당화할 수 있는 다른 형태의 사회적 가치가 있는지에 대한 흥미로운 질문을 제기한다.

방법론적으로 엄격한 연구 설계에 대한 요구는 때로 위험과 잠재적 이득의 균형 같은 다른 윤리적 고려와 충돌할 수 있다. 자문 1.4에서 연구자는 연구에 등록된 어린이 중 절반에게 식염수로 구성된 '가짜' 정맥주사를 주입하는 맹검, 위약 대조 연구를 수행하는 것이 윤리적으로 허용 가능한지 질문했다. 실험적 중재(experimental interventions)는 확립되거나 효과가 입증된 중재 방법을 비교 대상으로 해서 시험해야 한다는 일반적인 합의가 있다.[7] 또한 위약을 사용할 때 그 위험이 미미하거나, 과학적으로 설득력 있는 이유가 있거나, "심각하거나 돌이킬 수 없는 위해"를 초래하지 않는 경우에는 상대적으로 논란의 여지가 적다.[8] 따라서 이 사례에서는 연구 관련 위험과 위약 대조의 과학적 필요성 간 균형을 잡고 일부 어린이 연구 참여자에게 침습적 위약 투여의 위험성이 정당화될 수 있는지를 결정할 필요가 있었다.

실험적 중재를 비교할 수 있는 표준적 치료가 없는 상황에서는 위약 사용보다 더 나은 대안이 없을 수 있다. 효과가 입증된 치료법이 있을 때, 윤리적 연구 설계에 있어 하나의 중요한 단계는 어떤 실험적 중재를 비교해야 할지 결정하는 것이다. 어떤 표준적 치료가 올바른 비교 대상인지 결정하는 것은 여러 가지 이유로 어려울 수 있다. 서로 다른 장소에서 이루어지는 치료 관행이 매우 다양할 수 있고 근거에 기반하지 않을 수 있으므로 의사가 일반적으로 사용하거나 행하는 것을 참고하여 표준적 치료를 단순히 정의하기란 어렵다.[9] 입증된 최선의 치료법이 무엇인지 명확하더라도 해당 치료법이 연구가 수행되는 곳에서 사용 불가능할 수도 있고, 경제적인 격차로 인해 전 세계의 표준적 치료에 차이가 있을 수도 있다. 따라서 전 세계에서 입증된 최선의 중재 방법이라고 해도 많은 이가 접근하지 못할 수도 있다. 이 경우 실험적 치료법을 입증된 최선의 치료법과 비교하는 것은 단순히 지역적 맥락과 무관한 데이터를 제공하는 것일 수도 있다.

이러한 이유 등으로 개발도상국에서 수행되는 연구는 많은 논란을 불러일으키고 있다. 자문 1.5에서 자문 요청자는 우간다에서 연구할 계획을 세우고 있었지만, 국제 연구(international research)의 특별한 윤리적 고려에 대해서는 잘 모르고 있었다. 자문 서비스는 해당 연구와 관련된 국제 연구 윤리 쟁점에 대한 포괄적인 지침을 제시했다. 이 자문은 HIV 검사로 인한 낙인찍기 우려를 어떻게 해결할 것인지, 연구로부터 산출된 이득 공유에 관한 결정을 내리는 데 해당 지역사회를 참여시켜야 하는지 등 다양한 쟁점을 다루었다.

마지막으로, 미국의 IRB가 제공하는 것과 같은 독립적인 윤리 검토 요건은 연구계획서가(앞서 설명한 것을 포함하나 이에 국한되지 않는) 윤리적 쟁점들을 적절히 다루도록 하는 데 도움이 된다. IRB와 관련하여 윤리 자문 서비스가 어떻게 기능해야 하는지를 결정하는 것은 종종 어렵다. 앞서 논의한 바와 같이, 윤리 자문 서비스는 IRB의 검토에 앞서 연구자들이 연구 설계의 윤리적 측면을 고려하는 데 도움을 줄 수 있다. 또한 윤리 자문은 IRB에서 검토를 진행하는 중에도 효과적일 수 있다. 예를 들어 IRB가 연구계획서를 조건부로 승인하거나 특정한 이유로 승인하지 않을 때(예를 들어 "보류"), 연구자는 수정 요구 사항을 해결하고자 자문 서비스에 도움을 요청할 수 있다. 자문 1.6은 취약한 성인을 등록하는 연구에 대한 IRB의 초기 심의에서 제기된 우려를 다루었다. 자문 서비스는 연구진이 연구 설계에 명확한 정당성을 부여하고, 잠재적 연구 대상자에 대한 정신사회적 위해의 위험성을 줄일 수 있도록 대상자 참여 적격 선별검사에 대한 보다 세심한 접근 방식을 개발하는 데 도움을 주었다.

IRB의 역할은 미국의 연방 규정에 명시되어 있지만, 자문 서비스의 역할은 단지 자문을 하는 것이기에 IRB 심의가 완료된 후 연구자와 윤리학자의 상호작용은 더욱 복잡해질 수 있다. 더욱이 연방 규정은 IRB의 결정에 대해 항소할 권리(또는 항소할 수 있는 절차)를 포함하지 않기 때문에 그 결정은 일반적으로 구속력이 있다. 그러나 연구자가 연구의 허용 가능성에 대한 IRB의 결정에 동의하지 않을 경우, IRB에 정보를 추가하거나 수정하여 제공하고 재심의를 요청할 수 있다. 따라서 IRB와 관련된 자문 서비스의 또 다른 역할은 연구자에게 자문을 제공하고 재심의에서 사리에 맞는 주장을 할 수 있도록 돕는 것이다.

IRB는 연방, 주 그리고 지역 규제와 지침을 해석 및 적용하는 재량권을 부여받기 때문에, 각 IRB의 심의 결과에서 일부 다양성(variability)이 나타나는 것은 합리적으로 예측 가능한 일이다. 그러나 윤리적 검토에 일관성이 없으면 특히 일부 연구 참여자에 대한 부적절한 보호로 이어질 수 있기에 문제가 될 수 있다. IRB 간 심의 결과의 다양성은 다수의 맥락에서 기록되어 왔다. 그 맥락에는 이득과 위험 수준 평가, 충분한 정보에 의한 동의 및 승낙 요건, 신속 심의 또는 정규 심의 해당 여부에 따른 심의 신청에서 승인까지의 기간과 같은 심의 과정 매트릭스 등이 포함된다.[10, 11] 단일 집단, 다기관 연구에서 그러한 다양성은 연구 참여자에 대해 서로 다른 치료를 제공하거나 서로 다른 장소에서 연구계획을 실행하는 등의 복잡한 경우에 특히 문제가 될 수 있다. 이러한 문제들은 다기관 연구에 대해 보다 간소화된 검토를 허용할 수 있도록 하는 코먼 룰(Common Rule) 개정 제안으로 이어졌다.[12] 자문 1.7은 어린이를 대상으로 한 MRI(magnetic resonance imaging, 자기공명영상) 검사 중 마취제 투여에 대한 적절한 관리 기준과 각 시술의 상대적 위험 수준에 대한 문제를 다루었다. 해당 자문에는 7개의 임상연구 기관들이 포함되었는데, MRI 검사 중 수면마취 또는 전신마취 및 기관내삽관(general anesthesia and endotracheal intubation, GETA)이 유아에게 안전한지에 대한 의견이 IRB마다 달랐다. 이때 자문팀의 역할은 연구자들이 여러 기관이 제안한 서로 다른 IRB 판단을 조정하는 데 있어 선택지를 모색하는 데 도움을 주는 것이었다.

자문 1.1: 사회적 가치 평가

자문 요청 이유

연구자인 도로시 클라인(Dorothy Klein) 박사는 자문 서비스에 다음과 같은 질문을 했다. 두창(smallpox)이 발병할 것을 예상하고 연구를 진행하는 경우, 비교적 온전한 면역체계를 가진 HIV 감염자들에게 두창 백신의 안전성과 효과성을 시험하는 것이 윤리적인가?

사례 설명

미국 정부는 9.11 테러를 계기로 두창 백신 프로그램 개발을 통해 바이오테러리스트의 두창 공격 가능성에 대비하고자 했다.

클라인 박사는 두창 백신의 위험성에 대한 일부 데이터는 이 백신을 일상적으로 사용했던 미국 등 여러 국가에서 나온 것이라고 설명했다. 기존 데이터를 보면 백신에 대해 대부분의 사람은 가벼운 이상반응을 보이지만, 일부는 더욱 심각한, 심지어 생명을 위협하는 이상반응도 경험한다는 것을 알 수 있다. 이상반응을 경험할 가능성이 가장 높은 사람들 중에는 HIV 감염자, 주요 장기 이식 수혜자, 암 치료 중이거나 면역억제제를 복용 중인 자 등 면역체계가 약화된 이들이 포함된다. 현재는 이러한 사람들에게 두창 예방접종을 하지 않는 것을 권고한다.

클라인 박사 연구진은 HIV 감염자의 경우 동질 집단(homogenous group)이 아니므로 백신에 대한 이상반응에 동일하게 취약하지 않을 수 있다는 주장에 따라 새로운 두창 백신 연구를 제안하고자 한다. 연구자는 가장 건강한 상태의 HIV 감염자들을 대상으로 안전하게 두창 예방접종을 할 수 있는지를 알아보고자 한다. 건강한 사람의 CD4 수치는 500부터 1,000 이상까지 다양할 수 있는데, 감염자의 경우 CD4 수치가 200 이하가 되면 AIDS(acquired immunodeficiency syndrome, 후천성면역결핍증후군)으로 진행된다.

따라서 연구진은 안정된 상태의 HIV 감염자에게서 특정 두창 백신의 안전성과 면역성을 평가하는 연구계획서를 작성했다. 예를 들어, 연구 참여자의 요건을 갖추려면 HIV 감염자들은 CD4 지수가 $350/mm^3$보다 높고 기회감염 이력이 없는 상태에서 고활성 항바이러스 요법을 받아야 한다.

자문 서비스의 교수 3명, 생명윤리과 자문위원 3명 그리고 클라인 박사 연구진이 참여한 회의가 진행되었다. 또한 클라인 박사와 연구진은 추가 논의를 위해 윤리위원회 전체 회의에 참석하였다.

분석 및 권고사항

현재 두창 테러의 위험성에 대해서는 알려진 바가 없다. HIV 감염자들을 대상으로 백신의 예측 가능한 위험을 정당화하기에는 테러 위험이 너무 작거나 불확실하다는 우려가 제기된다. 그러나 정부가 이 시기에 두창 백신 프로그램 시행을 계획하고 있음을 감안할 때, 두창 테러 위험이 불확실하다 해서 해당 연구가 무용한 것으로, 따라서 비윤리적인 것으로 되지는 않는다.

이 연구를 찬성하는 윤리 논증

1) 이 연구는 예방접종 정책에 정보를 제공할 수 있기에 사회적 가치를 지닌다. 이 연구는 다음의 사항들을 결정하는 데 도움이 될 수 있다.

   I. HIV 감염자가 두창 예방접종으로부터 상당한 추가 위험에 노출되는지 여부, 그렇다면 사람들은 이 예방접종 전에 HIV 검사를 받아야 할 것이다.

   II. 일부 HIV 감염자가 예방접종을 선택할 수 있도록 허용해야 하는지 여부.

   III. (HIV 감염 여부에 대한) 선별검사가 없는 경우, HIV 감염 상태를 모른 채 부주의하게 예방접종을 받은 HIV 감염자들을 가장 잘 치료하는 방법.

2) 이 연구는 두창 테러에 대한 대응 방안을 마련할 수 있게 해주기 때문에 사회적 가치를 지닌다. 이는 두창 테러가 있다면 HIV 감염자들을 가장 잘 보호할 방법을 결정하는 데 도움이 될 것이다.

두 경우 모두, 정책이 과학적 근거에 기초할 때 (1) 인간의 건강 요구에 더 잘 대응하고, (2) 자원을 보다 효율적으로 사용하며, (3) 특별한 요구를 지닌 인구집단을 보다 공정하게 치료하는 경향이 있다는 믿음에서 이 연구가 잠재적 사회적 가치를 지닌다고 보는 것이다. 특히 공정성, 즉 일반적으로 해당 집단에 대해 필요한 연구와 정보 발견이 이뤄지지 않는 인구집단을 포함하고자 하는 것이 이 연구의 동력인 것으로 보인다.

이 연구를 반대하는 윤리 논증

1. 이 연구 결과가 정책 지침으로서 충분히 명확하지 않을 수 있으므로 연구의 사회적 가치에는 한계가 있다.

이 연구의 통계적 검정력으로 인해 연구의 목표를 달성하지 못할 것이라는 우려가 제기된다. 일반적으로 윤리적인 연구는 제기된 질문에 대해 해석 가능한 답을 얻기 위한 적절한 방법과 통계적 검정력이 필요하다. 그러나 연구의 본질상 궁극적으로 공공정책에 영향을 미칠 수 있는 질문에 답하기 위해서는 일련의 작은 연구들을 수행해야 하는 경우가 많으며, 이는 이 연구가 더 큰 프로젝트의 일부로 가치가 있음을 시사한다.

2. 두창 테러 공격의 불확실성 때문에 사회적 가치가 제한된다.

테러 공격의 가능성이 불확실하므로, HIV 감염자들을 예방접종 대상에서 제외한다고 하여 그들이 즉각적인 위험에 처하지는 않는다. 이 주장에 따르면, 과학에 근거한 백신 정책의 공정성 및 효율성을 증가시킨다고 해도 두창의 위험성을 모르는 상태에서 백신 접종의 위험이 충분히 정당화되기 어렵다.

3. 위험은 충분히 최소화할 수 없다.

위험을 최소화하는 또는 연구 참여자에게 더 직접적인 이득을 제공하는 다른 방법이 있을 수 있다. 예를 들어 백신 접종 당시 HIV에 감염된 사실을 알지 못한(혹은 그 사실을 숨긴) 의료 종사자들을 대상으로 한 후향적 연구가 한 방법이 될 수도 있다.

자문 서비스는 이 연구의 윤리성을 평가할 때 다음의 사항을 고려할 것을 권고한다.

1) 생물테러에 대한 우려는 지난 1년간 급격히 증가했다. 생물테러 가능성에 대한 최선의 대처는 과학적 · 윤리적으로 복잡한 문제이다. 공적인 의료 중재를 계획하고 있다면, 이러한 중재가 지역사회 내의 다른 인구, 특히 취약 집단(vulnerable group)에 미칠 영향에 대해 고려하

는 걸 신중하게 고려해야 한다.

2) 인구집단 내에서 HIV 감염자, 자가면역질환자, 암 환자 또는 장기 이식자 등 면역력이 약화된 이들의 수가 증가하고 있고, 두창에 대비하기 위한 해당 인구 대상 예방접종 계획이 진행되고 있기 때문에 HIV 감염자와 면역력이 약화된 사람들을 상대로 한 백신의 안전성을 점진적이고 체계적으로 탐구하는 연구는 사려 깊고 중요해 보인다.

3) 면역(예방접종) 정책이 HIV 감염자들을 배제한다면, 관찰연구를 통해 HIV 감염자의 예방접종 위험성을 확인할 수 있을 만한 충분한 데이터를 생산할 가능성은 줄어든다.

4) 연구 수행 시기에 있어서 그러지 않을 정당한 근거가 없다면 표준적인 배제 기준이 선택되고 확립되기 전까지는 연구를 수행하는 것이 바람직하다.

5) 마지막으로, 일부 자문가는 연구자가 HIV 감염자 단체 대표들에게 의견을 구할 것을 권고했다. 해당 단체의 지지를 받는 것이 근본적으로 해당 연구가 윤리적임을 의미하지는 않지만, 이 연구의 잠재적 사회적 가치와 연구 위험의 수용 가능성을 어떻게 생각하는지에 대한 HIV 감염자 단체 대표자들의 결정은 중요해 보인다.

저자 해설

이 자문은 두창 테러 공격이 확실한 위협으로 생각되었던 2002년 초에 이루어졌다. 다행히도 이후 두창 공격이 실현되지는 않았다. 오늘날 우리에게 영향을 미치는 안전 문제들은 달라졌지만, 이 자문은 여전히 타당한 질문들을 제기한다. 두창 백신 연구에 HIV 감염자들을 참여자로 등록한다는 생각이 독특하고 특별하긴 하지만, 그것은 쉽게 사라지지 않을 윤리적 질문에 속한다.

이 자문에서 가장 어려운 질문은 향후 테러 공격의 불확실성과 그 불확실성을 극복하기 위해 연구되는 중재 방법으로 발생할 수 있는 매우 실질적인 위험을 어떻게 저울질하는가이다. 테러 공격이 실제로 발생하느냐 여부는 소수의 악한 테러범들에게 달려 있기에 이 연구의 사회적 가치를 평가하는 것은 대부분의 다른 연구들에 비해 더 어려울 수 있다. 생물테러 방지 연구가 증가함에 따라, 이러한 종류의 연구를 위해 연구들 간 우선순위를 설정함에 있어서 국가안보기구(national security community)들을 논의에 참여시키는 것이 중요할 수 있다. 국가안보기구의 참여는 사회적 가치에 관한 판단에 필요한 기밀정보를 사용할 수 있게 하고, 연구와 첩보 활동이 조화를 이루게끔 할 수 있다.

최근에는 탄저균 공격을 막기 위한 공중보건 대책 연구에 임산부를 포함시켜야 하는지를 묻는 사례가 자문 서비스에 들어왔다. 이러한 사례들은 생물테러 위협을 예측하고 대처하기 위한 노력에서 취약하거나 연구가 덜 이루어진 집단에게도 유용한 조치 방안을 고려하는 것이 매우 중요하다는 점을 일깨워준다. 공중보건 대책에 대한 요구는 취약성을 우려하여 특정 집단을 오랫동안 연구에서 배제해온 점에 대해 이의를 제기할 것으로 생각된다. 더욱이 생물테러와 그에 대한 대응 방안이 진화함에 따라, 생화학 공격 대응 연구에 대한 추가적인 윤리적 분석이 필요하고 향후 이 분야가 보다 중요해질 수 있음이 자명하다.

자문 1.2: 지역 주민을 위한 사회적 가치 평가

Research Ethics Consultation

자문 요청 이유

연구자인 에드워드 응(Edward Ng) 박사는 자신이 설계한 연구에 대해 논의하기 위해 자문을 요청했다. 그는 다음과 같은 몇 가지 질문을 했다. 제1상 말라리아 백신 임상시험에 적합한 연구 모집단은 무엇인가? 미국에서 연구 참여자를 등록하는 것이 윤리적으로 허용 가능한가? 아니면 말리에서 해야 하나?

사례 설명

말라리아는 모기가 전파하는 원충에 의해 발생하는 심각하고 치명적일 가능성이 있는 질병이다. 말라리아 감염자들은 일반적으로 고열, 오한, 감기와 유사한 증상을 겪는다. 뇌말라리아는 정신상태의 변화와 혼수상태를 일으키고 감염자의 약 20%를 사망에 이르게 한다.[13] 1950년대와 60년대의 전 지구적인 말라리아 근절 프로그램은 대부분의 선진국에서 말라리아 위험을 종식시키는 데 성공했으나, 여전히 말라리아는 전 세계에 걸쳐 질병과 사망의 주요 원인이다. 2006년에는 2억 4천 7백만 명이 말라리아에 감염되었고, 이로 인해 1백만 명이 사망했다.[14]

이 중요한 문제를 해결하기 위해 에드워드 박사를 포함한 연구자들은 '후보 백신(candidate vaccines)'으로도 알려진 몇 가지 잠재적인 말라리아 백신을 개발했다. 가장 진보한 백신은 이미 감염된 유아와 성인에게 심각한 질병으로의 진행을 예방하기 위한 것이다. 백신의 효과가 입증되면, 말라리아가 만연해 있는 말리와 같은 나라에서도 이러한 백신의 혜택을 볼 수 있다. 그러나 이러한 후보 백신은 말라리아 감염을 사전에 예방할 수 없다고 예상되기에 미국인 여행자나 군인에게 의료적 혜택을 주지는 않을 것이라고 에드워드 박사는 자문 서비스에 설명했다.

에드워드 박사와 연구진은 미국에서 말라리아 백신에 대한 초기 단계 연구를 수행할 계획이지만, 이 연구가 미국 지역사회에 아무런 가치가 없다면 미국의 연구 참여자를 위험에 노출시키는 것이 윤리적인지에 대해서 확신하지 못하고 있다. 특히 이 연구의 경우, 연구 대상인 집단에 이득이 될 가능성이 있는 의학 연구만 윤리적으로 허용된다는 헬싱키 선언(Declaration of Helsinki)의 요건과 모순될 수 있다.

분석 및 권고사항

미국에서의 연구 참여자 등록

1. 개인에 대한 위험

연구자들은 새로운 백신이 다른 신약에 비해 심각한 이상반응을 일으킬 위험이 낮다고 생각한다. 비록 매우 드물게 나타지만 과민성 쇼크(anaphylactic shock)가 가장 심각한 위험이다. 모두가 잠재적 연구 참여자에 대한 위험이 미국에서 정기적으로 수행되는 다른 제1상 연구의 위험보다 크지 않다는 데 동의했다.

2. 원칙에 입각한 허용 가능성

2000년에 개정된 헬싱키 선언은 "의학 연구는 연구 대상이 되는 인구집단이 연구 결과로부터 이득을 얻을 수 있는 합리적인 가능성이 있을 때만 정당화된다."라고 명시하고 있다. 윤리 자문 서비스는 말라리아가 미국의 풍토병이 아니기 때문에 일부 생명윤리학자들이 이 조항을 미국 내 말라리아 백신 연구를 금지하는 것으로 해석할 수 있음을 인정한다. 그러나 많은 생명윤리학자들은 이러한 지침을 제정하게끔 한, 개발도상국 환경에서의 불공정한 상황과 개인과 공동체를 착취할 가능성에 대한 우려가 해당 사례에는 적용되지 않기 때문에 이 연구를 원칙적으로 수용할 것이다. 미국의 연구 참여자들은 이 연구의 목적이 말라리아 유행 지역을 위한 백신을 개발하고자 함이며 연구에 참여할지 여부를 자유롭게 결정할 수 있다는 것을 알아야 한다.

3. 대상 인구집단에 대한 이상반응 데이터의 관련성

연구자들은 이전의 제1상 연구에서 호주 성인들이 파푸아뉴기니의 성인과 어린이보다 훨씬 더 높은 이상반응률을 나타냈던 데이터를 언급하면서 미국인들이 말리의 대상 인구집단과는 다른 이상반응을 경험할 수 있다는 우려를 제기했다. 그러한 결과는 대상 인구집단에 안전하고 효과적인 백신의 추가적인 개발과 시험을 방해하거나, 대상 인구집단에 유용하지 않은 백신의 개발을 촉진할 수 있다. 미국 인구집단을 표본으로 하여 임상시험을 할 때 이러한 결과는 의도하지 않은 불행한 결과를 초래할 수 있지만(그럴 가능성이 매우 낮고 이 연구가 여전히 가치를 가진다는 전제 하에) 이는 미국 연구 참여자의 활용을 그 자체로 비윤리적으로 만들지는 않는다. 실제로 제1상 임상시험이 말리에서 허용될 수 없는 경우에, 미국인을 대상으로 한 임상시험은 안전하고 효과적인 말라리아 후보 백신의 지속적인 개발을 위한 가장 커다란 기회가 될 것이다.

말리에서의 연구 참여자 등록

1. 대상 인구의 건강 요구에 대한 반응

연구가 수행되는 지역사회의 건강 요구 또는 건강 우선순위에 대응하는 것은 연구를 수행하는 데 있어 널리 지지를 받는 윤리적 요건이다. 이는 연구에 참여하는 지역사회의 중요한 보건 문제에 대한 과학적 질문을 제기함으로써 해당 연구가 지역사회에 가치를 지녀야 한다는 것이다. 예를 들어 국제의과학기구협의회(CIOMS) 가이드라인 10조는 "자원이 한정된 인구나 지역사회에서 연구를 수행하기 전에 연구 의뢰자와 연구자는 연구가 수행되는 인구나 지역사회의 건강 요구와 우선순위에 부응할 수 있도록 모든 노력을 기울여야 한다. (……)"고 선언한다. 백신 개발은 일반적인 말리 인구의 건강 요구에 명확히 대응하는 것이다.

2. 연구 참여자의 안전

한 연구자는 드문 합병증이 발생하는 경우, 미국보다 말리에서 더 큰 사망위험이 발생할 수 있음을 염려했다. 그러나 모든 연구자는 가능성이 가장 큰 이상반응은 과민성 쇼크로, 이는 말리의 주요 의료기관에서 적절하게 치료될 가능성이 높다는 데 동의했다.

3. 대상 인구의 수용 가능성

그러나 이러한 임상시험이 IRB나 말리의 다른 이들에게 받아들여질 수 있을지는 확실하지 않다. 한 연구자는 말리의 IRB가 유럽이나 미국에서 수행되지 않은 연구의 승인을 매우 꺼리고 있으며, 2002년 한 해 동안 광범위한 논의를 하여 첫 1상 임상시험을 수행한 바 있다고 지적했다.

자문 서비스는 1상 백신 연구를 미국 또는 말리 또는 두 곳 모두에서 실시하는 것이 원칙상 윤리적으로 허용 가능하다고 권고한다. 하지만 연구자들은 연구를 진행하기 전에 말리인들이 그러한 연구를 수용할 만하다고 판단하도록 설득할 필요가 있을 것이다.

저자 해설

이 자문은 연구를 통해 얻은 일반화 가능한 지식이 지역사회에 대한 가치를 반드시 가져야 하는가에 관한, 상당히 논쟁의 소지가 있는 범위를 다루었다. 이 보고서에서 인용된 지침은 자문 내용이 작성된 이후 변경되었다. 헬싱키 선언을 만든 세계의사회(World Medical Association, WMA)는 어떤 면에서는 연구가 지역사회의 가치를 가져야 한다는 요건을 넓히는 한편 다른 면에서는 그 요건을 더욱 제한적으로 만들어야 한다는 입장을 분명히 했다. 2008년에 발표된 헬싱키 선언에서는 "혜택을 받지 못하거나 취약한 인구집단 또는 지역사회를 대상으로 하는 의학 연구는 그 연구가 해당 인구집단이나 지역사회의 건강 요구와 우선순위에 대응하고 해당 인구집단이나 지역사회가 그 연구 결과로부터 이득을 얻을 수 있는 합리적인 가능성이 있을 때만 정당화될 수 있다."고 명시하고 있다.[15] 따라서 이 선언은 윤리적 연구는 건강 요구와 우선순위에 모두 대응해야 하며, 연구 결과가 지역사회에 적절히 활용되어야 함을 요구한다. 그러나 이 요건은 혜택을 받지 못하거나 취약한 인구집단에 대한 연구로 한정하고 있기 때문에 선진국의 건강한 자원자에게도 적용된다고 해석되지는 않는다. 따라서 자문 1.2의 분석은 새로운 버전의 헬싱키 선언의 지지를 받는다. 비록 선진국에도 불이익을 받고 있거나 취약하다고 여겨지는 인구집단이 분명히 있지만, 개발도상국 지역사회에서 수행되는 연구에서 착취에 대한 우려가 가장 중요하다는 것도 사실이다.

이 특수한 연구는 대응성 요건에 대한 흥미로운 문제 제기로서 생명윤리학의 논의를 촉발시켰다. 흥미롭게도, 루스 맥클린(Ruth Macklin)은 미국에서 초기 단계의 연구를 수행해야 한다는 아프리카 국가의 주장은 대응성 요건의 예외가 될 충분한 이유가 아니라고 설파했다. 즉 그러한 주장을 하려면 아프리카 국가는 그 정당성을 제시해야 할 것이고, 단지 미국인에게 초기 임상연구에 대한 부담을 지우도록 요구할 수는 없다는 것이다.[16] 이 사례에 대한 찬반 입장의 논증이 생명윤리과 구성원들이 작성한 사례집에 포함되었다.[17]

이 자문을 통해 생명윤리과 구성원들은 대응성 요건의 개념 연구를 다룬 몇몇 논문을 발표할 수 있었다. 여러 윤리 지침이 개발도상국(그리고 선진국이 아닌 국가)에서 수행되는 연구에는 대응성이 있어야 한다고 명시하고 있는 점은 생명윤리과가 이 요건의 근본적인 근거에 대해 생각해보도록 만들었다. 보다 구체적으로, 우리는 무엇이 대응성 요건을 정당화하는지, 대응성이 윤리적 연구에 있어 필수조건인지 그리고 그 조건이 개발도상국의 이익에 어떤 영향을 미치는지에 대해 검토했다.[18] 우리는 때로 자문 서비스 과정에서 해결되지 않거나 통념에 도전하는 질문이나 문제에 직면하게 된다. 이러한 질문들은 생명윤리학에 더 많은 연구와 기여의 기회를 제공한다.

자문 1.3: 과학적 타당성 평가

자문 요청 이유

NIH의 한 연구 프로그램 책임자인 캐서린 앨런(Catherine Allen) 박사는 앞으로 출간할 책에서 해당 연구에 관한 글을 쓸 수 있도록 어느 저널리스트의 세포를 검사해주는 것이 윤리적으로 허용 가능한지 판단해달라고 자문을 요청했다.

사례 설명 I

앨런 박사의 프로그램에 속해 있는 복(Bok) 박사의 연구실은 독성 노출에 의한 유전적 돌연변이에 대해 연구하고 있다. 저명한 과학 저널리스트인 데이비드 덩컨(David Duncan)은 앨런 박사에게 연락하여 자신이 저술하고 있는 유전자변이 관련 책의 일부에 자신의 세포검사 내용을 실으면 어떨지 물었다.

앨런과 복 박사 그리고 NIH 법률 고문 변호사가 참석한 첫 회의에서 자문 서비스는 저널리스트의 DNA 검사가 흥미로운 이야기 소재가 될 수 있다는 점을 인정했다. 그러나 이 실험은 복 박사의 연구실에 과학적으로 가치 있는 것은 아니다.

분석 및 권고사항 I

자문팀은 다음과 같이 문제를 확인했다.

1) 미국 연방 자원의 사용: 실험 결과는 연구 가치가 없을 가능성이 높기 때문에 해당 실험의 수행은 연방 자원의 오용으로 보일 수 있다.
2) 공정성: 해당 저널리스트 외에도 많은 사람이 복 박사에게 자신의 세포를 검사해달라고 요청할 수 있다. 다른 이들의 요구는 거부하면서 덩컨의 요구에는 응한다면, 이는 불공정한 처사일 것이다. 복 박사가 이 검사를 실시한다면 앞으로 이와 유사한 요청에 대해 거절하기 어렵게 되는 선례를 남길 수도 있다.
3) 독자 오도 위험성: 복 박사가 진행하고 있는 연구는 매우 예비적인 단계에 있기 때문에, 자문팀은 연구 결과가 (1) 신뢰성이 있고, (2) 실용적 의의가 있음을 보여주지 않고서는 그 결과를 대중이 접근할 수 있는 방식으로 제시하기 어려울 것이라 우려했다. 여러 이해관계자들이

유전자변이의 중요성에 관심을 가지고 있다는 점을 감안할 때, 이것은 특별히 우려되는 사항이다.

이러한 우려로 인해 초기에는 덩컨의 요청을 거절하는 것이 바람직하다는 권고를 하였다. 그러나 만약 복 박사가 덩컨의 요청을 강행하기로 결정한다면, 자문팀은 다음과 같은 몇 가지 추가적인 문제를 고려할 것을 제안했다.

1) 결과의 이해: 복 박사는 그 검사 결과가 대중을 오도할 수 있다는 우려를 해소해야 한다.
2) IRB 심의: 45 CFR 46에 따르면, 이 저널리스트에게 수행하게 될 검사는 연구의 일환이 아니므로 IRB 승인을 득하지 않고도 할 수 있다. 그러나 복 박사가 저널리스트에 대한 검사를 실시한다면, IRB의 심의를 받지 않고 검사를 수행하는 것에 대해 NIH 연구대상자보호국으로부터 면제(exemption) 확인을 받아야 한다.
3) 임상검사실 개선 규정(Clinical Laboratory Improvement Amendments, CLIA) 요건: 메디케어 및 메디케이드 서비스(Centers for Medicare and Medicaid Services, CMS)는 CLIA 요건을 통해 미국 내에서 인간을 대상으로 수행하는 모든 실험실 검사를 규제한다. 만약 복 박사가 검사를 시행한다면, 그는 CLIA 요건을 위반하는 부분이 없는지 확인할 필요가 있다.

사례 설명 II

이 문제에 대한 초기 자문에 이어 덩컨과 복 박사는 덩컨의 세포를 검사하여 그 경험에 대해 글을 쓰도록 하는 것이 허용 가능한지에 대해 다시 논의하기 위해 두 번째 윤리 자문 회의를 요청했다. 후속 회의에서 복 박사는 일부 정책 입안자들 사이에서 세포를 기반으로 한 독성학 검사를 공공정책의 근거로 삼는 것이 현재의 경향임을 언급했다. 복 박사는 임상 독성에 관해 어떤 결론을 도출할 만큼 과학이 충분히 발달하지 않았기 때문에 이것은 시기상조라 생각한다고 설명했다. 그는 덩컨의 저술을 통해 현 과학의 한계점을 명확하게 묘사한다면, 그것이 교육적 가치를 지닐 것이라고 보았다.

자문 서비스와의 첫 회의에 참여하지 않았던 덩컨은 곧 출간될 책에 복 박사의 연구에 대해 다루고 싶다는 의사를 표명했다. 일반 독자들에게 과학을 쉽게 이해시켜주는 그의 입증된 능력과 복 박사가 수행하는 연구의 중요성을 고려할 때, 그 책은 대중과 정책 입안자들에게 잠재적으로 상당한 교육적 가치를 지닐 것이다.

분석 및 권고사항 II

자문 서비스는 다음에 기술된 몇 가지 우려가 적절히 해결된다면, 덩컨의 저술을 통한 잠재적 교육적 가치가 그의 요청을 승인하는 정당한 이유가 될 수 있다고 권고한다.

주의: 자문 서비스는 덩컨의 요청이 제기하는 법적 쟁점에 대해 어떠한 의견도 피력하지 않도록 조심했다. 이를 위해서 법률위원회와의 추가 논의가 이루어질 수 있다.

1) 복 박사는 덩컨의 요청을 수용할 경우 그의 세포를 데이터 세트에 포함할지에 대해 아직 결정하지 않았다. 복 박사는 사전에 정의된 인구집단에 대한 연구를 하고 있어서, 지금 데이터 포인트(data point)를 추가하면 연구 결과의 타당성에 문제가 생길 수 있다. 만약 복 박사가 최종적으로 덩컨의 데이터를 데이터 세트에 포함하기로 결정한다면 또는 덩컨의 세포나 검사 결과를 사용하는 추후의 다른 연구를 구상한다면, 그는 IRB와 상의하고 해당 절차를 진행하기 전에 IRB에 연구계획서를 제출하는 것을 고려해야 한다.
2) 만약 복 박사가 덩컨의 세포검사에 순수한 교육적 가치가 있다고 본

다면, 그 검사의 잠재적인 교육적 가치가 연방 자원의 소비를 실질적으로 정당화할 수 있는지 여부를 결정해야 한다. 이 결정을 내리기 전에 그는 연구소장과 이 문제에 관해 상의해야 한다.

3) 초기 자문 회의에서 공정성에 대한 우려가 제기되었다. 그러나 이러한 우려는 덩컨의 요청이 개인적인 검사 결과에 대한 관심보다는 궁극적으로 잠재적인 교육적 가치를 지닌다는 점을 감안하여 대체로 해소되었다.

4) 덩컨이 검사 결과를 잘못 해석하거나 그 결과에 대해 오해를 유발하는 방식으로 책을 쓴다면, 잠재적인 교육적 가치는 실현되지 않을 것이다. 때문에 복 박사는 덩컨이 그의 연구를 잘못 해석하지 않도록 덩컨과 서면 계약을 맺어야 하는데, 일례로 복 박사의 승인 없이는 덩컨이 해당 책을 출판하지 않는다는 조항이 들어갈 수 있다.

5) 복 박사의 독성학 연구에 대한 정책 입안자들의 관심과 덩컨의 출판물을 통해 발생할 수 있는 홍보 효과를 고려할 때, 복 박사는 덩컨과 함께하는 작업과 관련된 어떠한 결정도 소속 기관의 정책 부서와 함께 논의해야 한다.

저자 해설

이 자문은 두 차례의 별도 자문 회의를 통해 이루어졌으며, 최종 결론은 첫 번째 회의 결과와 달라졌다. 이 두 차례의 자문은 자문 과정이 어떻게 반복될 수 있는지 그리고 자문 서비스가 특정 상황에서 권고사항을 재고하면서 어떻게 개방성을 가질 수 있는지를 보여준다. 초기 회의에는 연구진만 참여했고, 두 번째 회의에는 그 저널리스트가 함께 참여했다. 자문 서비스 견해의 변화는 연구윤리 자문 과정에서 모든 관계자의 의견을 청취하는 것이 효과적이라는 생생한 예를 제시한다.

자문팀은 그 저널리스트의 세포에 대한 검사가 일반적으로 과학적 가치를 거의 지니지 않지만, 그 검사 결과를 데이터 세트에 포함하기로 결정한다면 이를 진행하는 방법에 대한 일반적인 지침을 연구자에게 제공하는 것이 도움이 될 것이라는 결론을 내렸다. 제한된 가치를 지닌 연구 활동이 적절한지에 대한 초기의 논의는 점차 해당 활동이 중요한 공공의 이득을 가져다줄 가능성에 대한 논의로 발전해갔다. 그리고 자문 과정을 거치면서 자문팀은 이 저널리스트의 참여가 복 박사 연구의 가치에 대한 대중의 과대평가를 바로잡는 데 도움을 줄 수 있는 잠재력이 있음을 인정하게 되었다. 이 결과는 때로 일부 제한된 사례에서 수집된 데이터를 넘어서는 연구의 측면에서 사회적 가치가 파생될 수 있다는 것을 보여준다. 덩컨은 2009년에 NIH에서 자신의 유전자 검사 경험을 설명한 책을 출판했다.[19]

자문 1.4: 위약 대조 연구

Research Ethics Consultation

자문 요청 이유

선임연구원인 지타 퍼사드(Geeta Persad) 박사는 소아과 연구에서 위약 대조 연구로서 어린이에게 정맥주사를 통해 식염수를 주입하는 것이 윤리적인가를 묻기 위해 자문 서비스에 연락했다.

사례 설명

퍼사드 박사는 극심한 성장장애를 일으키는 희귀 골격 질환이 있는 어린이들을 연구하고 있다고 자문팀에게 설명했다. 해당 연구는 어린이의 성장 개선, 골밀도 증가, 골통증 감소 그리고 전반적인 기능을 평가하기 위해 1년 동안 시험약 또는 대조약을 받도록 설계되었다. 또한 시험약은 반드시 정맥을 통해 주입되어야 했다.

연구를 설계하는 과정에서 대조군이 시험군과 동일한 시술을 받게끔 비활성 식염수 용액을 '겉보기 정맥주사(sham IV)'로 주입하는 것, 즉 위약을 사용해야 하는지에 대한 의문이 제기되었다. 위약(placebo)은 일반적으로 약효가 없는 설탕(밀가루) 정제를 의미하는데, 이 약의 투여는 상대적으로 위험이 적다. 그러나 이 연구에서 시험약을 정맥을 통해 주입하기 때문에 위약 비교를 위해서는 비활성 비교 물질(식염수)을 동일한 방법, 즉 정맥을 통해서 주입해야 한다. 정맥을 통해 위약을 주입하는 것은 침습적이며, 다른 한편에서 위약을 사용해야 하는 대조군 참여자들에게 위험을 초래한다. 이는 잠재적인 과학적 이득과 균형을 이루어야 한다. 특히 이 시험약의 효과는 엑스레이 사진에서 뚜렷하게 나타나는데, 위약과 달리 시험약을 주입하면 어린이들의 뼈를 촬영한 엑스레이 사진에서 뚜렷한 가로선이 나타난다. 이미 부모들에게 이 연구의 일환으로 엑스레이 결과를 보여줄 것이라고 설명했기 때문에, 퍼사드 박사의 팀원들은 모두 맹검을 유지하기가 어려울 것이라는 데 동의했다.

분석 및 권고사항

최적의 효과를 위해 위약 비교대조 임상시험 설계에서는 연구 참여자와 그 부모 및 연구진이 투여되는 약품이 활성 시험약인지 또는 비활성 (위약) 물질인지를 알 수 없어야 한다. 그러나 이 연구에서 시험약의 효과는 엑스레이 사진에서 쉽게 나타난다. 그러나 부모에게 이미 엑스레이 사진을 보여줄 것이라고 설명한 점을 감안하면, 어린이와 그 가족, 혹은 연구자에게 맹검을 유지하기는 불가능할 것이다.

자문 서비스는 맹검이 제대로 보장되지 않는다면 이 연구의 과학적 목적을 상실할 것이라는 결론을 내렸다. 따라서 위약 정맥주사 투여의 위험에 어린이들을 노출시키는 것은 윤리적으로 정당화될 수 없다. 윤리 자문이 끝난 후 퍼사드 박사와 연구진은 위약 비교대조 설계를 포기하였다.

저자 해설

이 자문에서는 위약 비교대조 설계를 의미 없게 만드는 시험약의 특성(엑스레이 가시성)으로 인해 '겉보기 정맥주사' 사용의 윤리성에 대한 추가 논의가 필요 없게 되었다. 만약 이 연구에서 맹검의 수행이 실질적으로 가능했다면, 이 자문은 '위약 정맥주사'의 상대적 위험과 잠재적 이득, 그리고 뼈 성장과 골밀도를 '확실한' 종료 시점으로 사용하는 맥락에서 그러한 위약 사용이 정당화될 수 있는지 여부—이는 IRB가 최종적으로 결정해야 할 질문이다—와 같은 추가적인 질문을 고려해야 할 것이다. 그 이유는 특히 이 연구가 어린이를 대상으로 한 연구이고, 미 연방 규정은 어린이 대상연구에서 어린이가 노출될 수 있는 실질적 위험의 크기를 제한하기 때문이다.[20]

이 규정에 따라 어린이를 대상으로 한 위약 사용의 위험성을 평가하는 것은 그리 간단한 문제가 아니다.[21]

더욱이, 침습적인 겉보기 정맥주사의 사용은 윤리적으로 논란이 된다. 이 자문과 NIH가 제안한 다른 연구들은 생명윤리과 구성원들이 이 쟁점에 관한 개념적 연구를 하도록 촉진했다.[22]

자문 1.5: 국제 연구에서 윤리 쟁점 다루기

Research Ethics Consultation

자문 요청 이유

시먼 타나카(Shimon Tanaka) 박사는 우간다에서 SCD(sickle cell disease, 겸상적혈구질환)와 관련된 폐고혈압의 유병률에 관한 연구계획을 준비하면서, 개발도상국에서 국제 연구를 할 때 고려해야 할 윤리 쟁점에 대해 자문을 요청했다.

사례 설명

타나카 박사는 그의 연구 목표가 SCD와 관련된 폐고혈압 유병률과 우간다 인구의 폐고혈압 유병률에 대한 일반 감염질환의 영향을 파악하는 것이라고 설명했다. 이 연구는 10세 이상의 우간다 남성과 여성 600명을 대상으로 한 횡단연구가 될 것이다. 연구 참여자 중 절반은 SCD가 있는 시험군이, SCD가 없는 나머지 절반은 대조군이 될 것이며, 병력 청취, 신체검사, 심초음파 검사 등이 실시될 것이다. SCD, HIV, B형 및 C형 간염 그리고 말라리아, 주혈흡충병, 십이지장충병 등 여러 기생충감염 진단을 위해 혈액을 채취할 것이다. 또한 이 연구계획의 목적 중 하나는 SCD 환자를 폐고혈압에 취약하도록 만드는 유전적 다형성(변이)을 찾는 것이다.

타나카 박사는 연구 이득의 공유, 연구 주최국의 건강 요구 및 우선순위에 대한 대응성 등 국제 연구의 중요한 쟁점에 특히 관심을 가지고 이 연구에 대한 검토를 위한 윤리 자문을 요청했다. 생명윤리과 소속의 여러 구성원이 국제 연구 윤리에 대한 전문지식을 갖고 있기 때문에 이 자문에는 관련 전문지식을 가진 자문 서비스의 교수 2명이 추가로 참여했다.

분석 및 권고사항

자문 회의에서 자문팀과 연구진은 국제 연구에서 윤리적으로 고려해야 할 몇 가지 사항에 대해 논의했다.

첫째, 미국과 같은 부유한 나라의 연구자가 가난한 지역사회를 착취할 가능성에 대한 우려가 팽배해 있다. 이러한 우려를 해결하기 위해서는 해당 연구로부터 어떠한 이득을 취할 수 있는지 그리고 폐고혈압 유병률을 아는 것이 우간다에 어떤 가치를 지니는지에 대한 추가적인 설명이 필요할 것이다. 이러한 설명에는 SCD 및 관련된 폐고혈압에 대한 우간다의 현 표준치료, 특정 지역사회에서 이 연구를 수행하는 이유, 치료 목적의 후속 연구 수행 가능성을 포함한 해당 지역사회와의 추가적인 협력에 대한 계획, SCD 또는 폐고혈압 치료를 위해 우간다 현지 의사를 교육하기 위한 계획 또는 훈련이나 다른 자원 지원을 통해 기타 역량을 개발할 계획 등이 포함될 수 있다. 또한 우간다 지역사회의 대표가 이러한 혜택을 적절하고 충분하다고 판단할 수 있게끔 이 연구의 가능한 이득과 가치에 대해 연구진이 그들과 함께 논의할 것을 제안한다.

둘째, 참여자들은 HIV, B형 및 C형 간염 그리고 말라리아, 주혈흡충병, 십이지장충병에 대한 검사와 잠정적인 진단을 받을 것이다. 우간다 참여자에 대한 연구의 위험 및 이득을 평가하기 위해서 이러한 감염병이 확진된 사람들을 어떻게 관리할 것인가(예컨대 다른 의료시설에 의뢰하거나 치료함)에 대한 신중한 설명을 제공하는 것이 중요하다. 말라리아, 주혈흡충병, 십이지장충병과 같은 감염병에 대한 치료가 연구를 통해 제공될 수 있는가? 특히 HIV, B형 및 C형 간염에 대한 치료를 우간다 내 타 의료시설에 의뢰하기 위해 어떤 준비를 하였는가? 참여자에게 어떻게 결과를 제공할 것인가? 검사는 어디서 수행할 것인가?

셋째, 현재 연구계획서 초안은 HIV의 낙인 효과와 우간다의 문화적 금기에 대한 인식 때문에 HIV 검사를 받는 것은 자발적 선택사항이라고 설명하며, HIV 검사를 거부하는 사람들을 위한 '익명' 검사를 계획하고 있다. 우리는 HIV 검사를 거부한 사람들에게 HIV 검사를 익명으로 하는 것과 관련된 윤리적 문제와 생길 수 있는 법적 문제를 논의했다. 예를 들어 연구 참여를 위해 참여자의 혈액은 HIV 검사를 해야만 한다. 그러나 참여자가 그 결과를 알기 거부한다면 연구진을 윤리적 딜레마에 빠뜨릴 수 있다. 연구진은 일부 참여자들이 자신의 검사 결과에 관심이 없다 하더라도 그들에게 치료가 필요하다는 것과 그들의 성적 파트너에 대한 우려가 제기될 것을 알고 있다.

이러한 고려사항들을 감안하여, 우리는 HIV 검사를 연구의 필수적인 부분으로 설정하도록 제안했다. HIV 검사는 이 연구의 과학적 목적을 위해 중요할 뿐만 아니라, 검사를 받은 사람들이 HIV와 관련된 적절한 관리와 치료를 받을 수 있게끔 하기 때문이다. 모든 연구 참여는 자발적이기에 HIV 검사를 원하지 않는 사람들은 연구에 참여하지 않을 수 있다. 연구자는 HIV 검사 결과를 당사자와 그의 파트너에게 알리는 것에 대한 우간다의 문화적 · 법적 · 종교적 규범과 기대치를 잘 알고 있어야 한다. 이 점에서 연구진이 계획하고 있는 바를 계획서에 상세히 기술하고 이를 정당화해야 한다.

넷째, 현재의 연구계획서 초안은 12세 이상의 사람들을 연구에 등록하도록 하고 있다. 이 연령의 어린이를 대상으로 하는 이유에 명확한 정당성이 필요하다. 또한 이 연구가 직접적인 이득의 가능성이 없다면, 연구자는 이해능력이 있다고 판단되는 어린이의 찬성(assent)*을 받아야 할 것이다. 그 요건에 관하여 자문 서비스는 연구진에게 이 지역사회에서 성인과 어린이의 정의, 어린이를 등록하는 방법, 찬성 가능한 어린이인지 여부를 결정할 수 있는 방법, 찬성을 얻는 방법, 검사 결과(예를 들어 HIV 양성 결과)를 어린이와 그 가족에게 알리는 방법에 대해 더 생각해볼 것을 제안했다.

다섯째, IRB 및 연구윤리위원회(REC, Research Ethics Committee)의 검토 외에도 외국이 후원하는 연구에 관한 우간다의 법률 및 규제 요건을 타나카 박사가 조사해야 한다는 의견을 제시했다.

여섯째, 현 연구계획서는 유전자 다형성에 대한 검사를 포함하기 때문에 우리는 연구계획서에 유전자 검사에 대한 동의 과정, 참여자에게 결과를 통지하기 위한 계획뿐만 아니라, 어느 범위까지 개인 식별자를 보관할 것인지, 어디에 검체를 보관할 것인지 그리고 누가 검체에 접근할 수 있는지 등을 포함한 유전자 검체 관리 계획을 신중하게 기술할 것을 제안했다.

요약하면, 자문 서비스의 권고사항은 다음과 같다.

- 다음과 같은 문제를 주의 깊게 검토하고 연구계획서의 결정을 논의.
    - 연구가 해당 국가에 제공하는 이득이 무엇인가.

* assent는 '승낙'이라고도 한다. 이에 대해서는 아직 우리나라에서 확립된 용어가 없다.

    - 개인이 검사 결과 및 치료를 받을지 여부를 포함하여 감염병 진단을 받은 개인에 대한 추가적인 진료를 어떻게 할 것인가.
    - 유전자 검사에 대한 동의 절차, 참여자에게 결과를 통지하는 방안, 검체 채취 및 보관에 관한 세부사항은 무엇인가.
    - 연구에 어린이를 등록할 것인지 여부와 그 방법은 무엇인가.
- 연구의 이득이 적절하고 충분한지에 대해 지역사회와 협의.
- 연구 참여자에게 필요한 HIV 검사를 수행하고 현지 법률 및 관행과 일치하도록 HIV 결과 통지와 파트너에 대한 통보 계획의 수립.
- 연구를 관리하는 해당 국가 법규의 조사와 준수.

이 논의를 바탕으로 연구진은 과학적 검토와 IRB 심의를 위해 연구계획서를 제출하기 전에 이를 수정하기로 하였다.

저자 해설

이 자문은 요청자가 국제 연구 윤리의 매우 광범위한 질문과 관련된 전문지식을 구하고자 했다는 점에서 상당히 독특했다. 국제 연구 윤리는 힘의 비대칭성, 선진국과 개발도상국 인구집단의 의료 수요와 의료 접근성의 차이로 인해 고유한 윤리적 관심사가 존재하는, 상당히 복잡하고 발전 과정에 있는 생명윤리의 영역이다. 다행히도 자문 서비스의 몇몇 구성원은 이 분야에 대한 전문지식을 가지고 있었고 요청자에게 조언하기 위해 서로 협력했다. 생명윤리가 다양한 쟁점을 다루기 때문에 우리의 자문 서비스는 때때로 임상센터 생명윤리과를 넘어서서 관련 분야에 대한 전문지식을 가진 다른 생명윤리학자들과 함께 자문을 제공한다. 자문 서비스 내 외부의 다른 생명윤리학자와 자문을 함께하는 것은 윤리 자문 서비스가 광범위한 문제를 책임 있게 다루는 유용한 방법이 될 수 있다.

국제 연구 윤리에서 발생하는 많은 쟁점은 국제적 맥락에서만 고유한 것이 아니며, 국내 연구에서도 발생할 수 있다. 그러나 개발도상국 인구집단에 대한 착취의 우려는 국제 연구에서 특히 두드러진다. 착취 문제를 해결하는 한 가지 방법은 연구 참여자와 연구가 수행되는 해당 지역사회가 연구의 이득을 공유하는 것이라는 점이 널리 받아들여지고 있다. 중요한 윤리 지침들의 권고에 따르면 연구는 해당 국가의 건강 요구와 그 우선순위에 대응해야 하고, 연구의 결과나 산출된 지식은 해당 지역사회에서 합리적으로 이용 가능하게 되어야 한다.[23] 생명윤리과의 몇몇 구성원은 이 '합리적 가용성 요건(reasonable availability requirement)'이 어떤 경우에는 너무 많은 것을 요구하고 다른 경우에는 너무 적은 것을 요구한다고 주장해왔다.[24] 예를 들어 이 자문에 합리적 가용성 요건이 적용된다면 연구자가 연구에서 산출된 지식을 공유해야 한다고 제안할 수 있지만, 그가 해당 지역사회에 보건 역량 구축이나 의료 제공과 같은 추가적인 이득을 제공할 의무는 없다.

자문 서비스는 연구자들이 주최 지역사회에 대한 기타 잠재적인 이득을 고려하고 이러한 이득이 적절하고 충분한지에 대해 지역사회와 협의하여 확인할 것을 권고했다. 이 권고는 공정 이득 프레임워크(Fair Benefits framework)로 발표한 자문팀의 견해를 반영한다. 공정 이득 프레임워크는 연구 참여자와 해당 지역사회가 연구 의뢰자 및 연구자들과 비교할 때 연구의 위험, 부담 그리고 이득의 공정한 몫을 받아야 한다고 주장한다.[25]

자문팀이 합리적 가용성을 주장하는 입장과 공정 이득 프레임워크를 지지하는 입장 사이의 차이를 요청자에게 알려야 했는지를 묻는 것은 흥미로운 일이다. 대부분의 경우, 자문 요청자에게 생명윤리학의 깊이 있는 논의에 대해 얼마나 많은 정보를 제공할 것인가를 판단해야 할 필요가 있다. 일부 자문 요청자는 윤리에 대해 이미 해박하고, 이러한 논의에 대해 듣거나 참여하는 일에 관심이 있다. 동시에 어떤 자문 요청자들은 심사숙고 끝에 도출된 견해를 가진 전문가로부터 명확한 조언을 얻기 원하고, 해당 상황에서 여러 견해에 대한 복잡한 양상을 듣는 데 별다른 관심이 없을 수도 있다. 이와 같은 논의에 대해 요청자에게 얼마나 많은 정보를 제공할 것인가는 사례에 따라 결정해야 한다. 그러나 자문가가 가진 견해가 특이하거나, 발표되지 않은 견해이거나 또는 해당 분야에서 소수 입장인 경우, 자신의 견해를 맥락에 맞게 조율하는 것이 자문가의 의무일 수 있다.

이 자문이 작성된 이후 7년 동안, 이득의 공유에 대한 견해에 진전이 있었다. 일부 비평가는 공정 이득 프레임워크를 비판하였다. 이 프레임워크를 비판하는 비평가들은 그것이 지역사회가 어떤 빚을 지고 있는지에 대해 제대로 특정하지 못하고 있고, 배경의 불공정함이 선진국과 개발도상국 사람들 사이의 상호작용에 어떠한 영향을 미칠지를 고려하지 않는다고 주장한다.[26]

이러한 비판자 중 한 명이 최근 이득 공유에 대한 대안 이론을 개발했는데,[27] 이 이론은 그 자체로 비판을 받고 있다.[28] 연구자, 연구 의뢰자 그리고 지역사회가 이러한 결정으로 고심하는 동안, 국제 연구가 연구 참여자와 지역사회에 어떤 책임을 갖는지에 대한 국제 연구 윤리 공동체 내의 논의는 계속될 것으로 보인다.

자문 1.6: 윤리적인 선별 과정 설계

Research Ethics Consultation

자문 요청 이유

사회과학자인 카밀라 쿠엔틴(Camila Quentin)은 자신이 설계를 돕고 있는 연구계획서에 대해 제기된 IRB의 우려를 해소하고자 자문팀에 도움을 요청했다.

사례 설명

쿠엔틴은 대학원생 쿠아미 선제이(Kuami Sanjay)에게 조언을 해주고 있다. 두 여성 모두 선제이의 논문 프로젝트에 대해 의문을 품고 있는데, 이는 유전자 검사 결과 HD(Huntington disease, 헌팅톤병) 양성 판정을 받은 무증상 개인이 자신의 상태에 대해 심리적으로 대처하는 방법을 살펴보고자 하는 정성적 연구다.

HD는 신경퇴행성 유전질환이다. 선제이는 대부분의 연구 참여자가 다른 주에 위치한 학술 의료기관의 HD 센터에서 모집될 것으로 예상한다. 아직 확정되지는 않았지만 충분한 수의 참여자를 등록시키려면 한두 개의 기관이 더 필요할 것이다. 이 연구는 간단한 전화 선별 인터뷰, 즉 자격이 되는 사람을 대상으로 하는 한 시간 동안의 전화 인터뷰를 포함한다.

이 아카데믹 메디컬센터의 IRB는 최근 연구계획서를 심의했고, 쿠엔틴은 IRB가 제기한 우려를 해결하기 위해 자문팀에 지원을 요청했다. IRB가 특히 우려한 사항은 (1) 이상반응에 대한 적절한 계획, (2) 선정/제외 기준의 명시화, (3) 잠재적 참여자에게 그들이 HD 증상을 보인다는 것을 전화로 언급하지 않으면서 연구 참여 자격이 없음을 통지하는 방법, (4) 무증상 여부를 판단하기 위해 자진 보고에 의존하는 방법의 타당성 등이었다.

선제이는 자문이 진행되던 중에 연구의 과학적 목적을 위해 중요한 것은 연구 참여자가 실제로 증상이 없는 것보다는 그들 자신이 증상이 없다고 믿는 것이라고 설명했다.

분석 및 권고사항

선제이의 말대로 연구 참여자 자신이 무증상이라고 믿는 것이 중요하다면, 자진 보고된 무증상 상태를 수용하는 것은 연구의 과학적 타당성을 침해하지 않을 것이다. 같은 이유로 유전자 검사 결과를 확인할 필요도 없을 수 있다. 그러나 과학적 타당성에 대한 우려와 더불어, 참여자가 유효한 정보의 제공에 기반한 동의를 할 수 있는 능력이 있어야 한다는 윤리적 우려가 있다.

자문 서비스는 다음 두 가지를 모두 충족하도록 선정 기준을 수정할 것을 권고한다.

1) 연구 참여자는 자신이 HD 증상이 없다고 믿는다(자진 보고를 통해 확인).

2) 연구 참여자는 연구 참여에 동의할 능력이 있다.

두 번째 기준에 다라 유효한 동의를 불가능하게 만드는 신경/정신과적 증상(HD가 원인일 수도 아닐 수도 있다)에 대한 선별 방법을 개발할 것이 연구자에게 요구된다. 이 선별 과정은 충분한 정보에 의한 동의 절차에 통합될 수 있을 것이다. 예를 들어 IRB는 이 연구에 대한 자료를 선별 인터뷰 전에 서면으로 배포할 것을 제안했다. 연구자들은 선별 인터뷰가 진행되는 동안 참여자의 능력을 확인할 목적으로 연구계획에 관해 질문할 수 있을 것이다(예를 들어 참여자는 연구 참여가 자발적이라는 것을 알고 있는가? 참여자는 연구 참여의 위험과 이득이 무엇인지 아는가?). 이러한 권고는 IRB가 제기한 (2) 번 과 (4) 번의 문제를 완전히 해결한다.

또한 이러한 권고는 잠재적 참여자들에게 증상이 있는 경우 그들에게 연구 참여 자격이 없음을 알릴 필요성을 제거하기 때문에 (3) 번 문제를 대부분 해결할 것으로 보인다. 만약 그들에게 연구 참여 자격이 없다면, 그것은 그들이 이미 증상이 있다고 믿거나 또는 그들이 유효한 동의를 할 수 없기 때문일 것이다. 그러나 자문팀은 일부 연구에서 제외된 자원자들이 HD 증상이 나타날 가능성이 있다고 유추할 수 있으므로 (3) 번 문제가 완전히 해결되는 것은 아니라는 점에 주목했다.

IRB의 우려 사항인 (1) 번과 (3) 번에 대해 자문팀은 가능하다면 모든 참여자의 등록을 HD 센터를 통해 받을 것을 권고한다. 이는 잠재적 참여자들이 선별 인터뷰에서 탈락한 결과로 본인이 HD 유증상임을 알게 될 확률을 줄일 수 있을 것인데, HD 센터가 모니터링하는 환자라면 아마도 자신의 증상 여부를 알 가능성이 높기 때문이다.

연구자들은 여전히 이상반응을 파악하고 대처하기 위한 세부 계획을 수립할 필요가 있다. 이에 대해 자문 중에 논의된 아이디어는 다음과 같다.

A. 전화상으로 고통/불편을 우선 확인.

B. (참여자) 의뢰를 위한 특정 정신건강 자원 제공 방안 마련(HD 센터

를 통해서만 참여자를 모집하는 것도 도움이 될 수 있는데, 참여자는 이미 필요시 도움을 받을 수 있는 지원 네트워크를 가지고 있을 것이기 때문이다).

C. 자살 시도(acute suicidal ideation)와 같은 가능한 응급상황에 대한 대비책 마련.

D. 고통 수준 평가를 위한 질문은 주요 인터뷰의 마지막에 함.

E. 인터뷰가 끝난 1~2일 후에 전화로 추적 관찰.

자문팀은 연구자들이 수정한 사항을 IRB 재심의 제출 전에 검토해주겠다고 제안했다.

저자 해설

이 자문은 IRB의 매우 적절한 우려에 대해 연구진이 반응하여 연구계획서를 수정하고, 결과적으로 이상반응 없이 연구가 성공적으로 수행되는 데 도움을 주었다. 자문 서비스의 권고사항은 간단했고, 이 대학원생이 비교적 용이하게 논문 프로젝트에 통합시킬 수 있었다. 이번 자문의 성공 요인은 연구진이 무증상 상태 여부에 대한 판단을 참여자의 자진 보고에 의존하는 것이 과학적으로 용인된다는 사실이었다. 연구 목표가 참여자의 무증상 상태에 대한 객관적인 검증을 요구했다면, 이 자문에서 기술한 접근은 문제를 해결하기에 불충분했을 것이다. 보다 엄격한 선별 요건에는 연구진 또는 참여자를 모집하는 기관의 임상 스태프에 의한 HD 증상 유무 판단이 포함될 수 있다. 그러한 판단은 전화를 통한 선별만으로 수행하기는 어려울 것이며, 또한 참여자 자신의 인식과 상충하는 정보를 폭로하는 위험을 감수하게 될 것이다. 이는 결국 증상 발현을 인지하는 것과 관련된 정신사회적 해악을 최소화하기 위해 적절한 상담과 더불어 그러한 소견을 참여자에게 공개할 것인지 그리고 이를 위한 최선의 방법은 무엇인지를 결정하는 계획을 마련하도록 했을 것이다. 이러한 요구사항은 충분한 수의 참여자를 모집하기 더욱 어렵게 만들고,

대학원 수준의 논문이 참여자에게 제공 가능한 지원을 넘어서는 추가 자원이 필요하도록 했을 것이다. 만일 그랬다면, 자문 서비스는 계획한 연구를 윤리적으로 수행할 수 있는 요건들이 충족되지 못했기 때문에 연구진에게 연구 목적이나 설계를 실질적으로 변경하도록 제안해야 하는 보다 어려운 입장에 놓였을 것이다.

자문 1.7: 다양한 IRB 간의 심의 결과 조정

Research Ethics Consultation

자문 요청 이유

연구자인 파멀라 넬슨(Pamela Nelson) 박사는 다기관 연구를 검토하는 각 기관의 IRB들 간 의견 불일치를 윤리적으로 어떻게 해결할 수 있는지에 대해 자문을 요청했다.

사례 설명

넬슨 박사는 유아를 대상으로 새로운 심혈관 약물의 효능을 측정하는 다기관 연구에 참여하고 있다. 이 연구의 2차 효능 평가변수 중 하나는 심장 MRI 측정이다. 처음에는 대부분의 연구기관에서 표준 임상 절차인 얕은 진정 상태에서 MRI를 실시하도록 되어 있었다. 이 연구계획서는 모든 기관의 IRB가 검토하고 승인하였다.

넬슨 박사의 설명에 의하면, 이 연구를 시행하는 중에 연구기관 중 한 곳의 표준 임상 절차가 변경되었다. 그 연구기관은 이제 MRI 검사를 받는 유아에게 전신마취와 기관내삽관(general anesthesia and endotracheal intubation, GETA)를 적용한다. 많은 논의를 거친 후, 모든 연구기관에서 GETA를 하도록 이 연구계획서를 수정하였다.

7개 기관의 연구자와 마취과 의사들은 이 문제에 대해 논의했고 기꺼이 GETA를 사용하고자 했지만, 각 기관 IRB들은 이 연구에서 GETA의 사용에 동의하지 않았다. 연구계획서 변경안에 대해, 3개의 IRB는 GETA 사용을 승인했지만, 4개의 IRB는 이를 승인하지 않았다. 일부 IRB가 변경안을 승인하지 않은 이유는 MRI가 표준 임상 치료가 아니며, GETA는 직접적인 이득이 없는 상황에서 어린이를 최소 위험을 능가하는 위험에 노출하기 때문이었다.

분석 및 권고사항

IRB 간의 다양한 견해 차이는 불가피하고 때로는 정당하다. 임상 시술의 위험에 대한 다양한 의견은 서로 다른 기관의 해당 시술에 대한 경험과 전문지식의 차이, 이러한 시술에 관한 의학 문헌의 해석 또는 소아과 연구에서 위험 수준을 평가하는 방법에 대한 윤리적 판단에서 기인할 수 있다. 현재까지 의학 문헌에서 어린이 대상 MRI 검사 시 마취 방법에 있어 적절한 관리 기준에 대해 합의된 사항이 없다.

다양한 견해를 수용할 수 있는 여러 이유를 고려하여 자문 서비스는 마취 시술의 결과가 연구의 주요 결과에 영향을 미치지 않는 한, 얕은 진정과 더불어 GETA가 함께 허용될 수 있도록 연구계획서를 수정할 것을 권고한다. 그러면 각 기관은 선호하는 접근 방식을 선택할 수 있다. 연구가 진행되는 중에도 표준 치료절차를 변경할 수 있으므로, 각 기관은 시간이 흐르면서 선호하는 접근 방식을 변경할 수 있다.

자문 서비스는 각 센터가 기존 연구의 일환으로 2차 분석을 마련하여 심장 MRI 검사를 받는 심장질환이 있는 유아를 대상으로 얕은 진정과 전신마취의 상대적 안전성을 테스트해볼 것을 제안한다. 이는 연구 설계에 어떠한 변화도 수반하지 않을 것이며, 선호되는 유형의 마취 방법에 대한 데이터와 합의가 부족한 점을 고려할 때 매우 가치 있는 정보를 제공할 수 있을 것이다.

저자 해설

이 자문은 다기관 연구에서 각 기관 IRB마다 연구 절차의 위험에 대한 판단이 다른 상황에서 무엇을 해야 하는지를 검토했다. IRB 판단의 가변성과 관련된 문제 중 일부는 미국의 코먼 룰 2011년 개정안을 통해 곧 해결될 것인데, 이 개정안에는 다기관 연구를 하는 모든 국내 기관이 해당 연구에 대해 단일 IRB(single IRB)에 의존해야 한다는 잠재적 의무사항을 포함한다.[29] 그러나 이 자문 요청은 2004년에 제기되었는데, 당시에는 다기관 IRB 검토가 다기관 연구의 표준이었고, MRI 검사 중 환자 안정을 위해 어린이들에게 진정제 또는 진통제를 투여하는 것의 상대적인 위험과 최적의 절차에 대한 합의가 진전을 이루어가던 시기였다.[30] 자문 서비스는 IRB 판단의 가변성이 이러한 맥락에서 적절하고 이해 가능하며, 따라서 진정 및 마취 절차를 모두 수용하도록 연구계획서를 개정해야 한다고 결론지었다. 진정 및 마취와 관련된 결과는 최소한 부분적으로 기관별 관행뿐만 아니라 의료진의 훈련 및 경험 수준에 따라 달라지기 때문에 각 기관이 선호하는 접근 방식을 선택할 수 있도록 지원하는 것은 어린이들에게 위험 가능성이 있는 이러한 절차 수행의 전반적인 안전성을 향상할 수 있다.

자문 보고서가 이 문제를 직접 다루지는 않았지만, 추정컨대 다양한 기관에서 다른 진정/마취법을 사용한다고 해서 여러 기관에 걸쳐서 새로운 심혈관 약물의 효과를 비교하는 연구의 가치를 훼손하지는 않을 것이다. 설령 그렇더라도 2차 분석을 제공하자는 제안은 적어도 이 약물 연구의 맥락에서 두 접근법 사이의 차이를 검토할 기회를 제공할 것이다. 진정 및 마취의 위험성에 대한 연구가 계속 나오고 있으며,[31] 미국 소아과학회(American Academy of Pediatrics)는 진단 목적으로 어린이들에게 이를 사용하는 방법에 대한 지침을 계속 다듬고 있다.[32]

비록 이 자문은 어린이들을 상대로 한 진정 및 마취의 비교 위험에 대해 문헌상의 데이터가 모호하다고 지적했지만, 이러한 접근 중 하나가 직접적 이득을 기대할 수 없는 어린이에게 최소 위험보다 더 큰 위험을 내포하고 있는지에 대한 질문을 다루지는 않았다. 어린이 대상 연구를 관리하는 규정에 따르면 IRB는 다음 두 가지 조건 중 하나를 충족할 때 직접적 이득이 없는 연구를 승인할 수 있다. 그 조건은 (1) 최소 위험이 수반되는 연구, (2) 최소한의 위험보다 위험이 약간 증가하지만, 연구 참여자의 장애 또는 상태에 대해 일반화 가능한 중요 지식을 개발할 수 있는 잠재력이 있는 연구여야 한다는 것이다.[33]

우리는 또한 자문 보고서에 제시된 정보에서 IRB가 승인하는 접근 방식(얕은 진정 또는 GETA)이 참여자에게 최소 위험보다 아주 약간 증가한 위험이라고 가정하였다. 그러나 이 다기관 연구를 검토한 IRB 중 4곳은 GETA의 사용을 승인하지 않았는데, 이는 임상 목적으로 처방된 MRI 검사가 아니라 연구 절차의 일환이었기 때문에 MRI 검사가 어린이들을 대상으로는 정당화될 수 없는 최소 위험보다 큰 위험(그리고 추정컨대 사소한 증가 이상의 위험)을 초래한다고 판단했기 때문이다. NIH 생명윤리과가 수행한 연구는 진정제 없이 어린이에게 하는 MRI 검사의 위험에 대해 IRB 위원장들 간에 의견이 분분하다(IRB 위원장의 9%는 진정제 투여가 없는 MRI가 최소 위험보다 약간 더 큰 위험을 갖는다고 간주하였다)는 추가적인 근거를 제공하며, 일반적인 시술의 위험 수준에 대한 IRB의 판단에도 지속적인 차이가 있는 것으로 보인다.[34] 이용 가능한 데이터는 이러한 차이를 뒷받침하며, 이에 대한 보다 체계적인 접근이 필요하다.[35]

결과적으로, 이 자문은 모든 연구 참여 기관에 어떤 접근법을 적용할지에 대한 선택권을 줄 수 있도록 연구계획서 수정안을 개발하는 데 도움을 주었다. 그렇게 하여 위험 및 이득의 균형과 위험 수준에 대한 IRB의 평가에 의문을 제기하는 것을 피했다. 마취 방법의 선택이 의미가 있는지에 대한 조언을 구하면서, 요청자는 (연구) 공동체 내에서 유아에게 가장 안전한 접근법에 대해 견해가 일치하지 않는다고 주장하였다. IRB 간의 차이는 이러한 합의의 부족을 반영한다. 자문 서비스의 역할이 제한되기 때문에 일반적으로 IRB 결정에 이의를 제기하거나 이를 무시할 수 없다(그러나 예컨대 IRB 위원장이 요청하면 자문 서비스는 IRB에 직접 조언할 수 있다). 이론이 있을 수 있지만, IRB의 판단이 연구 공동체에서 정립된 견해와 어긋나는 일련의 사실하에서도, 자문팀은 연구자들이 연방 정부가 IRB에 위임한 책임을 넘어서지 않도록 주의하면서 IRB가 재고하게끔 어떻게 사례를 제시하면 좋을지에 대한 지침을 제공할 수 있다. 그러나 윤리 자문 역할은, 예를 들어 IRB가 소아과 규정을 적절하게 적용하지 않았다는 우려가 있는지 여부를 결정해야 한다면 점점 더 어려워질 것이다.

NOTES

1. E. J. Emanuel, D. Wendler, and C. Grady, "What Makes Clinical Research Ethical?" *Journal of the American Medical Association* 283 (2000): 2701–2711.
2. A. J. London and J. Kimmelman, "Justice in Translation: From Bench to Bedside in the Developing World," *Lancet* 372, no. 9632 (2008): 82–85.
3. C. Grady, "Ethics of International Research: What Does Responsiveness Mean?" *Virtual Mentor* 8 (2006): 235–240, available at: http://virtualmentor.ama-assn.org/2006/04/ pfor2-0604.html, accessed on January 29, 2009.
4. National Bioethics Advisory Commission, "Ethical and Policy Issues in International Research: Clinical Trials in Developing Countries," National Bioethics Advisory Commission, Bethesda (2001), available at: http://bioethics.georgetown.edu/nbac/pubs.html, accessed on January 29, 2009; Council for International Organizations of Medical Sciences (CIOMS), "International Ethical Guidelines for Biomedical Research Involving Human Subjects," CIOMS, Geneva (2002), available at: http://www.cioms.ch/frame_guidelines_nov_2002.htm, accessed on January 29, 2009; World Medical Association General Assembly, World Medical Association Declaration of Helsinki, *Ethical Principles for Medical Research Involving Human Subjects*, 2008; A. J. London, Responsiveness to Host Community Health Needs. In Th e Oxford Textbook of Clinical Research Ethics, ed. E. J. Emanuel (Oxford: Oxford University Press, 2008), 737–744.
5. R. Wolitz, E. Emanuel, and S. Shah, "Rethinking the Responsiveness Requirement for Research in Developing Countries," *Lancet* 374, no. 9692 (2009): 847–849.
6. E. J. Emanuel, D. Wendler, and C. Grady, "What Makes Clinical Research Ethical?" *Journal of the American Medical Association* 283 (2000): 2701–2711.
7. Council for International Organizations of Medical Sciences (CIOMS), *International Ethical Guidelines for Biomedical Research Involving Human Subjects*, CIOMS, Geneva (2002), available at: http://www.cioms.ch/frame_guidelines_nov_2002.htm, accessed on January 29, 2009; World Medical Association General Assembly, World Medical Association Declaration of Helsinki, Ethical Principles for Medical Research Involving Human Subjects, 2008.
8. CIOMS 2002.
9. F. G. Miller and H. J. Silverman, "The Ethical Relevance of the Standard of Care in the Design of Clinical Trials", *American Journal of Respiratory and*

Critical Care Medicine 1 69 (2004): 562–564.

10. H. Silverman, S. C. Hull, and J. Sugarman, "Variability among Institutional Review Boards' Decisions within the Context of a Multicenter Trial," *Critical Care Medicine* 29, no. 2 (2001): 235–241.
11. R. McWilliams et al., "Problematic Variation in Local Institutional Review of a Multicenter Genetic Epidemiology Study," *Journal of the American Medical Association* 290, no. 3 (2003): 360–366.
12. "Advanced Notice of Proposed Rule Making," 76 *Federal Register* 44512, July 26, 2011.
13. A. A. Omari and P. Garner, "Malaria: Severe, Life-Threatening," *Clinical Evidence* (Online), July 1, 2007, at 913.
14. Available at: http://www.who.int/mediacentre/factsheets/fs094/en/index.html
15. Declaration of Helsinki, 2008
16. R. Macklin, *Double Standards in Medical Research in Developing Countries* (New York: Cambridge University Press, 2004), 26–27.
17. J. V. Lavery, C. Grady, E. R. Wahl, and E. J. Emanuel, *Ethical Issues in Biomedical Research: A Casebook* (New York: Oxford University Press, 2007), see Case 11.
18. See, e.g., R. Wolitz, E. Emanuel, and S. Shah, "Rethinking the Responsiveness Requirement for International Research," Lancet 374, no. 9692 (2009): 847–849; C. Grady, "Ethics of International Research: What Does Responsiveness Mean?" *Virtual Mentor* 8 (2006): 235–240.
19. D. Duncan, *Experimental Man: What One Man's Body Reveals about His Future, Your Health, and Our Toxic World* (Hoboken, NJ: Wiley, 2009). Both the author and consult requestor granted permission for this citation to be included here.
20. 45 C.F.R. 46 (Subpart D).
21. F. G. Miller, D. Wendler, and B. Wilfond, "When Do the Federal Regulations Allow Placebo-Controlled Trials in Children?" *Journal of Pediatrics* 142, no. 2 (2003): 102–107.
22. F. G. Miller and D. Wendler, "The Ethics of Sham Invasive Intervention Trials," *Clinical Trials* 6, no. 5: 401–402; S. Horng and F. G. Miller, "Ethical Framework for the Use of Sham Procedures in Clinical Trials," *Critical Care Medicine* 31, no. 3 (Suppl. 2003): S126–S130; S. Horng and F. G. Miller, "Is

Placebo Surgery Unethical?" *New England Journal of Medicine* 347, no. 2 (2002): 137–139.

23. Council for International Organizations of Medical Sciences, World Health Organization, *International Ethical Guidelines for Biomedical Research Involving Human Subjects* (2002); World Medical Association, Declaration of Helsinki (2008).
24. Participants in the 2001 Conference on Ethical Aspects of Research in Developing Countries, "Moral Standards for Research in Developing Countries: From 'Reasonable Availability' to 'Fair Benefits,'" *Hastings Center Report* 34, no. 3 (2004): 17–27.
25. Ibid.
26. A. J. London and K. J. Zollman, "Research at the Auction Block: Problems for the Fair Benefits Approach to International Research," *Hastings Center Report* 40, no. 4 (2010): 34–45; A. Ballantyne, "'Fair Benefits' Accounts of Exploitation Require a Normative Principle of Fairness: Response to Gbadegesin and Wendler, and Emanuel et al.," *Bioethics22*, no. 4 (2008): 239–244.
27. A. J. Ballantyne, "How to Do Research Fairly in an Unjust World," *American Journal of Bioethics* 10 (2010): 26–35.
28. A. Wertheimer, J. Millum, and G. O. Schafer, "Why Adopt a Maximin Theory of Exploitation?" *American Journal of Bioethics* 10 (2010): 38–39 (2010); C. MacDonald and N. Walton, "The Perverse Consequences of a Proposed Global Tax on Research," *American Journal of Bioethics* 10, no. 6 (2010): 46.
29. Advanced Notice of Proposed Rule Making. 76 *Federal Register* 44512, July 26, 2011.
30. See e.g., S. Malviya et al.,"Sedation and General Anaesthesia in Children Undergoing MRI and CT: Adverse Events and Outcomes," *British Journal of Anaesthesia* 84, no. 6 (2000): 743–748.
31. G. Serafini and N. Zadra, "Anaesthesia for MRI in the Paediatric Patient," Current Opinion in Anaesthesiology 21, no. 4 (2008): 499–503; A. A. Shorrab, A. D. Demian, and M. M. Atallah, "Multidrug Intravenous Anesthesia for Children Undergoing MRI: A Comparison with General Anesthesia," *Paediatric Anaesthesia* 17, no. 12 (2007): 1187–1193.
32. American Academy of Pediatrics, "Guidelines for Monitoring and Management of Pediatric Patients during and after Sedation for Diagnostic and Therapeutic Procedures: An Update," *Pediatrics* 118, no. 6 (2006): 2587–2602.

33. 45C.F.R.46.404,406.
34. S. Shah, A. Whittle, B. Wilfond, G. Gensler, and D. Wendler, "How Do Institutional Review Boards Apply the Federal Risk and Benefit Standards for Pediatric Research?" *Journal of the American Medical Association* 291, no. 4 (2004): 476–482.
35. A. Rid, E. J. Emanuel, and D. Wendler, "Evaluating the Risks of Clinical Research," *Journal of the American Medical Association* 304, no. 13 (2010): 1472–1479.

CHAPTER 2

연구 참여자 등록

Enrolling Research Participants

임상연구는 인간의 건강과 질병에 대한 이해를 증진하고, 질병을 예방하거나 치료하기 위한 각종 중재(intervention)의 안전하고 효과적인 임상적 적용을 위한 방법을 판별하는 것을 목적으로 한다. 이러한 생의학 지식의 발전은 연구 참여자 역할을 하고자 하는 개인과 인구집단의 의지가 없이는 불가능할 것이다. 연구 참여자의 윤리적 선정, 모집, 등록에 관한 관심은 착취를 피하고, 연구의 가치를 극대화하고, 위험을 최소화하며, 연구에 참여하는 개인과 인구집단에 대한 존중을 입증하기 위해 필수적이다.[1] 이 장의 사례는 일부 개인 또는 집단을 배제하는 이유의 윤리적 수용 가능성을 고려하고, 연구 참여자 모집 및 등록 전략을 계획하면서, 연구 대상으로 누구를 포함할지를 결정할 때 발생할 수 있는 복잡한 문제들을 설명한다.

연구 참여자를 등록하는 과정은 적절한 연구 대상 집단을 확인하는 것에서부터 시작한다. 과학성과 공정성을 위해 연구 참여자를 신중하게 식별하고 선정하는 것은 중요하다. 연구 결과의 임상적 관련성은 관심 대상인 임상 모집단과 연구 샘플의 유사성 정도에 달려 있다. 따라서 연구 데이터의 가치, 일반화 가능성 및 유용성을 극대화하기 위해서는 대표적인 개체들을 포함하는 것이 중요하다. 동시에 공정성을 위해서는 과학적으로 적절한 대상자 풀(pool) 내에서 연구의 부담과 이득을 공평하게 분배하는 것이 필요하다. 기존의 지침과 문헌 상당수는 연구 참여자를 위험에서 보호하는 데 초점을 맞추고 있지만(이 주제는 제3장 '연구 참여자 보호'와 4장 '취약 집단을 대상으로 하는 연구 수행'에서 자세히 다룬다), 그들을 보호하기 위해 특정 개인이나 집단을 연구에서 제외하는 것도 문제가 될 수 있다. 왜냐하면 이러한 방법은 어떤 즉각적인 이득의 가능성이 있는 중재에 대한 접근을 제한할 수 있고, 연구 소견을 유사한 다른 경우에 적용하는 임상의사의 역량을 저해할 수 있기 때문이다.[2] 예를 들어 폐암 치료 연구에서 HIV 감염자를 항상 제외한다면, 의사는 HIV 감염 상황에서 폐암을 안전하게 효과적으로 치료할 수 있는 근거를 얻을 수 없다.[3]

연구계획서는 과학성과 공정성을 고려하여 누가 연구에 참여할 수 있고 또 없는지를 설명하는 구체적인 선정 및 제외 기준을 기술한다. 그러나 때로 연구자들은 특정한 선정 및 제외 기준이 적용되지 않는 때에도 특정한 개인을 선정 또는 제외하는 것이 우려되거나, 사전에 예측이 어려운 상황에 직면한다. 종종 이러한 우려는 사실상 의학적이기보다는 사회적인 것이다. 연구자는 빈곤, 출신 국가 또는 다른 인구통계학적 특성 때문에 과학적으로 합당한 개인이나 인구집단을 연구에 포함 또는 제외해야 하는지에 대해 우려할 수 있다. 이것이 자문 2.1의 주요 쟁점이었는데, 여기서는 재생불량성 빈혈의 표준치료인 골수이식의 대안 치료법을 연구하고 있었다. 연구자들은 비용을 감당할 수 없어 표준치료를 받지 못하는 이들을 연구에 등록하는 것이 윤리적으로 허용 가능한지에 대해 의문을 가졌다. 이 자문은 접근성과 보호 사이의 균형을 어떻게 이룰 것인가에 대한 질문을 제기했다. 즉 연구자는 제한된 의료 접근성을 부당하게 이용하지 않으면서 그들에게 잠재적으로 이득이 되는 연구 중재를 할 수 있기를 원했다. 또한 이 사례는 추가적인 연구가 필요한 주제인 차별적 제외의 가능성(possibility of exclusion as discrimination) 문제를 제기했다.

접근성과 보호의 균형에 관한 윤리 주제는 연구 참여자 집단뿐만 아니라 자문 2.2의 사례에서와 같이 개별 참여자에게도 발생한다. 이 자문에서, 제1상 암 연구 참여에 관심이 있고 자격도 되는 어떤 이는 최근 함께 이환된 정신질환으로 치료를 받고 있었다. 정신질환은 암 연구의 제외 기준으로 명시되지 않았으며, 정신질환이 있는 모든 잠재적 참여자를 제외해야 하는 명확한 과학적 또는 안전상의 이유가 없었다. 그럼에도 그의 정신착란은 최근에 새로 발생한 것이었기 때문에 연구진은 연구가 그의 안전에 미칠 수 있는 잠재적인 영향 그리고 그의 정신건강이 연구계획을 준수할 수 있는 능력에 미칠 수 있는 영향에 대해 우려했다. 생명윤리 자문에 대한 다양한 요청 중에는 연구 요건 준수에 어려움을 겪을 것이라는 예상만으로 잠재적 연구 참여자를 배제하는 것이 윤리적으로 용인되는지에 대한 의문이 포함된다. 이러한 특성에 대한 몇 가지 자문은 6장 '인간관계 어려움 다루기'에 나타나 있다.

선정 및 제외 요건에 대해 심사숙고하여 연구 참여자를 보호하는 것에 더해, 취약한 사람을 연구에 등록할 때 어떤 추가적인 안전장치가 적절한지에 대한 의문이 제기된다. 자문 2.3의 쟁점은 연구진 구성원을 연구에 등록하는 것이 윤리적으로 옳은지 여부와 그 방법이었다. 이 자문은 NIH 직원들이 건강한 자원자로 백신 연구에 참여하는 것과 관련이 있었지만, 자문 서비스는 직원들이 가진 질병이나 상태에 관한 연구에 그들을 참여시키는 것의 윤리적 영향을 분석해달라는 또 다른 요청도 받았다. 직원들이 어린이나 인지장애가 있는 사람들과 같은 수준의 취약성을 갖는 것은 아니다. 그러나 취약성은 다른 방식으로 이해될 수 있다. 예를 들어 피고용인의 경우, 고용주와 그들 간의 불균형한 관계나 그들의 금전적 의존이 연구 참여를 거부하기 어렵게 만들 수 있다.[4] 결과적으로 피고용인들은 강압이나 착취에 취약할 수 있는 것이다. 반면, 연구자와 스태프들은 종종 연구 중인 과학적 질문에 깊은 관심을 가지고, 연구 수행에 참여하고자 하는 의욕이 강하며, 일반인보다 연구에 등록하는 것이 무엇을 수반하는지에 대해 더 잘 이해할 수 있을 것이다. 이 자문은 생명윤리 자문가에게 연구 참여자로 등록되는 피고용인의 특정한 강점과 취약성의 보호를 고려하도록 했다.

연구자는 연구를 계획하고 IRB에 제출할 연구계획서를 준비할 때 연구 대상 인구집단을 식별하고 모집 방법을 제안한다. 연구진을 연구에 등록하는 경우 여러 현실적이고 윤리적인 쟁점들이 있다. 불행하게도 국립암연구소(National Cancer Institute)가 후원하는 5개의 시험 중 1개 이상이 연구 참여자를 한 명도 등록하지 못하고, 절반의 연구만이 의미 있는 결과에 필요한 최소 샘플 사이즈를 맞춘다.[5] 그런데 충분한 수의 연구 참여자를 등록하는 것이 중요함에도 불구하고 윤리적 고려 때문에 연구 참여자 등록의 선택사항들(options)이 제한될 수 있다. 서로 다른 등록 방법의 윤리에 관한 문헌은 거의 없지만, IRB는 때로 연구를 승인하지 않거나 연구 참여자 등록 방법의 변경을 요구한다. 예를 들면, 한 보고서는 117개의 미국 IRB 중 거의 절반이 연구 참여자 등록에 있어 인센티브 지급 정책을 가지고 있으며, 28%는 이를 금지하고 있음을 보여주었다.[6] 자문 2.4에서 IRB는 공공기록을 통해 잠재적 연구 참여자를 식별하는 모집 방법이 예비 참여자에게 불필요한 고통을 주고 사생활을 침해할 수 있다고 우려했다. 흥미롭게도 이 사례는(대상자가 실제로 참여하기 전에 정해지는) 연구 참여자 모집 방법 자체가 연구 질문의 가치와 중요성에 의해 정당화되어야 하는 연구 위험으로 평가하는 내용을 포함하고 있다. 또한 이 자문은 최종 결정이 IRB의 영역임을 인정하면서도, 연구윤리 자문 서비스가 IRB를 지원하는 독립적 존재로서 가치를 지닐 수 있음을 보여준다.[7] 특히 연구진이 IRB의 결정에 대해 검토와 재고를 요청할 때, IRB는 그 이전에 연구에서 계획한 모집 방법을 거부하고 자문 서비스에 지원을 요청한 바 있다.

연구에 등록할 연구 참여자를 찾는 것은 연구자들에게 해결하기 어려운 문제가 될 수 있고 연구 진행에 상당한 지장을 줄 수도 있다. 우리가 경험한 바에 따르면, 연구자들은 때때로 이미 다른 연구에 참여하고 있는 이들을 모집한다. 연구자들은 자신들이 진행하고 있는 연구나 동료의 연구로부터 참여자를 모집할 수도 있다. 이러한 전략은 연구자들에게 매력적일 수 있는데, 연구와 관련된 특성을 가진 참여자들을 식별하는 어려움을 덜 수 있고, 연구에 참여하고 있는 이들은 이미 연구에 관심을 가진 사람들이기 때문이다. 한 예로, 연구자는 NIH에서 이미 진행 중인 다른 영상 연구로부터 자신의 영상 연구를 위해 참여자를 모집할 수 있다. 때로는 참여자 스스로가 여러 연구에 자원하기도 한다. 참여자가 여러 연구에 등록하는 것은 연구자와 연구 참여자 사이의 관계에서 자연스럽게 나타나는 부차적인 결과일 수도 있고, 양측 모두에게 이득일 수도 있다. 예를 들어, HIV 감염자들은 HIV/AIDS 연구에 참여하기 위해 수십 년 동안 NIH를 방문하고 수많은 시험에 등록해왔다. 그러나 다수 연구에 등록하는 것, 특히 동시에 등록하는 것은 참여자의 안전에 심각한 문제를 발생시킬 수 있고, 참여자에게 무거운 부담을 줄 수 있으며, 일부 또는 모든 연구에서 수집된 데이터의 무결성(integrity)을 위협할 수도 있다.[8] 자문 2.5에서 한 연구자는 자문 서비스에 다수의 연구에 참여하는 이들에 관한 윤리 문제를 분석하고, 기관에서 정책을 개발할 가능성을 타진해 달라고 요청했다.

일단 연구 참여자가 임상연구에 신청하면 그들은 거의 예외 없이 연구 시작 전에 연구 참여에 동의해 달라는 요청을 받는다. 충분한 정보에 의한 동의는 일반적으로 네 가지 요소를 포함하는 것으로 이해되는데, (1) 잠재적 연구 참여자의 동의 능력, (2) 잠재적 참여자에게 연구 관련 정보 공개, (3) 제공된 정보에 대한 잠재적 참여자의 이해, (4) 연구 참여에 대한 잠재적 참여자의 자발적 선택이다. 충분한 정보에 의한 동의는 윤리적인 연구의 핵심이며 규제와 여러 윤리 지침들이 매우 강조하는 주제이다. 그러나 실제로 유

효하고, 정보에 입각한, 자발적인 동의를 얻는 데에는 여러 가지 어려움이 있다.[9]

일례로 4장 '취약 집단을 대상으로 하는 연구 수행'에서 논의한 상황과 같이 연구 참여자의 동의 능력이 부족할 수 있다. 연구에 참여하는 이들은 오직 연구를 목적으로 한 시술들이 그들의 의료적 이득을 위해 선택되었다는 잘못된 믿음, 즉 치료적 오해(therapeutic misconception)를 가질 수 있는데, 이에 대해서는 제5장 '임상연구와 임상진료 간의 균형 유지'에서 논의할 것이다. 이 장에서 자문 2.6은 시각장애인, 문맹인 또는 주어지는 자료나 동의서에 사용된 언어가 아닌 다른 언어를 사용하여 동의서를 읽을 수 없는 참여자들에 관한 문제를 제기한다.

많은 연구윤리 지침과 연방 규정이 연구 참여자를 모집하고 등록할 때 강압(coercion)이나 부당한 영향(undue influence)이 발생할 가능성에 대해 경고한다.[10] 이러한 주제는 연구윤리 문헌에 상당히 자주 언급되지만, 명확하거나 일관된 정의가 내려져 있지는 않다.[11] 강압은 보통 요구하는 것을 하지 않으면 사람을 더 나쁜 상태로 몰아가는 위협으로 이해된다.[12] 전형적인 예는 "돈을 내놓지 않으려면 목숨을 내놓아라"라고 말하는 강도다. 어떤 제안이 연구에 수반되는 위험을 수용할 것인가의 판단을 왜곡할 만큼 충분히 매력적이라면, 그는 부당한 영향을 받게 된다.[13] 예를 들어, 어떤 사람이 연구가 제공하는 상당한 금전적 인센티브 때문에 보통의 경우라면 참여하지 않을 위험한 연구에 참여하기로 결정하는 경우이다.

흔히 연구자는 비용 지급이나 의료 제공의 형태로 연구 참여에 대한 인센티브를 제공한다. 다양한 연구의 맥락에서 윤리적으로 적절한 수준의 인센티브와 인센티브의 유형에 대한 논란이 지속되고 있다. IRB와 다른 이들은 비용 지불, 선물 또는 의료 제공과 관련하여 종종 강압과 부당한 영향의 가능성에 대해 우려한다.[14]

개인 또는 집단이 강압이나 부당한 영향에 취약한 경우, 관련 규정은 그들의 권리와 복지를 보호하기 위한 추가적인 안전장치를 요구한다.[15] 관련 규정은 연구자와 IRB에게 취약성을 완화하기 위한 적절한 보호의 적용과 선정 기준에 대한 상당한 재량권을 주고 있다. 자문 2.7에서는 이러한 쟁점이 제기되었다. 제시된 사례 중에는 자궁 절제술이 필요한 여성에게 이를 무료로 제공하는 연구가 있었다. 여기서 자궁 절제술이 연구 참여자 등록을 위한 인센티브로 제공되지는 않았지만, 연구 질문에 답하려면 필요한 것이었다. 그럼에도, IRB 위원 중 일부가 해당 연구에 참여하지 않을 일부 여성이 무료 자궁 절제술 때문에 그 연구에 참여할 것을 우려하였고, 이에 대해 IRB는 자문 서비스에 의견을 구했다.

자문 2.1: 연구 선정/제외 결정에서 비의료적 기준 사용

Research Ethics Consultation

자문 요청 이유

한 연구 책임자가 생명윤리과의 윤리학자에게 표준적인 치료를 받지 못하는 어린이들을 자신의 연구에 등록하는 것이 윤리적인지에 대한 자문을 요청했다.

사례 설명

특히 심각한 호중구감소증(비정상적으로 적은 백혈구 수)을 동반한 재생불량성 빈혈(골수가 충분히 새로운 혈액세포를 만들지 못하는 혈액질환) 환아에게, 신속한 골수이식은 과도한 수혈과 감염에 따른 합병증을 피하고, 생존률 향상을 위해 선호되는 치료법이다. 그러나 일부 어린이에게 골수이식은 선택사항이 아니다. 이 연구자에 따르면 그 이유는 그 어린이에게 적절하게 들어맞는 골수가 없거나, 부모가 골수이식을 거부(예를 들어, 종교적 이유 등으로)하거나 또는 어떤 경우에는 골수이식 자체가 불가능하기 때문이라고 한다. 이때 면역억제요법은 골수이식 대상이 아닌 환자에 대해 선택 가능한 치료법이다.

이 연구진은 재생불량성 빈혈과 심각한 호중구감소증을 진단받은 소아 환자 치료에서 면역억제제의 효과를 평가하기 위해 연구계획서를 고안하였다. 연구 질문은 면역억제제의 잠재적인 이득이 골수이식의 포기나 지연에 수반되는 위험보다 더 클 것인가이다. 이 연구는 면역억제제에 반응하지 않는 환아에게는 궁극적으로 골수이식을 제공하게끔 계획되었다.

골수이식을 받지 못하는 환아 가운데 상당수는 그 가족이 이식 비용을 감당할 여력이 부족한 경우가 많기 때문에, 연구는 이러한 여력이 없는 어린이의 참여에 부분적으로 의존할 수 있다. 이 연구는 미국에서 보험에 가입하지 않은 어린이뿐 아니라 개발도상국의 어린이들도 포함할 수 있다. 그러나 연구진은 개발도상국 어린이를 적극적으로 모집하지 않고, 미국의 가난한 환자들에게도 그렇게 하지 않을 계획이다. 연구진을 대표하여 이 연구자가 자문을 요청했는데, 그는 단지 가난하다는 이유로 해당 환아들을 자신의 연구에 등록하는 것이 윤리적인지를 궁금해했다.

골수이식이 재생불량성 빈혈에 바람직한 치료법이지만 개발도상국이나 국내 빈곤층은 이용하기 어려운 치료법임을 감안한다면, 골수이식의 대체 치료법으로 면역억제제를 시험하는 연구에 다른 나라의 어린이들과 미국의 빈곤층 어린이들을 포함하는 것은 윤리적으로 허용 가능할까? 또한 면역억제제 치료법이 실패할 경우, 예비 치료법으로 골수이식을 제안하는 것은 윤리적으로 허용 가능한 것일까?

분석 및 권고사항

이 연구계획서의 윤리성을 평가하는 데 있어 귀중한 과학적 물음이 있는 것으로 보인다. 모든 이에게 면역억제제 치료를 하고 예비 치료법으로 골수이식을 사용하는 이 연구 설계는 연구자가 엄격한 방법으로 연구 질문에 답할 수 있게 하고 참여자의 위험을 최소화할 것이다. 자문 서비스는 처음에 연구자가 왜 면역억제제를 받는 군과 골수이식을 받는 군 간의 무작위 배정 설계를 하지 않았는지 의문을 제기했는데, 이에 대해 해당 연구자 및 연구진은 그러한 방법으로는 연구를 수행할 수 있는 충분한 수의 참여자를 모집하기 어렵다고 답했다.

연구자들은 면역억제요법에 반응하지 않은 참여자들에게 골수이식을 해주는 것이 부당한 유인(undue inducement)에 해당하는지 궁금해했다. 면역억제요법에 반응하지 않는 이들을 위한 예비 치료법으로 골수이식을 사용하는 것은 면역억제요법에 반응하지 않는 이들에게만 제공되는 백업(back-up) 장치이기 때문에 부당한 유인이라고 볼 수 없다.

따라서 주된 윤리적 우려는 연구 참여자 선정과 관련한 것이다. 비록 특별히 선정하고자 하는 의도는 없지만, 미국과 다른 나라의 가난한 환아들은 골수이식 접근성이 낮기 때문에 연구 대상 풀(pool)의 일부가 될 가능성이 있다. 이 사례의 경우, 연구 참여자를 모집하는 지역사회에서 널리 사용하기에는 실험적인 치료가 지나치게 고가라는 사실을 아는 것 또한 착취 가능성에 대한 우려를 불러일으킬 수 있다.

자문 서비스는 가난한 이들만을 대상으로 참여자를 모집하고자 노력해서는 안 되지만, 모집 대상에서 그들을 반드시 제외할 필요는 없다고 제안했다. 이러한 이들을 연구에서 제외하면 경제적 이유로 그들을 차별하고, 치료법 선택권이 가장 적은 모집단에 연구 참여로 인한 이득을 오히려 주지 않는 의도치 않은 결과를 낳을 수 있다. 연구가 제안한 치료법이 골수이식에 비해 통계적으로 효과가 낮다고 판명되더라도, 어떤 경우에는 전혀 치료를 못 받는 대안보다는 현실적으로 여전히 나을 수 있다.

또한 이 연구의 적격성 기준을 신중하게 검토하고 참여자의 위험을 최소화하는 방안을 명시할 것을 권고하였다. 예비 연구 참여자의 사회적 상황에 관한 구체적인 자격 기준은 적절하게 포함될 수 있다. 또한 연구자들은 사전에 연구 참여자에게 NIH가 그들을 위해 무엇을 할 수 있고 또 할 수 없는지와 그들이 선택할 수 있는 다른 대안(예를 들어, 다른 곳에서 이식을 받을 수 있는 가능한 방법의 소개)이 무엇인지를 매우 명확히 알려주어야 한다. 생명윤리과와 자문 서비스는 참여자들이 이해할 수 있는 언어나 전략을 만드는데 도움이 될 수 있다.

저자 해설

풍부한 내용의 관련 연구 소견을 바탕으로 NIH와 미국 식품의약국(Food and Drug Administration, FDA)은 역사적으로 제외되어 온 '취약한' 인구집단(임산부, 어린이, 소수자 등)을 연구에서 제외해야 하는 강력한 과학적 · 윤리적 근거가 없는 한 임상연구에 포함할 것을 요구하고 있다.[16] 재생불량성 빈혈은 젊은 층에 가장 흔하지만, 어느 연령대에서나 발병할 수 있다. 따라서 이 연구에 어린이들을 등록할 수 있는 충분한 과학적 근거는 있었다. 어떤 경우에는 특정한 위험에 처한 사람이나 어떤 면에서 특히 취약한 이들에게 해를 끼치지 않기 위해 그들을 제외하는 것은 윤리적으로 중요할 수 있다.[17] 이 자문의 목적은 이 사례가 이런 경우에 해당하는지 여부를 결정하는 것이었다. 포함과 제외 사이의 올바른 균형을 찾는 것은 임상연구에 지속적으로 주어지는 도전 과제이다.[18] 이 자문에서 윤리 자문가들은 가난한 집단을 착취와 부당한 영향으로부터 보호하는 것과, 그들이 원하고 그들에게 직접 의료 혜택을 제공할 수 있는 중재에 접근할 수 있도록 하는 것 사이에서 발생 가능한 윤리적 긴장을 확인했다.

자문 보고서는 이 연구계획서가 착취나 부당한 유인에 대한 우려를 제기하지 않는다고 간략하게 기술하고 있지만, 여기서는 이러한 쟁점을 보다 광범위하게 검토할 가치가 있다. 도덕적으로 문제가 되는 착취는 한 당사자가 다른 당사자로부터 부당한 이득을 취하는 것을 포함한다.[19] 착취에는 몇 가지 특징이 있는데, 착취자가 상호작용을 통해 이득을 얻는다는 것, 착취당하는 당사자도 이득을 얻을 가능성이 배제되지 않는다는 것, 심지어 착취당하는 당사자가 자발적으로 동의할 수도 있다는 것이다. 당사자가 취약하다는 사실 자체가 곧 착취를 의미한다고 보기는 힘들다. 착취는 주로 어떤 규범적 기준에 의해 불공정한 결과로 판단되는 부당한 이득을 취하는 것과 관련된다. 이러한 기준에 대한 충분한 근거를 여기서 언급할 수는 없지만, 앨런 워스하이머(Alan Wertheimer)의 저작을 보면 착취의 개념에 대한 유용하고 보다 광범위한 분석과 이 분석의 적용을 확인할 수 있다. 워스하이머는 연구자가 연구 참여자를 쉽게 등록할 수 있는 개발도상국의 열악한 여건과 같은 불공정한 상황을 이용하는 것이 반드시 도덕적으로 문제가 되는 것은 아니라고 주장한다. 또한 불공정한 상황을 통해 이득을 취하는 것은 부당한 이득을 취하는 것과 다르다고 주장한다. 물론 이러한 주장에 동의하지 않는 이들도 있다는 점에 유의해야 한다.[20]

이 자문을 요청한 연구자는 치료에 대한 접근 능력이 부족한 어린이들이 의학적으로 요구되는 치료를 받기 위해 연구에 참여하는 상황에서 이득을 취하는 것을 우려했다. 바람직한 치료법에 대한 접근성의 불공정이라는 사회적 배경을 판단할 때, 경제적 이유로 특정 치료법에 접근할 수 없는 연구 참여자들을 등록하는 것은 본질적으로 착취적이지 않다. 크리스틴 페이스(Christine Pace) 등이 주장한 바와 같이,[21] 가난한 이들이 다른 이들보다 더 기꺼이 참여하고자 한다는 이유로 또는 그들을 모집하는 것이 더 편리하거나 비용이 적게 든다는 이유로 특별히 그들을 연구 대상으로 삼는 것은 도덕적으로 부적절하지만, 상당한 과학적 이유가 없음에도 그들을 배제하거나 참여를 막는 것 역시 부적절하고 부당하다. 일부 개인들은 합리적인 위험/이득 비율을 제공하는 연구에 참여할 기회를 환영할 수도 있는데, 이 시험은 확실히 그랬다. 이와 같은 경우, 제안된 연구가 연구 참여자의 공정한 선정이라는 윤리적 요건을 충족하는지 여부를 결정하는 것이 중요하다. 연구 참여자 선정이 '공정'하다고 간주되기 위해서는 세 가지 주요 요건이 필요한데, (1) 참여자는 연구의 과학적 목표에 근거하여 선정되어야 한다, (2) 참여자는 개별 연구 참여자와 사회에 대한 위험을 최소화하고 이득을 증진하기 위해 선정되어야 한다, (3) 연구의 이득과 부담의 분배가 공정해야 한다는 것이 그 요건이다. 이 쟁점에 대한 추가 논의는 5장 '임상연구와 임상진료 간의 균형 유지'에서 다루어질 것이다.

부당한 유인이란 제안이 너무 매력적이어서 해당 연구를 강력히 반대하는 개인들이 그럼에도 불구하고 참여하게끔 유도하는 데 대한 우려이다.[22] 문제는 그 제안(돈, 의료 또는 다른 매력적인 상품)이 잠재적 연구 참여자의 연구 참여에 관한 판단을 왜곡하고 지나치게 위험한 연구에 참여할 가능성을 높일 수 있다는 점이다. 경험적 데이터뿐만 아니라 많은 개념적 논쟁이 이러한 우려가 정당화되는 시기와 이를 경감할 수 있는 방안을 심도 있게 검토해 왔다. 루스 그랜트(Ruth W. Grant)와 제레미 슈거먼(Jeremy Sugarman)은 인센티브가 다른 요소와 결합할 경우, 특히 잠재적 연구 참여자가 연구자와 의존적인 관계에 있을 때, 위험이 특히 높을 때, 연구의 질이 낮을 때, 또는 인센티브가 매우 커서 연구 참여에 대한 강력한 반감이나 혐오감을 압도할 때 특히 문제가 된다고 주장한다.[23] 에스겔 이매뉴얼(Ezekiel J. Emanuel)은 고위험 연구로부터 참여자를 보호하는 일은 보상을 최소화하는 것보다 IRB의 검토 과정에 의해 가장 잘 수행된다고 주장했다.[24] 또한 참여자들이 연구에 대해 가지고 있는 기대, 즉 연구가 의료적 혜택을 위한 것이라는 생각에서 벗어나게 할 수 있기 때문에, 보상을 통해 연구에 대한 이해를 증진할 수 있다는 주장도 제기되었다.[25] 흥미롭게도, 참여의 대가로 제안된 다양한 금액 지불에 관한 연구는 더 많은 보상이 연구 참여 의지에 과도한 영향을 미친다는 것을 보여주지는 않았다.[26]

이 사례에서 자문가들은 예비로 골수이식을 사용할 가능성이 반드시 부당한 유인 기준을 충족한다고 생각하지는 않았다. 면역억제치료에 관한 연구는 골수이식을 받을 수 없거나 골수이식을 받지 않기로 선택한 사람들에게 '합리적이지 않은' 위험을 부과한다고 보이지 않는다. 사실 골수이식의 대안으로 면역억제치료와 관련된 위험과 이득을 확인하는 것이 이 연구의 주제였다. 일부 개인에게 면역억제치료는 골수이식을 필요 없게 만들 것이라고 예상되기에 연구 참여는 합리적인 임상적 선택사항이 되었다. 부당한 유인과 부당한 유인을 발생하는 시기를 결정하는 복잡성에 대한 추가 논의는 자문 2.7에서 다루게 될 것이다.

자문 2.2: 새로운 동반 질환으로 인한 연구 참여자 제외

Research Ethics Consultation

자문 요청 이유

토드 제퍼슨(Todd Jefferson) 박사는 가르시아(Garcia) 씨의 최근 정신 발작 상태에 비추어 봤을 때, 그를 첫 인간대상(first in human)연구*에 등록하지 않는 것에 대한 윤리적 근거가 있는지를 판단하고자 자문을 요청했다.

사례 설명

자문 서비스의 교수와 펠로우, 가르시아 씨의 진료를 담당한 정신과 의사 그리고 제퍼슨 박사가 그의 병력을 논의하기 위해 만났다. 제퍼슨 박사는 63세 남성인 가르시아 씨가 전이성 암을 진단받았다고 연구진에게 설명했다. 한 달 전, 그는 화학요법의 첫 인간대상 연구에 등록 가능한지를 평가받기 위해 NIH 임상센터에 입원했다. 입원은 했지만 연구에는 등록되기 전에 그는 극심한 조현병 발작을 경험했다. 그는 치료를 위해 할로페리돌(haloperidol, 항정신병약물의 일종)을 복용하기 시작했고, 그 이후로도 저용량의 할로페리돌을 복용하고 있다.

같은 날 늦은 시각, 자문 서비스의 교수와 펠로우는 가르시아 씨와 그의

* 첫 인간대상연구(first in human trial)는 이전에 사람에게 사용해본 적이 없는 약물을 사람에게 투여해보는 것을 의미한다.

딸을 만났다. 가르시아 씨는 초조해 보였지만 의식이 꽤 명료했고 스스로 의사결정을 내릴 수 있어 보였다. 그는 약물의 이름, 연구 중재 후 중환자실에 머무르게 된다는 것 등 연구에서 수반되는 세부사항들을 설명할 수 있었다. 또한 연구 참여의 대안으로 자신이 아는 내용을 설명했다. 그는 이것이 실험적 중재(그러나 '첫 인간대상'의 의미에 대해서는 명확하게 모르는 듯했다)이며, 연구 참여 결정은 자신의 몫임을 이해하는 듯했다. 그는 연구에 참여할 기회를 얻게 되어 운이 좋다고 말했고, 최근의 정신질환 발작 때문에 다른 연구 참여자들보다 더 면밀히 관찰될 수 있음을 알고 있었다. 그럼에도 그는 연구에 참여하고자 하는 강한 바람을 표현했고, 딸은 그의 의사를 지지했다.

분석 및 권고사항

가르시아 씨는 연구 세부사항들을 합리적으로 이해했으며, 연구 참여가 자신의 선택에 달린 것이라고 분명히 말했다. 그의 임상적 상태에 대한 면밀한 모니터링을 통해 그가 이 연구에 참여하는 것을 금지할 만한 윤리적 이유는 없어 보인다.

저자 해설

연구 등록 시점에 연구자는 정신질환이 연구 관련 위험을 높여 참여자의 안전을 위협하거나 참여자의 연구 절차 준수(compliance)를 저해하여 데이터의 과학적 무결성을 위협할 수도 있다는 우려를 할 수 있다. 이는 정신질환자를 연구에서 제외하는 충분한 이유가 될 수 있다. 예를 들어, 신약의 효능을 시험하기 위한 연구에서 다른 모든 약물의 사용 중단을 요구할 수 있는데, 이는 약물로 잘 조절되는 조현병 이력을 가진 이들에게는 권장할 만한 것이 아닐 수 있다. 반면, 연구진이 정신질환자의 등록과 관련한 우려의 근거를 충분히 설명할 수 없는 상태에서 단순히 불안해하는 것일 수 있다. 새롭게 진단된 정신질환의 동반 이환이 연구 참여를 복잡하게 만들지 여부를 예측하는 임상연구자의 능력은 그리 뛰어나지 않다.

이 자문 보고서에 연구자가 우려하는 바의 정확한 성격이 밝혀져 있지는 않지만, 제퍼슨 박사와의 탐색적 논의는 의미 있는 기여를 했을 수 있다. 예를 들면, 윤리 자문가는 연구자와 함께 잠재적으로 정신병 증상이 발생하기 쉬운 연구 참여자를 추가적인 위험에 처하게 하는 특정 절차(중환자실 입원이나 섬망을 자주 발생시키는 약물의 투여 등)가 연구계획서에 포함되었는지를 조사할 수 있다. 마찬가지로 문제의 연구가 장기간의 감염 민감성을 촉발할 수 있고 이 기간 동안 연구 참여 철회가 권장되지 않는 경우, 이는 애초에 등록을 보류할 이유가 될 수 있다.

윤리 분석과 관련된 다른 요인들에는 잠재적 연구 참여자에게 이득을 줄 수 있는 연구의 가능성, 연구 참여에 대한 대안들의 가용성 그리고 연구 참여에 대한 잠재적 연구 참여자의 이해와 선호도가 포함된다. 이 사례에서 발생한 바와 같이, 이러한 논의에는 정신질환이 있는 연구 참여자(또는 적절한 대리 의사결정자)뿐만 아니라 연구진을 포함시키는 것이 중요하다. 이 사례에서 생명윤리 자문가는 가르시아 씨를 연구에 등록시킨다면 연구자들이 그의 안녕에 대해 모니터링할 책임을 맡게 될 것이고, 그의 정신상태가 악화될 경우 참여를 조기에 종료해야 할 수 있음을 지적할 수도 있었다.

자문 2.3: 연구 스태프의 연구 참여자 등록

Research Ethics Consultation

자문 요청 이유

연구 책임자인 제롬 비즐리(Jerome Beasley) 박사는 생명윤리과에 다음과 같이 문의했다. 연구 스태프들을 연구에 등록하는 것이 허용되는가? 허용된다면, 어떤 종류의 보호조치가 필요한가?

사례 설명

백신 연구를 수행하고 있는 비즐리 박사는 연구 참여자로 건강한 자원자의 등록이 필요했다. 그의 실험실 스태프 중 몇몇은 이 시험 참여를 자원했다. 스태프의 연구 참여 자원을 옹호하는 두 가지 주요 근거가 있다. 하나는 이러한 연구의 자원자 모집이 어렵다는 점, 다른 하나는 스태프들이 연구에 참여하려면 다른 이들에게 감수하도록 하는 위험과 동일한 위험을 스스로 감수하려는 의지를 입증해야 한다는 것이다. 비즐리 박사에 따르면 참여자에게 예상되는 의학적 위험은 경미한 부작용과 몇 가지 혈액 샘플 수집 정도로 낮다고 한다.

해당 백신 연구는 NIH 캠퍼스의 단일 연구기관에서 수행될 것이다. 비즐리 박사는 외부 제조업체가 아닌 NIH 연구자들이 그 백신을 개발했다고 설명했다. 따라서 연구진의 구성원들은 자체적인 내부 안전 모니터링을 실시하고 필요한 모든 실험실 작업을 하게 될 것이다. 백신 개발 작업에 장기간 종사한 연구진의 스태프들은 이 연구에 진정으로 자원하고 싶어한다.

분석 및 권고사항

역사적으로 자가 실험(auto-experimentation)은 어느 정도 찬사를 받아왔지만, 임상시험에 자기 자신과 연구원들을 등록하는 것을 주의해야 하는 타당한 이유가 있다. 연구 스태프의 등록 여부 결정은 다음 세 가지 범주의 고려에 대한 평가에 달려 있다.

1) 스태프를 등록하는 이유.
2) 스태프를 등록하지 못하게 하는 이유.
3) 관련된 윤리적 위험을 최소화하기 위한 안전장치를 사용할 수 있는 범위.

스태프를 등록하는 이유

- 스태프를 등록하는 주된 이유는 자원자의 필요성과 참여자 모집의 어려움이다. 우리의 논의에서, 비즐리 박사는 연구 참여자의 2~6% 정도가 스태프일 수 있지만, 그들이 참여할 경우 친구와 가족을 적극적으로 모집할 것이기 때문에 스태프 등록은 실제로 일반 자원자들의 모집률을 향상시킬 것이라고 추정했다. 따라서 등록한 스태프와 그들이 모집한 다른 사람들은 연구를 완료하는 데 필요한 참여자 중에서 상당한 비율을 차지할 수 있다. 그러므로 충분한 수의 참여자를 모집하기 위해 스태프 등록이 필요한지를 평가해야 한다.

스태프를 등록하지 않는 이유

- 첫째, 이해충돌로 인한 비뚤림(bias) 문제가 있다. 연구진은 이미 백신의 잠재적 성공 가능성에 관심이 있으므로 의식적 혹은 무의식적으로 이상반응을 과소 보고하거나, 자신이 과소 보고할 가능성이 있음을 알면서도 그렇게 하는 잘못을 저지를 수 있다. 단일 기관 연구에서 비뚤림 가능성은 데이터가 중앙에 의해 통제되는 유사한 다기관 연구보다 더 높을 수 있다. 단일 기관 연구에서 모든 데이터는 해당 기관이 수집 및 분석하며, 아마도 이를 수행하는 이는 연구 참여자이기도 한 연구원들이기 때문이다.
- 둘째, 비밀 유지 문제가 있다. 자원자의 건강상태가 사전 선별 과정 또는 모니터링 과정에서 연구원들에게 알려질 수 있다. 이상반응을 겪는 참여자의 상태도 동료에게 알려질 것이다.
- 셋째, 자원자에 대한 부당한 압력의 문제가 있다. 일부 연구원은 다른 연구원의 참여 또는 상급자의 기대 때문에 참여에 대한 압박을 느낄 수 있다. 이것은 연구 책임자의 '총애'를 받아야 한다는 압박을 느낄 수 있는 젊은 스태프에게 특히 심각한 문제이다. 다른 사람을 평가하는 위치에 있

는 사람들은 스태프의 직무 수행을 평가할 때 연구 참여에 대한 그들의 자원 여부를 고려해서는 안 된다.

안전장치

스태프의 참여를 허용하는 이유(자원자 모집, 위험에 대한 수용의 입증, 스태프의 자율적 의사결정 존중의 필요성)는 비뚤림, 비밀 유지, 부당한 압력의 가능성 등 스태프 등록과 관련한 윤리적 우려를 불식시킬 만큼 확실해야 한다. 그런데 세 가지 우려와 관련된 위험을 경감하기 위해 사용 가능한 다음 세 가지 안전장치가 있다.

- 첫째, 스태프 등록을 허용한다면, 연구진이 아닌 다른 사람이 동의를 획득해야 한다. 이 독립적인 동의를 받는 사람은 잠재적 자원자가 상급자로부터 직접적인 또는 시험 참여에 대해 논의하는 동료 연구원의 분위기에 의해 간접적인 어떤 압력을 느끼는지를 확인해야 한다.
- 둘째, 자원자의 의학적 상태가 다른 연구원에게 알려질 위험이 있으므로, 스태프들은 등록에 동의하기 전에 이러한 위험에 대해 알아야 한다. 예상하지 못한 임상 소견은 정밀검사를 위해 전문가에게 의뢰해야 한다.
- 셋째, 스태프 등록을 허용하는 경우 특정 연구에 참여할 수 있는 인원을 제한하는 것이 좋다. 공정성을 고려한다면, 이 권고는 특히 공동체의 구성원이 더 많이 자원할 가능성이 있는 연구에 적용될 수 있다(예: H5N1 백신에 대한 연구).

저자 해설

연구원과 다른 하급자에게 연구에 참여하도록 격려하거나 압력을 가하는 오랜 전통이 있다. 1900년경, 월터 리드(Walter Reed)는 황열병(yellow fever)의 원인을 파악할 책임을 맡고 있었다. 황열병 위원회 구성원 중 리드를 제외한 사람들 모두가 해당 연구의 연구 참여자였는데, 부분적으로 이는 당시에 인간대상 실험에 대한 우려가 고조되었기 때문이다. 이러한 방식에는 위험이 뒤따랐다. 두 위원 제시 러지어(Jesse Lazear)와 클래라 마스(Clara Maas)가 연구 참여 과정에서 사망했던 것이다.[27]

이 자문 요청이 보여주듯, 연구자와 연구원들이 자신의 연구에 참여(또는 참여하고자 하는 열망)하는 것은 오늘날까지 계속 이어오고 있으며, 이는 지속적으로 윤리적 질문을 제기한다.

이 자문 요청과 스태프 등록의 윤리적 허용 가능성에 대한 기타 유사한 문의에 이어서, IRB 위원장은 연구원을 등록하는 문제, 특히 연구원의 상급자 또는 다른 상급자가 수행하는 연구에 등록하는 문제를 체계적으로 해결할 수 있는 기관의 정책 개발에 대한 도움을 요청했다. 그러한 정책을 개발하기 위한 논의에서 몇 가지 사항이 강조되었는데, 그중 상당 부분이 이 자문 보고서에 반영되었다. 일반적으로 연구원과 그 직계가족은 소속 연구소가 수행하는 연구나 직속 상급자가 수행하는 연구에 참여해서는 안 된다고 생각되었다. 예외적으로 해당 기관의 임상 책임자 및 IRB가 승인을 하면 가능한 연구로는 (1) 최소 위험 수준이며 참여자의 영향을 받지 않을 경우(예를 들어, 참여자가 증상을 과소 보고하여 데이터를 왜곡할 수 있는 위치에 있지 않을 때), (2) 참여자에게 직접적인 치료적 이득을 줄 가능성이 있는 경우가 있다. 또한 연구 대상에 하급 직원들을 포함하는 경우에는 다음과 같은 추가 안전장치를 마련해야 하는데, (a) 상급자가 하급자에게 직접 요청할 수 없다는 것, (b) 어떠한 강제성도 없는 방식으로 동의를 받아야 한다는 것(예를 들어, 상급자나 동료가 받아서는 안 됨), (c) 연구계획서에는 참여 또는 참여 거부가 그들의 고용 또는 업무 상태에 긍정적인 · 부정적인 영향을 미치지 않음을 보장하기 위한 상세한 방안이 마련되어 있어야 한다는 것, 마지막으로 (d) 참여자의 사생활 보호와 비밀유지 방안을 기술해야 한다는 것이다.[28]

자문 2.4: 공공데이터를 통한 잠재적 연구 참여자 식별

Research Ethics Consultation

자문 요청 이유

한 IRB 위원장은 한 연구계획서의 참여자 모집 방법이 윤리적으로 허용 가능한지 결정하기 위해 생명윤리 자문을 요청했다.

사례 설명

자문 서비스와 IRB의 몇몇 위원 간의 회의에서, IRB 위원장은 자동차 사고(motor vehicle accident, MVA) 이후 지역 병원을 방문한 사람들을 등록시키는 연구계획을 IRB가 이미 승인한 바 있다고 설명했다. 그러나 이러한 방법을 통한 참여자 등록이 부진한 관계로 연구자들은 IRB에 계획 변경 심의를 신청했다. 연구자들은 일반인의 열람이 가능한 경찰 기록에서 MVA에 관련된 사람들의 이름과 연락처를 확보한 후, 해당 개인에게 연락하여 연구 참여 여부를 확인하는 계획 변경안을 IRB가 승인해주기를 원했다. 지방 경찰서는 이미 MVA 기록에 대한 접근을 허락한 상태였다.

IRB는 이 계획 변경안을 부결하였다. IRB 위원들은 최소 두 가지 우려를 표명했는데, 하나는 해당 개인이 경찰 기록을 통해 자신의 명단이 알려진 것에 대해 당황하거나 분노하거나 짜증을 낼 수 있다는 점, 다른 하나는 경찰 기록을 얻는 것은 개인의 사생활에 대한 정당화할 수 없는 침해라는 점이었다. IRB는 그들의 우려가 법적인 것이 아니라 윤리적인 것이기 때문에, 경찰 기록 정보의 사용이 법적으로 허용된다는 걸 보여주는 것만으로는 그들의 우려가 완화될 수 없다고 생각했다.

연구 책임자 및 관련 연구자들은 해당 모집 방법이 윤리적으로 수용 가능하다고 생각하고 IRB에 결정에 대한 재고를 요청했다. 이에 대해 IRB는 윤리 자문을 요청했다. IRB 위원들은 자신들의 투표 기록이 이 문제를 객관적으로 보지 못하게 할 수 있다는 것을 인식했고, 이에 자문 서비스에서 이 문제에 대한 의견을 제시해주기를 원했다.

분석 및 권고사항

우리는 경찰 기록이 "대중에게 공개 가능한(publicly available)" 것인지를 확인하기 위해 IRB가 법무국(Office of General Counsel)에 문의할 것을 제안한다.

자문 서비스는 IRB가 다음 심의를 할 때 염두에 두어야 하는 몇 가지 고려사항을 강조했다.

- 사람들은 어떤 것이 사생활 침해에 해당하는지에 대해 다양한 견해를 가지고 있다. 예를 들면, 어떤 사람은 누군가가 자기 집 문을 두드리고 길을 묻는 것을 사생활 침해라고 생각할 수 있지만, 또 어떤 사람은 그렇지 않을 것이다. IRB 위원은 사생활에 대한 그들의 견해가 모든 대중의 견해를 반영할 수도 있고 아닐 수도 있음을 알아야 한다. 일부 개인은 경찰 기록에서 자신의 이름을 얻는 것을 사생활 침해로 간주하지 않을 수도 있다.
- 참여자 모집 방법이 사생활을 침해하더라도, 정당한 침해와 정당하지 않은 침해가 있기 때문에 연구는 여전히 승인될 가능성이 있다. 이 연구의 이점은 사생활 침해로 야기되는 해악과 비교 검토되어야 한다. 사생활 침해에도 불구하고 충분한 이득이 있다면 모집 방법은 정당화될 수 있다.
- 사생활 침해가 정당한지 여부는 부분적으로 침해의 필요성에 따라 결정된다. 아마도 누군가의 사생활을 침해하지 않고 연구를 수행할 방법이 있다면, 제안된 모집 방법은 정당화되기 어려울 것이라는 데 모든 이가 동의할 것이다. 그러나 다른 모든 합리적인 모집 방법을 동원했음에도 통계적으로 타당한 충분한 수의 연구 참여자의 모집이 어려

웠다는 점을 고려할 때, 이 상황에서는 해당 모집 방법이 타당할 수도 (또는 그렇지 않을 수도) 있다.

- 참여자 모집 방법이 사람들을 당황시키거나 분노하게 하거나 성가시게 할 가능성에 대해 IRB가 우려하는 것은 옳다. 그러나 해악, 특히 사소한 해악에 대해 지나치게 우려하는 것일 수도 있다. 모집 방법이 불쾌감, 분노, 짜증을 유발할 수 있지만, 한 가지 가능한 견해는 그러한 반응이 사소하고 오래가지 않기에 이 연구에서 얻을 수 있는 이득과 비교할 때 상대적으로 거의 우려되지 않는다는 것이다.
- IRB는 제안된 모집 방법이 (다른 방법에서 발생하지 않는 위험을 포함할지라도) 다른 방법에 비해 윤리적 이점을 제공하는지를 생각할 수 있다. 예를 들어, 알지 못하는 연구자로부터 온 연구 참여 제안 전화는 병원 직원이 전화로 제안하는 것보다 참여자에게 부담을 덜 주는 것일 수도 있다.
- 유사한 모집 방법의 도덕성에 대해 고려해보는 것이 유용할 수 있다. 한 예로, 우리는 논의 과정에서 뇌조직 은행이 사람들의 사망 기록에 접속한 후 고인의 가족에게 전화를 걸어 고인의 뇌조직 샘플을 은행에 보관할 수 있는지를 묻는 방법에 대해 주목했다. IRB 또한 이러한 성격의 다른 연구에서 사용된 모집 방법들을 조사해볼 수 있다.
- IRB가 이 연구에 대해 승인한 방법을 포함하여 IRB가 이전에 승인한 모집 방법들과 비교하는 것이 유용할 수 있다. 그들 중 일부는 윤리적으로 아무런 차이가 없을 수도 있다.
- 마지막으로 IRB는 이 사례의 한 가지 흥미로운 특징에 주목해야 한다. 일반적으로 IRB에서 특정 위험이 정당화된다고 간주할 때, IRB 승인 외에도 위험을 경험하게 될 당사자가 사전 동의 과정에서 그리고 위험을 경험하기 전에 해당 위험에 동의하는 것으로 (당연히) 가정한다. 그러나 이 사례에서는 그렇지 않다. 이 경우 IRB는 해당 위험에

대한 사전 동의가 이루어지기 전에 당사자가 경험하게 될 특정 위험을 허용할 것인지 결정해야 한다.

자문 서비스 6명 전원은 제안된 모집 방법이 윤리적으로 허용될 수 있다고 생각했다. 이유는 다양했지만, 연구의 가치가 사생활 침해와 부정적 정서를 자극할 가능성보다 더 중요하다는 데 대체로 의견이 일치했다. 자문 서비스 구성원 다수도 MVA 기록에 있는 사람들의 연락처를 포함한 MVA 보고서가 공개적으로 이용 가능한 정보라는 점에 놀랐지만, 그것은 사실이었다. 또한 일부 자문 서비스 구성원은 이와 같은 모집 방법이 다른 연구에서는 강한 부정적 반응을 일으키지 않으면서 활용되었다는 사실에 생각이 바뀌었다.

IRB가 당면한 문제는 본질적으로 사생활 침해에 대한 우려와 과학과 사회복지의 진보에 대한 우려가 상충될 때 이 경합하는 우려들을 어떻게 비교하느냐에 관한 것이다. 이러한 문제를 비교하는 공식은 없다. 이 경합하는 우려들 사이에서 한쪽으로 무게 추가 기운다면, 어떤 우려를 더 중요시해야 하는지 정하는 건 쉬운 문제일 수 있다. 그러나 무게 추가 보다 긴밀히 균형을 이룬다면, 합리적인 사람들은 어떤 우려가 가장 중요한지, 따라서 어떤 행동방식이 윤리적인지에 관해 의견을 달리할 것이다. IRB 위원이 특정 문제의 도덕성에 관한 합리적인 사람들의 판단이 일치하지 않을 수 있음을 알고 있는 경우, 그는 어떻게 투표를 해야 하는가? 다음 몇 가지 선택이 있다.

1) 한 가지는 합리적인 타인이 해당 우려에 대해 달리 평가할 수 있음을 인식하고 있음에도 불구하고, 경합 관계에 있는 우려들 중에서 상대적 가중치에 관한 자신의 추정, 직감 또는 추측에 근거하여 투표하는 것이다.
2) 다른 한 가지는 IRB 위원이 경합 관계에 있는 우려들을 평가하는 방법에 관한 합리적인 사람들의 의견이 일치하지 않을 수 있음을 알고 있다면, 연구계획서를 (가능하면) 승인하는 방향으로 투표해야 한다는 입장을 채택하는 것이다. 이러한 입장은 IRB 위원의 역할이란 명

백히 수용할 수 없는 연구는 거부하되, 그렇지 않을 경우 연구를 발전시킬 수 있도록 해야 한다는 견해를 반영한 것이다.

3) 마지막은 IRB 위원이 특정 행동 방침의 도덕성에 대해 합리적인 사람들이 반대할 수 있음을 알고 있다면, 연구를 허용하지 않는 쪽으로 투표해야 한다는 입장을 채택하는 것이다. 이러한 입장은 IRB 위원의 역할이란 분명하게 수용 가능한 연구만을 승인하고, 그렇지 않으면 연구를 금지해야 한다는 견해를 반영한 것이다.

저자 해설

이 사례에서 자문 서비스는 제안된 모집 방법이 허용 가능하다고 판단했지만, IRB는 처음에 이를 허용하지 않았다. 윤리 자문가들은 자문 보고서를 통해 모집 방법의 장단점을 모두 제시하고, 그들 자신의 견해를 명시적으로 표현하면서, 합리적인 사람들이 동의하지 않을 수 있다는 것을 인정함으로써 이러한 의견들의 차이를 가능한 한 세련되게 다루었다. IRB는 규제력을 지닌 조직이며, 자문 서비스는 자문 조직이다. 따라서 생명윤리 자문가들은 그들의 견해를 제시하면서도 제안된 연구계획서의 변경안에 대한 승인이나 불승인 결정은 전적으로 IRB에 달려 있다는 점을 인정했다. 자문 후 IRB는 몇 가지 조치를 취했다. IRB 위원들은 NIH 법률 고문의 의견을 구했고, 해당 연구계획서를 기관의 임상 책임자에게 알렸다. 결국 해당 연구계획서의 변경안은 승인되었지만, 등록한 사람은 거의 없었고, 연구는 종료되었다.

뉴질랜드에서 실시된 한 연구는 신규 자동차 운전자와 그들의 교통사고 부상 가능성을 조사했는데, 연구자들은 공공기록을 통해 신규 면허를 취득한 운전자들을 파악했다. 연구 참여자들의 교통사고, 유죄 판결, 병원 입원 기록 등에 연구자들이 접근하도록 허락하는 이 예비 연구(pilot study)는 지역 IRB로부터 승인을 받았다. 이 연구의 보고서는 공공기록을 통해 참여자를 식별하는 것에 대한 우려를 언급하지 않았으며, 그러한 모집 방법이 그 나라에서 받아들여질 수 있음을 시사했다.[29]

이 연구와 자문 보고서는 잠재적 연구 참여자를 식별하고 모집하기 위해 공공 및 기타 이해관계자가 수용 가능한 방법에 대해 더 많은 연구가 필요함을 강조한다.

자문 2.5: 복수 연구에 참여자 등록

Research Ethics Consultation

자문 요청 이유

윤리 위원회 회의에 참석한 후, 실비아 달리(Silvia Dali) 박사는 복수의 연구에 (동시에 또는 순차적으로) 참여하는 연구 참여자의 일반적인 관행에서 비롯되는 윤리적 · 과학적 우려가 무엇인지 알려달라고 자문을 요청했다.

사례 설명

달리 박사는 비만 환자들을 대상으로 중재를 제공하고 해당 중재의 체중 조절 효과를 확인하는 연구를 수행하고 있다. 그녀는 현재 연구 참여자 중 일부가 연구에 영향을 미치고 연구 결과를 저해할 가능성이 있는 다른 연구(예를 들어, 체중 감량을 유발하는 약물의 시험)에 등록되어 있음을 알게 되었고, 이에 자문 서비스에 도움을 요청하게 되었다.

이런 우려가 달리 박사의 연구에 국한된 것은 아니다. 때때로 한 NIH 연구에 등록한 연구 참여자들은 다른 연구에 자원하기도 한다. 이미 그들을 대상으로 연구를 진행하고 있는 연구자가 다른 연구에 모집할 수도 있다. 한 예로 어떤 사람이 질병의 자연사 연구에 참여하기 위해 NIH에 온 이후, 치료적 연구에 참여 요청을 받을 수도 있고 또는 다른 NIH 연구자가 그를 연구에 모집할 수도 있다. 또 다른 예로 NIH에서 연구에 참여하고 있는 청소년들이 연구 참여 동기에 관한 연구를 위해 모집될 수도 있다. 사람들은 또한 여러 연구에 독립적으로 참여할 수 있으며, 때로는 달리 박사에게 일어난 일처럼 참여자 자신이 참여 중인 다른 연구들에 대해 연구자에게 이야기하지 않을 수도 있다.

달리 박사는 NIH 공보국(NIH Office of Communications)과 환자 모집 및 홍보국(Patient Recruitment and Public Liaison Office)의 국장들뿐만 아니라 자문 서비스 구성원 두 명을 만났다. 이 주제는 달리 박사가 참석한 윤리위원회 회의에서도 논의되었다.

문제 식별 및 분석

연구 참여자가 여러 연구에 참여하는 것은 일반적으로 문제가 될 수 있다.

1) 이런 식의 참여는 상당한 보상을 받는 것으로 이어질 수 있다. 어떤 이들은 여러 연구에 참여하여 실질적으로 직업적 연구 대상자(또는 적어도 안정적인 아르바이트)가 되었다. 이는 이러한 참여가 전체적으로 과도한 유인책이 될 수 있다는 우려를 제기한다. 그러나 각 연구가 적절한 보상을 제공해야 한다면, 그러한 보상의 누적도 이와 마찬가지로 적절해야 한다.
2) 이런 식의 참여는 과도한 혈액 채취나 방사선 피폭 등과 관련될 수 있다. 개별 연구자들은 연구 참여에 수반되는 위험을 고려할 것이며, IRB는 이 위험을 검토할 것으로 예상되지만, 추가 연구에 등록하는 자원자에게 발생 가능한 누적 위험에 대해서 전혀 알지 못하는 연구자는 그러한 위험으로부터 자원자를 보호할 수 없다.

   NIH의 임상연구정보시스템(Clinical Research Information System, CRIS)에는 개인이 등록된 (또는 등록되어왔던) 모든 NIH 연구 리스트가 수록되어 있다. 현재 CRIS에 개인이 받고 있는 시술, 예를 들어 채혈이나 엑스레이 횟수 등에 대한 집계 정보에 접근할 수 있는 직접적인 방법은 없다. 또한 연구 참여자가 NIH 외부의 연구에 등록된 경우에는 보통 CRIS에 기록되지 않는다. 따라서 개인이 얼마나 위험에 노출되고 있는지에 대한 정보는 해당 개인의 자신 보고에 의존하게 된다.

단순히 예비 연구 참여자들에게 다른 연구에 이미 참여하고 있는지를 묻는 방법은 해당 참여자들에게 금전적 혹은 다른 거짓말을 할 동기가 있는 경우에 효과적이지 않을 수 있지만, 그러한 속임이 얼마나 흔한지는 불분명하다. 또한 연구자가 참여자들의 추가적 연구 참여 가능성을 고려하지 않기 때문에 예비 참여자에게 다른 연구에 대한 참여 가능성을 묻는 방법이 잘 사용되지 않는 것으로 보인다.

3) 많은 연구에 참여하면 다양한 연구 결과를 왜곡하거나 엉망으로 만들 수 있다. 예를 들어, 연구 참여자는 체중 감량 연구와 백신 연구에 모두 참여할 수 있고 이때 백신 연구의 연구자들은 체중 감량이 백신 연구의 효과라는 잘못된 결론을 내릴 수 있다. 윤리위원회 위원들은 참여자들이 다수의 연구에 참여하는 것은 연구 결과를 위태롭게 할 수 있으며, 특히 한 연구가 종단적 관찰연구일 때 그리고 후속 연구가 중재적 연구일 때 더욱 그러하다는 데 동의했다.

이미 연구에 등록되어 있는 사람들을 모집하려는 연구자에 대한 우려도 제기되었다. 이는 참여자들이 여러 연구에 참여하여 학문적 가치가 없어졌을 때 주로 문제가 된다. 후속 연구에 책임감 있게 참여하는 유일한 방법은 처음 연구에서 동의를 철회하는 것이다. 그러나 이는 참여자 모집 면에서도 그렇고, 동의를 철회한 연구의 시간과 자원 측면에서도 낭비이다. 따라서 어떤 이유로든 참여자의 동의 철회에 대한 권리를 훼손하지 않는 한, 한 연구에서 다른 연구로 참여자를 모집하는 것이 선행 연구를 위태롭게 한다면 하지 말아야 한다.

4) 만약 사람들에게 더 조건이 좋아보이는 연구에 참여할 수 있는 기회를 제공한다면, 이들은 원래 참여하고 있던 연구의 동의를 철회할 수도 있다. 하지만 그 연구 데이터의 무결성에 저해가 될 수 있다.

5) NIH의 연구 참여자들은 이 기관과의 관계로 인해 연구자의 참여 요청을 거절하기 어려울 수도 있다.

권고사항

1. 전자 의무기록은 연구 절차와 NIH 외의 기관에서 진행되는 연구 등 참여자들의 연구 참여 상황에 대한 모든 관련 정보를 포함하도록 수정되어야 한다.
2. 개인이 참여하고 있는 다른 연구에 대한 질문은 기본적인 확인 방법으로 참여자 평가 및 등록 과정에 포함되어야 한다. 연구 참여 상황에 대한 선별 질문은 환자 모집 및 홍보국에서 활용하는 참여자 선별 도구에 추가될 수 있으며, 이 정보는 CRIS에 입력될 수 있다.
3. 연구자들이 예비 연구 참여자가 참여 중인 다른 연구와 자신의 연구와의 연구계획 충돌 여부를 CRIS에서 확인하고 참여자에게 임상시험 참여 상황에 대해 개별적으로 질문하도록 요구해야 한다. 이때 연구자들은 과다한 혈액 채취, 과도한 방사선 노출 등이 없는지 확인할 수 있다. 이 요건은 연구 간에 상반되는 가능성이 없고, 혈액 채취와 방사선 노출과 같이 누적되면 위험한 시술이 없는 연구에서는 생략될 수 있다.
4. 참여자들의 연구 참여 철회권이 침해되지 않도록 하면서, 다른 연구에 등록한 참여자의 모집이 해당 참여자를 원래 연구에서 탈락시키는 경우 이러한 모집을 연구자들이 하지 못하도록 공식적으로 금지해야 한다.

저자 해설

이 자문 보고서를 작성한 팀은 개인이 복수의 연구에 참여하기로 선택할 때 발생할 수 있는 여러 가지 우려를 제기하였다. 그들은 참여자들이 다른 연구에 참여하기 위해 이미 참여 중인 연구의 동의 철회를 해야 하는 상황 또는 여러 연구에 대한 참여가 참여자들의 안전을 위협하거나 과학적 타당성을 훼손시킬 것이라고 합리적으로 예상되는 모든 상황에서 연구 참여자들을 여러 연구에 등록하는 것은 공식적으로 금지되어야 한다고 제안했다. 이 보고서의 저자들은 다수의 연구에 참여하는 것이 참여자의 건강을 위험에 처하게 하지 않고 과학적으로 어떤 연구에도 방해가 되지 않는 한, 반복적인 참여는 윤리적으로 허용될 수 있다는 데 동의한다. 또한 과도한 보상에 대해서는 이 사례를 자문할 당시 자문 서비스의 교수에 비해 덜 우려하고 있다. 문제 발생 가능성을 줄이려면 연구자들 스스로가 관련 정보를 확인하기 위해 노력하고, 예비 연구 참여자의 연구 참여 이력에 관한 전자 의무기록 정보에 접근할 수 있도록 하는 실질적인 수단이 제공되어야 한다.

생계 방편으로 많은 연구에 참여하는 사람들의 문제가 대중 및 연구윤리 공동체 사이에서 점차 주목을 받고 있다. 직업적으로 연구 참여에 접근하는 사람들은 "의학 또는 약물 연구의 대상으로 활용되는 이들을 위한 구직 잡지"인 www.guineapigzero.com와 같은 사이트를 통해 찾아볼 수 있다.[30] 소위 기니피깅*을 윤리적으로 문제가 있다고 보는 시각도 있지만, 연구윤리계 내부에서는 이견이 지속되고 있다. 연구 참여를 직업으로 여기는 사람들과 관련하여 제기된 우려에는 과도한 유인 외에도 상품화와 비하, 강압, 착취 등의 문제가 있다. 미카일 밸드먼(Mikhail Valdman)은 연구 참여자의 반복적인 참여와 보상 문제에 관한 우려에 대해 유용한 분석을 내놓았다.[31]

그는 이 우려들을 분류하고 이 우려가 다음 두 가지의 영역으로 구분된다고 제안한다. (1) '판매'되는 것의 특성에 대한 우려 그리고 (2) 거래가 이루어지는 조건에 대한 우려이다. 그는 연구 참여자들이 정보가 없거나 충동적이거나 절박한 상황에 처해 있을 수 있어서 강압, 착취 또는 부당한 영향을 받을 우려가 있을 수 있지만, 연구자와 연구 참여자 사이의 상호작용이 합의되고 상호이익이 되는 한 이러한 우려들은 해결 가능하다고 주장한다. 밸드먼의 분석은 윤리 자문가들이 반복적인 연구 참여 사례를 둘러싼 특정 요건의 수용 가능성을 검토할 때 유용한 지침이 될 수 있다.

참여자의 안전과 과학의 무결성에 있어 복수 연구 참여의 가능한 함의는

* 기니피깅(guinea-pigging): 사람을 실험동물처럼 취급하는 일.

연구자 등이 자신의 연구 이상의 윤리적 결과를 인식하고 이에 민감해야 할 필요성을 제기한다. 연구자들이 서로의 연구를 배려하고 이미 다른 연구에 등록된 참여자를 새로운 연구에 모집하지 않는 것은 서로에게 득이 된다. 이러한 방식으로 연구 참여를 조정하기 위해서는 기관의 정책 또는 지원이 필요할 수 있다.

자문 2.6: 시각장애인, 문맹자 또는 동의서 작성 언어를 모르는 개인으로부터 동의 획득

Research Ethics Consultation

자문 2.6(a): 자문 요청 이유

간호사인 시빌 본(Sybil Vaughn)은 영어를 할 수 없고 모국어도 문맹인 사람으로부터 동의를 받기 위해 동의를 어떻게 문서화할 수 있는지에 대해 자문을 요청했다.

사례 설명

시빌 본은 전화를 통해 예비 연구 참여자인 브루니(Bruni) 씨가 관찰 연구에 참여하기 위해 오늘 아침 NIH를 방문하였다고 설명했다. 의사결정 능력은 있으나, 문맹인 브루니 씨는 이탈리아어만 구사할 수 있다. 연구 책임자는 통역사의 도움을 받아 브루니 씨에게 해당 연구에 관해 설명했다. 브루니 씨는 연구 참여에 관심을 보였고, 함께 임상센터에 온 여동생은 그의 결정을 지지한다. 연구진은 이제 브루니 씨가 연구에 등록될 수 있도록 그에게 충분한 정보에 의한 동의를 얻는 방법에 대해 알고 싶어한다.

분석 및 권고사항

당직 펠로우는 간호사에게 충분한 정보에 의한 동의에 대한 임상센터 정책 사본을 전달하고 비영어권인 사람들과 관련된 정책 부분을 설명했다. 이 정책은 영어 비사용자 집단의 참여가 예상된다면 이들을 위해 연구 설명문 및 동의서를 번역하고 통역사를 통해 의사소통할 것을 요구한다.

영어 비사용자 집단의 참여가 예상되지는 않았으나 영어를 할 수 없는 개인이 연구 참여 요건을 만족하고 참여에 관심이 있을 경우, NIH 정책은 IRB가 승인한 구두 동의 절차를 자격을 갖춘 통역사와 함께 수용하도록 요구한다. 약식 서면 동의서(short written consent form)는 온라인에서 여러 언어로 제공된다. 또한 충분한 정보에 의한 동의 정책은 45 CFR 46.117의 규정에 명시된 시각장애인이거나 문맹인 참여자에 대한 구두 동의 절차를 제시한다. 자문 서비스는 연구 책임자가 IRB 위원장과 소통하여 브루니 씨의 사례를 설명하고 구두 동의 절차에 대한 승인을 요청할 것을 권고했다.

자문 2.6(b): 자문 요청 이유

매니저 간호사인 대릴 손더스(Daryl Saunders)는 시각장애인에게 동의를 받을 때 요구되는 사항이 무엇인지 확인하기 위해 자문 서비스에 전화했다.

사례 설명

시각장애인 연구 참여자 케이시 라이트(Casey Wright)는 NIH의 여러 연구에 등록하였는데, 이번 주 후반에 수술을 받을 예정이다. 그 수술은 연구 절차가 아닌 임상적으로 요구되는 것이다.

손더스는 자문 서비스에 전화를 걸어 동의를 받기 위한 계획을 설명했는데, 그 계획에 따르면 의사가 라이트와 그의 아버지 그리고 그의 아내에게 큰 소리로 동의서를 읽어주고 손더스도 동의 과정을 참관하기 위해 동석한다. 그런 다음 라이트는 수술을 진행하기로 선택하면 동의서에 서명하고, 동의 과정을 녹음한 테이프가 첨부된 동의서 사본을 받게 된다.

분석 및 권고사항

계획된 동의 절차는 임상 절차에 적합하다. 그러나 연구에서 구두 동의와 관련된 연방 기준을 충족시키지는 못한다. 따라서 먼저 연방 규정과 일치하는 구두 동의를 획득하지 않고서는 수술 중 채취한 검체를 연구 목적으로 사용해서는 안 된다.

저자 해설

유효한 사전 동의는 일반적으로 다음의 네 가지 요소를 가진다고 여겨진다. (1) 동의 능력을 가진 예비 연구 참여자(또는 대리자), (2) 연구의 목적과 성격에 대한 정보의 제공, (3) 정보에 대한 이해력, (4) 자발적인 참여에 대한 동의이다. 연방 규정은 공개되어야 하는 내용을 보다 상세하게 다루며 동의 문서에 다음과 같은 요소가 반드시 포함되어야 한다고 명시하고 있다.

- 연구를 목적으로 한다는 설명.
- 연구의 목적에 대한 설명.
- 참여자의 예상 참여 기간.
- 참여자가 준수해야 할 절차에 대한 설명.
- 실험적인 모든 절차에 대한 설명.
- 참여자에 대해 합리적으로 예측 가능한 위험 또는 불편함에 대한 설명.
- 연구로부터 합리적으로 기대할 수 있는 참여자 또는 타인의 이득에 대한 설명.
- 참여자에게 이익이 될 수 있는 적절한 대체 절차 또는 치료 과정이 있는 경우에 대한 설명.
- 참여자를 식별하는 기록의 비밀 보호가 유지되는 범위가 있는 경우, 이에 대한 설명.
- 최소 위험 이상을 수반하는 연구인 경우, 보상이 제공되는지에 대한

설명과 의료적 치료가 가능한지에 대한 설명, 손상이 발생한 경우 그 구성 요소 또는 추가 정보를 얻을 수 있는 곳에 대한 설명.

- 연구 및 연구 참여자의 권리에 관련된 질문에 대한 답변을 얻기 위해 누구에게 연락해야 하는지, 연구 관련 손상이 발생한 경우 누구에게 연락해야 하는지에 대한 설명.
- 참여가 자발적이며, 참여에 대한 거부는 참여자에게 불이익이나 이익의 손실을 주지 않고, 참여자는 불이익이나 이익의 손실 없이 언제든지 참여를 중단할 수 있다는 설명.

연구자나 연구진이 충분한 정보에 의한 동의의 기초가 되는 윤리적 원칙을 이해하고, 앞서 언급한 체크리스트가 충족되는지 확인한 후에도 많은 절차적 세부사항에 대한 설명이 필요할 수 있다. 이 두 가지 자문은 자문 서비스가 받은 사전 동의와 관련된 많은 자문 요청의 예를 보여준다. 이 두 가지 사례에서, 예비 참여자의 인지능력이나 정보 파악 능력에 대한 우려는 나타나지 않았다. 이러한 상황에 대한 예는 4장 '취약 집단을 대상으로 연구 수행'에서 확인할 수 있다. 오히려 여기에서 핵심이 되는 윤리적 관심사는 당사자에게 필요한 정보를 어떻게 제시하느냐 하는 것이었다.

충분한 정보에 의한 동의의 목적은 예비 참여자에게 연구 참여 결정에 필요한 정보를 제공하는 것이기 때문에, 그러한 정보는 항상 해당 개인이 이해할 수 있는 언어와 양식으로 이루어져야 한다. 자문 보고서에서 언급했듯이 NIH 정책에 따르면, 어떤 연구가 영어가 아닌 다른 언어를 사용하는 참여자의 등록을 예상한다면, 연구자는 동의서를 해당 언어로 번역해야 한다. 흔히 그렇듯이 영어 비사용자 집단 참여에 대한 예상은 없었으나 연구 등록이 고려되는 예비 참여자가 영어를 사용하지 않는 경우, 이 정책은 연구 세부사항을 통역사를 통해 설명하는 구두 동의 과정을 허용한다. 그런 다음 참여자는 모국어로 된 약식 포괄 동의 양식(short generic consent form)에 서명하도록 요청받는다. NIH에서는 여러 나라에서 온 참여자들을 볼 수 있다. 따라서 연구에 대한 약식 포괄 동의 양식은 스페인어, 중국어, 독일어, 우르두어, 벵골어, 힌디어 등 30개의 언어로 번역되어 있고 임상센터 인트라넷에서 얻을 수 있다.

연구에서는 서면 동의서에 중점을 두는 경우가 많지만, 그 서식을 볼 수 없거나, 전혀 읽을 수 없거나, 다른 언어로만 읽을 수 있는 경우에는 구두로 비교 가능한 정보를 제공하는 것이 합리적이다. 다른 언어의 경우, 구두 설명은 자격을 갖춘 통역사에 의해 이루어져야 한다. 이 자문 중 첫 번째 사례에서 브루니 씨의 영어 해득 능력과 모국어를 읽는 능력의 문제로 충분한 정보에 의한 동의 과정에 제약이 있었다. 그러한 이들은 종종 문해력과 관련되어 더욱 어렵지만 덜 알려진 문제를 제기한다. 우리는 문맹인 많은 이들이 자신이 문맹임을 인정하거나 드러내기를 꺼린다는 것을 알고 있다. 등록 가능한 연구에 대해 예비 참여자의 이해도를 구두로 평가하는 온건한 방법이 이 문제를 해결한다.

자문 2.7: 연구절차가 강압적인지 또는 부당한 영향을 행사하는지에 대한 평가

Research Ethics Consultation

자문 요청 이유

어느 IRB 위원은 다음의 물음에 대해 자문을 요청했다. (1) 여성이 임상시험 참여에 동의해야 자궁 절제술을 받을 수 있는 경우, 무료 자궁 절제술 제안은 강압에 해당하는가? (2) 미국 납세자들이 자궁 절제술 비용을 지불하면 의료기기 제조자는 부당한 이익을 얻게 되는가?

사례 설명

IRB는 제1-2상 연구(새로운 과학적 아이디어나 개념이 추가적 개발의 가능성을 가지는지를 확인하고 동시에 안전성 정보의 획득을 목적으로 하는 조기 연구)를 승인해달라는 요청을 받았다. 그 연구는 자궁에서 발병하는 양성 자궁종양을 제거하기 위해 사용되는 새로운 의료기기를 조사하는 것이다. 이 기술의 궁극적인 목표는 자궁섬유종의 표준치료인 자궁 절제를 예방하는 것이지만 이 연구의 주요 목적은 해당 기기의 안전성과 유효성에 대한 정보를 얻는 것이지 자궁 절제술의 필요성을 감소시키는 효과를 측정하는 것이 아니다. NIH 연구자와 기기 제조업체는 프로젝트를 공공으로 진행하기 위해 민간 기업과 정부 기관 간의 서면 합의서인 연구개발협약서(CRADA, Cooperative Research and Development Agreement)를 작성했다.

자궁섬유종 때문에 자궁 절제술을 받을 예정인 여성들이 참여 가능한 연구 대상자로 이 연구에 의뢰될 예정이다. 연구에 등록한 여성은 우선 섬유조직 절제 시술을 받게 된다. 이 시술의 위험에는 복통/경련, 오심, 가벼운 피부 화상, 다리 또는 허리의 통증 등이 포함된다. 섬유조직 절제 시술 후 30일 안에 이 참여자들은 개복 자궁 절제술을 받게 된다. 그 후 연구자들은 제거된 자궁을 조사하여 섬유종이 얼마나 잘 제거되었는지를 판단할 것이다. 참여자에 대한 위험과 이득은 섬유조직 절제 시술과 자궁 절제술의 직접적인 결과물이다. 참여자들에게 이 시술에 대한 비용을 청구하지 않을 것이지만, 어떠한 금전적 보상도 없을 것이다.

자문 서비스는 연구계획서 사본을 전달받아 검토에 들어갔다. 당직 교수와 펠로우는 IRB 위원들이 제기한 윤리적 문제들을 논의하고 권고사항을 준비하기 위해 IRB 회의에 참석했다.

분석 및 권고사항

무료 자궁 절제술 제안은 강압에 해당하는가?

강제성은 보통 누군가가 시키는 대로 하지 않으면 해당 사람을 더 나쁜 상황에 처하게 만드는 위협으로 이해되기 때문에 자문 서비스는 무료 자궁 절제술 제안이 강압이라고 생각하지 않는다.

IRB의 몇몇 위원은 무료 자궁 절제술 제안이 부당한 유인에 해당한다는 우려를 표명했다. 부당한 유인은 개인의 판단을 왜곡하고 불합리한 위험을 받아들이도록 유도할 수 있을 만큼 충분히 매력적인 제안으로 이해된다. 이 사례의 경우, 문제는 무료 자궁 절제술 제안이 실험적인 시술의 위험에 대한 예비 참여자들의 판단을 왜곡시킬 수 있는지와 위험이 타당한 수준인지 여부였다. 앞에서 그리고 연구계획서에서 설명된 바와 같이 실험적인 시술의 위험은 빈번하지 않고 대부분 일시적인 것이다. 이러한 위험만을 근거로 한다면, 자문 서비스는 합리적인 사람이라면 자궁 절제술 유무에 무관하게 연구에 참여할 수 있다는 결론을 내렸다. 따라서 무료 자궁 절제술을 제공하는 것은 부당한 유인이 아니다.

미국 납세자들이 자궁 절제술 비용을 지불하면 기기 제조업체는 부당한 이익을 취하는 것인가?

연구가 유용하거나 가치 있다면 납세자들도 이익을 얻을 수 있다. NIH는 대중의 건강 향상을 위해 연구하는 것을 그 사명으로 삼기 때문에 과학적 · 임상적 · 사회적 가치를 지닌 연구를 수행하고 지원한다. 제약 업체, 의료기기 업체 및 기타 기업들이 CRADA를 통해 원내 NIH 연구에 협력하고 해당 제품 연구에 자금을 제공한다. 지원금 규모와 재원 적용 방법은 기술 이전 지침(technology transfer guidance)에 따라 관계자들이 결정한다. CRADA를 통해 회사가 자궁 절제술의 비용에 기여한다고 생각할 수 있다. 기업은 이러한 연구를 통해 제품이 안전하고 효과적이라는 것을 보여준다면 이윤을 얻는다.

연구가 유용하고 시도해볼 가치가 있는지 판단하려면 과학의 상태를 이해하고 계획된 과학적 설계를 평가해야 한다. 우리가 알고 있듯이 섬유조직 절제 시술의 목표는 자궁 절제를 방지하는 것이다. 그러나 모든 참여자가 자궁 절제술을 받을 것이기 때문에 자궁 절제술을 피하는 것은 이 연구의 유효성 평가변수가 아니다. 따라서 참여자에 대한 위험은 절제 기기의 안전성 및 치료 능력에 대해 얻게 될 지식의 가치에 의해 정당화되어야만 한다. 이 지식이 얼마나 가치가 있는지 평가하기 위해서는 과학적 검토가 필요하다. 자문 서비스는 연구계획서가 과학적 검토를 거치도록 하는 IRB의 요구사항을 지지한다.

우리는 다음의 사항을 권고한다.

1) 연구계획서는 자궁 절제술이 이루어지는 시기와 무엇을 근거로 누가 자궁 절제술 시행을 결정할 것인지를 명확히 기술하여야 한다. 현재로서는 모든 참여자가 "30일 이내"에 자궁 절제술을 받게 된다고 간단히 기술되어 있다.

2) 연구계획서는 잠재적 연구 참여자를 어떻게 의뢰할 것인지 그리고 의뢰인이 NIH의 내부인 또는 외부인(혹은 둘 다)인지를 명시해야 한다. 이것이 차이를 만드는 두 가지 이유가 있다.

   a. 첫째, 이미 자궁 절제술을 계획하고 있는 여성들에게 연구 참여에 수반되는 위험/이득 프로파일이 보다 유리하다. 이 연구를 위해 모집된 여성은 연구진이 그들에게 자궁 절제술을 받아야 한다고 설득하는 데 내재한 실제적 또는 가상적인 이해충돌 가능성을 피하기 위해 연구진과 접촉하기 전에 이미 자궁 절제술을 결정했어야 한다.

   b. 둘째, 내부에서 의뢰된 여성들은 이미 NIH의 다른 연구에 참여하고 있을 것이며, NIH로부터 이미 받고 있는 이득을 위태롭게 하지 않기 위해 이 연구에 등록해야 한다는 압박을 느낄 수 있다.

3) 일반적으로 연구자들은 잠재적 참여자들에게 그들의 선택지가 무엇인지 분명히 설명해야 하며, 이러한 내용은 연구계획서와 동의서에 명시되어야 한다. 특히 그들은 잠재적 참여자들이 자궁 절제술을 받으려고 했었는지를 확인해야 한다. 또한 조직 변성이 없는 섬유조직

의 절제 정도를 정확하게 평가하기 위해 절제 시술 후 증상이 완화될 수 있는 경우에도 계획된 자궁 절제술은 연구 목표에 중요하며 계획대로 시행된다는 사실을 해당 여성들에게 명확하게 알려야 한다. 그럼에도 참여자들은 언제든지 동의를 철회할 권리를 가진다. 마지막으로, 참여자들에게 질을 통한 자궁 섬유조직 절제술은 연구에 참여하지 않을 때 선택 가능한 방법이며, 이 시술의 위험은 일반적으로 연구의 일부로 수행될 개복 자궁 절제술보다 낮다는 것을 알려야 한다.

4. 실험적 시술을 받게 된다는 것이 연구 참여자에게 이득임을 명시하지 않도록 연구계획서와 동의서가 수정되어야 한다. 이 여성들이 결과적으로 자궁 절제술을 받게 된다는 점을 감안하면 이는 이득이 아니다.

저자 해설

이 자문의 두 가지 주목할 만한 특징은 이미 언급되었는데, 그중 하나는 이 자문이 IRB의 요청에 의한 것이라는 점이다. 도입부에서 논의한 바와 같이, IRB는 규제 역할을 하는 반면, 자문 서비스는 자문 역할을 한다. 이러한 역할은 구별되며 연구의 윤리적 허용 여부에 관한 결정은 결국 IRB에 귀속되지만, 유익한 협력을 맺을 수 있다. 다른 하나는 이 자문에서 연구 수행을 위한 공적 자금의 적정 사용과 관련된 문제가 제기되었다는 점이다. 제1장 '연구 시작'에서 논의한 바와 같이 부족한 연구자원을 윤리적으로 사용하려면 사회적 가치와 과학적 타당성이 필요하다. IRB와 윤리 자문가들이 과학적 검토가 필요하다는 데 의견을 모은 것도 이 때문이다. 그러나 IRB는 민관협력에 대해 추가적인 우려, 즉 연방 연구기금이 사익을 발생시키는 연구를 지원할 수 있다는 우려를 표명했다. 그러나 자문가들은 이 같은 협업이 흔치 않으며, 이 사례에서처럼 기술 이전 지침에 의해 관리된다고 정확하게 지적했다.

자문 서비스는 이 관행에 대한 윤리적 분석을 하지 않았는데, 여기에는 예를 들어 이익 분배에 대한 우려와 연구자의 잠재적 이해충돌에 관한 내용이 포함될 수 있다. 민관협력은 시장 기반 경제에서 공공 및 민간 연구기관 간의 연구를 조정하는 유용한 수단이 될 수 있다. NIH에서 그들은 NIH 공공-민간 파트너십 프로그램(NIH PublicPrivate Partnership Program, http://ppp.od.nih.gov/pppinfo/description.asp)에 의해 감독되며, 이는 "(……) 과학 중심, 공중보건 향상을 목표로 하고 투명성, 공정성, 포괄성, 과학적 엄격성 유지를 위해 구성되며, 연방법과 NIH 정책 준수를 위해 구성"되는 파트너십을 촉진하는 것을 목적으로 한다.

NOTES

1. E. Emanuel, D. Wendler, and C. Grady, "What Makes Clinical Research Ethical?" *Journal of the American Medical Association* 283, no. 20 (20 0 0): 2701–2711.
2. C. Levine, "Has AIDS Changed the Ethics of Human Subjects Research?" *Law, Medicine, and Health Care* 16, no. 3–4 (1988): 167–173.
3. G. C. Persad, R. F. Little, and C. Grady, "Including Persons with HIV Infection in Cancer Clinical Trials," *Journal of Clinical Oncology* 26, no. 7 (2008): 1027–1032.
4. S. Rose and C. Pietri, "Workers as Research Subjects: A Vulnerable Population?" *Journal of Occupational and Environmental Medicine* 44 (2002): 801–805.
5. G. Kolata, "Lack of Study Volunteers Hobbles Cancer Fight," available at: http://www. nytimes.com/2009/08/03/health/research/03trials.html, accessed on May 4, 2010.
6. L. Wolf, "IRB Policies Regarding Finders Fees and Role Conflicts in Recruiting Research Participants," *IRB: Ethics and Human Research* 31, no. 1 (2009): 14–19.
7. L. Beskow, C. Grady, A. Iltis, J. Sadler, and B. Wilfond, "Points to Consider: The Research Ethics Consultation Service and the IRB," *IRB: Ethics and Human Research* 31, no. 6 (2009): 1–9.
8. C. Tishler and S. Bartholomae, "Repeat Participation among Normal Healthy Volunteers: Professional Guinea Pigs in Clinical Trials?" *Perspectives in Biology and Medicine* 46, no. 4 (2003): 508–520.
9. National Bioethics Advisory Commission (NBAC), *Ethical and Policy Issues in Research Involving Human Participants* (Bethesda: NBAC, 2001), chap. 5: Ensuring Voluntary Consent, available at: http://bioethics.georgetown.edu/nbac/human/oversumm.html, accessed on October 10, 2011.
10. US Code of Federal Regulations, Protection of Human Subjects, 45 Part 46.117.
11. Department of Health and Human Services, *Institutional Review Board Guidebook*, chap. 3: Basic IRB Review, available at: http://www.hhs.gov/ohrp/irb/irb_guidebook.htm.
12. J. Hawkins and E. Emanuel, "Clarifying Confusions about Coercion," *Hastings Center Report* 35, no. 5 (2005): 16–19.

13. E. Emanuel, "Ending Concerns about Undue Inducement," *Journal of Law,* Medicine, and Ethics 32 (2004): 100–105.
14. N. Dickert, E. Emanuel, and C. Grady, "Decisions about Paying Research Subjects: Analysis of Current Policies," *Annals of Internal Medicine* 136, no. 5 (2002): 368–373.
15. 45.CFR.46.111 (7)(b)).
16. 1National Institutes of Health, "Guidelines for the Inclusion of Women and Minorities as Subjects in Clinical Research," in *NIH Guide for Grants and Contracts* (Bethesda, MD: National Institutes of Health, 1994); National Institutes of Health, "NIH Policy and Guidelines on the Inclusion of Children as Participants in Research Involving Human Subjects," in NIH Guide for Grants and Contracts (Bethesda, MD: National Institutes of Health, 1998).
17. C. Weijer and A. Fuks, "The Duty to Exclude: Excluding People at Undue Risk from Research," *Clinical and Investigative Medicine* 17, no 2 (1994): 115–122.
18. C. Weijer, "Evolving Ethical Issues in Selection of Subjects for Clinical Research," *Cambridge Quarterly Healthcare Ethics* 5 (1996): 334–345.
19. A. Wertheimer, "Exploitation in Clinical Research," in *The Oxford Textbook of Clinical Research Ethics,* eds. E. Emanuel, C. Grady, R. Crouch, R. Lie, F. Miller, and D. Wendler (New York: Oxford University Press, 2008), 201–210.
20. R. J. Sample, *Exploitation: What It Is and Why It's Wrong* (Lanham, MD: Rowan and Littlefield, 2003).
21. C. Pace, F. Miller, and M. Danis, "Enrolling the Uninsured in Clinical Trials: An Ethical Perspective," *Critical Care Medicine* 31, no. 3 (2003, Suppl.): S121–S125.
22. N. Dickert and C. Grady, "Incentives for Research Participants," in *The Oxford Textbook of Clinical Research Ethics,* eds. E. Emanuel, C. Grady, R. Crouch, R. Lie, F. Miller, and D. Wendler (New York: Oxford University Press, 2008), 386–396.
23. R. W. Grant and J. Sugarman, "Ethics in Human Subjects Research: Do Incentives Matter?" *Journal of Medicine and Philosophy* 29 (2004): 717–738.
24. E. J. Emanuel, "Ending Concerns about Undue Inducement," *Journal of Law Medicine and Ethics* 32 (2004): 100–105.
25. N. Dickert, "Re–examining Respect for Human Research Participants," *Kennedy Institute of Ethics Journal* 19 (2009): 311–338.

26. S. D. Halpern, J. H. Karlawish, D. Casarett, J. A. Berlin, and D. A. Asch, "Empirical Assessment of Whether Moderate Payments Are Undue Inducements for Participation in Clinical Trials," *Archives of Internal Medicine* 164 (2004): 801–803.
27. Emanuel, R. Crouch, J. Arras, J. Moreno, and C. Grady (eds.), *Ethical and Regulatory Aspects of Clinical Research* (Baltimore: Johns Hopkins University Press, 2003).
28. We thank Barbara Karp, chair of the CNS IRB, who requested this consultation and worked in a very collaborative and effective fashion in developing the analysis as the consultation unfolded.
29. D. Begg, R. Brookland, J. Hope, J. Langley, and J. Broughton, "New Zealand Driver Is Study: Developing a Methodology for Conducting a Follow-up Study of Newly Licensed Drivers," *Journal of Safety Research* 34 (2003): 329–336.
30. Guinea Pig Zero: *A Journal for Human Research Subjects*, available at: http://www. guineapigzero.com/, accessed on June 30, 2010.
31. M. Valdman, "On the Morality of Guinea-Pig Recruitment," *Bioethics* 24, no. 6 (2010): 287–294.

CHAPTER 3

연구 참여자 보호

Protecting Research Participants

연구 참여자의 보호는 아마도 윤리적 연구를 위해 가장 널리 지지되는, 중요한 요건일 것이다. 이 요건이 임상연구에 위험이 없어야 함을 의미하는 건 아니다. 대신 이 요건은 임상연구에는 불확실성과 위험이 수반된다는 것을 인식하고, 연구자와 IRB 그리고 윤리 자문가들에게 잠재적 해악을 식별하고 그러한 해악의 발생률과 심각도를 줄이기 위한 적절한 안전장치를 마련하도록 지시한다. 임상연구는 참여자에 대한 잠재적 위험을 최소화하고, 남아 있는 위험이 과도하지 않은 경우에만 정당화된다.[1] 이 장에서는 연구 관련 위험을 평가하고 이를 최소화할 때 발생하는 윤리적 난제를 잘 보여주는 사례들을 제시한다.

연구계획에 대한 독립적인 사전 검토는 연구 참여자가 과도한 위험에 노출되지 않도록 하는 의무를 이행하는 중요한 방법이다. IRB는 연구계획서를 검토하여 더 큰 위험에 직면하는 집단을 제외하거나, 불필요하고 중복되는 중재를 배제할 것을 요구할 수 있다. IRB 검토는 연구 참여자를 보호하는 중요한 방법이지만, 어떤 사람들이 연구에 참여하는지 정확히 알 수 없는 시점, 즉 사전에 연구를 평가한다는 사실로 인해 제한을 받는다. 이는 중요한 한계점인데, 연구 중재가 초래하는 위험의 수준은 종종 어떤 이들이 그 중재를 받게 되는가에 달려 있기 때문이다. 충분한 정보에 의한 동의는 부분적으로 이러한 한계를 해결할 수 있는 메커니즘을 제공한다. 잠재적 연구 참여자에게 연구의 성격을 설명하는 것은 그들 각자가 자신이 과도한 위험에 노출될 것인지를 평가할 수 있게 한다. 또한 IRB는 참여자 등록 시점에 특정 개인에 대한 위험 수준 평가를 의무화하도록 요구할 수도 있다. 연구자는 연구 과정에서 연구 참여자들을 모니터링할 의무가 있으며, 최초 동의 시점 이후의 상황이나 참여자의 건강상의 변화를 고려하여 위험 수준이 적절한지 확인할 의무가 있다.

위험이 얼마나 낮은지와 상관없이, 임상연구는 참여자가 노출되는 위험과 부담을 정당화할 수 있을 정도로 충분한 개인적 또는 사회적 이득을 제공할 때에만 정당화된다. 대부분의 규정은 연구가 사회적 가치를 가져야 하거나 잠재적인 임상적 이득을 제공해야 한다고 명시하고 있다. 다만 이 목적을 위해 해당 연구가 어떤 유형의 이득을 제공하는가 하는 문제는 특정되어 있지 않다. 자문 3.1은 특정 유형의 이득이 연구를 정당화하기에 부적절하거나 불충분한지 여부와 참여자를 위험에 노출하는 관행에 초점을 맞춘다. 이 사례는 오로지 미용 목적으로 고안된 조직 이식을 시행하는 외과적 연구에 대한 것이다. 연구자는 재건 수술을 통한 임상적 진보의 가능성이 생명을 위협할 수 있는 면역억제요법의 사용을 정당화하는지를 궁금해했다. 또한 이 사례는 자문가들이 특정 견해를 제시하기 전에 자신이 제공한 사실을 독립적으로 확인하기 위해 어떻게 해야 하는지에 대한 의문을 제기하면서, 자문 서비스가 관련 사실을 이해하기 위해 다른 이들에게 어느 정도나 의존해야 하는지를 잘 보여준다.

연구자와 IRB는 위험을 최소화하기 위하여 연구 중재를 설계하는 데 상당한 시간과 노력을 들이며, 종종 참여자들을 지속적으로 모니터링하고 보호하기 위한 메커니즘을 마련한다. 자문 3.2에서 자가면역질환이 있는 소아 연구 참여자는 연구용 약물을 복용하는 동안 임상적으로 증상이 호전되었으나 이후 비정상적인 심전드 결과가 나타났다. 그가 계속 연구에 참여하면서 위험은 더 커졌고, 이에 따라 연구의 잠재적 이득이 지속적인 참여를 정당화할 수 있는지에 대한 의문이 제기되었다. 연구 중재와 참여자의 상황에 대한 새로운 정보는 연구를 그리고 특정 연구 참여자의 참여를 지속하는 게 과연 적절한지에 대해 의문을 제기한다.

임상시험의 위험/이득 비율을 결정하는 것은 어렵고 다소 주관적이다. 위험을 추정하고 평가하는 건 어려울 수 있으며, 합리적인 사람들도 위험의 수용 가능성에 대해 서로 다른 결론을 내릴 수 있다. 이러한 차이는 특히 연구 참여자와 연구자들이 동의하지 않을 때 문제가 될 수 있다. 자문 3.3은 연구 참여자를 위험에서 보호하는 것과 참여자의 자율적 선택을 존중하는 것 사이의 적절한 균형에 대한 문제를 제기한다. 여기서는 임신을 제외 기준으로 설정한 연구에 참여하는 중에 임신 의사를 밝힌 젊은 여성의 사례를 다룬다.

자문 3.4는 참여자를 보호하지 못할 가능성이 있는 의료상의 오류에 연구자들이 어떻게 대응해야 하는지에 대한 의문을 제기한다. 이 자문은 연구용 약물을 우연히 과다 복용한 경우를 다루었다. 5장 '임상연구와 임상진료 간의 균형 유지'의 자문과 마찬가지로, 이 사례는 임상연구가 종종 진료를 상당 부분 포함하고 있음을 지적한다. 심각한 임상적 과오가 발생했을 때 연구자는 어떻게 대응해야 하는가? 또한 이 사례는 연구진, IRB, 자문 서비스가 보이는 경쟁적 역할, 이해관계 그리고 일정 등과 관련된 자문 과정의 어려움에 대한 우려도 제기한다.

연구 참여자 보호는 중요하지만, 임상연구를 수행할 때 다루어야 하는 유일한 윤리적 고려사항은 아니다. 임상연구에서 가장 어려운 문제 중에는 연구 참여자의 보호가 다른 중요한 가치와 충돌하는 경우가 포함된다.

자문 3.5에서 연구자는 일부 개인을 위험에서 보호하기 위해서 참여자의 비밀 보호에 대한 위반이 필요하다고 보이는 사례를 제시했다. 이 사례에서 유방암 유전자 양성 결과를 받은 남자는 자신의 어머니와 두 명의 십대 딸들을 포함한 가족에게 이 사실을 알리기를 거부했다. 연구진은 진실을 숨긴다면 그의 딸들이 관련 검진과 추적조사를 받아야 한다는 중요한 정보를 듣지 못하게 될 것이라고 우려했다. 이 사례는 참여자의 비밀을 보호해야 하는 연구진의 의무와 도움을 받을 수 있는 사람들에게 임상 관련 정보를 제공해야 한다는 연구진의 의무 사이의 긴장을 잘 보여준다. 이 사례는 또한 윤리 자문과 법 사이의 상호작용에 대한 도전적 쟁점들을 제기한다. 법적인 문제가 윤리적으로 적절한 행동 방침을 복잡하게 만들거나 이와 상충할 수 있다. 이 경우, 윤리 자문이 법에서 요구하는 것과 명백하게 상충하는 조언을 과연 제공해야 하는지에 대한 의문이 제기된다.

연구 참여자가 아닌 사람들의 위험에 대한 쟁점은 자문 3.6에서 계속된다. 이에 관한 사례는 고려해야 할 위험의 유형 및 위험의 당사자로 간주되는 사람을 상대로 임상연구의 위험을 최소화하기 위해 요구되는 사항들의 범위에 대해 의문을 제기하였다. 이 사례는 잠재적으로 유익한 치료적 시험에 참여하기 위해 의학적으로 불안정한 상태에 있는 가족과 함께 20시간 동안 운전을 해서 NIH에 와야 하는 예비 연구 참여자 가족의 이야기를 다룬다. 일반적으로 연구의 위험을 최소화한다는 것은 연구에 포함된 중재의 결과로 연구 참여자가 직면하는 해악에 초점을 맞춘다는 것을 의미한다. 그러나 임상연구 참여는 특정 중재로 인해 처할 수 있는 위험을 넘어서는 위험에 사람들을 노출시킬 수 있다. 그들은 연구에 참여하는 동안 전술한 일부 활동의 결과로 위험에 직면할 수 있다. 예를 들면, 그들은 직장에 나가지 못해 임금 손실을 감수해야 하는 위험에 처할 수도 있다. 또한 그들은 연구에 참여하기 위해 추가적인 위험들에 직면할 수도 있다. 이 사례는 단순히 연구기관을 방문하는 과정도 예비 참여자가 아닌 이들을 포함한 몇몇 사람들을 상당한 위험에 처하게 할 수 있다는 사실을 잘 보여준다.

IRB는 개인이 연구기관을 방문하는 과정에서 마주쳐야 하는 위험을 고려해야 하는가? 그렇다면 연구기관에서 멀리 떨어진 곳에 사는 이들을 가급적 연구 대상에서 제외해야 하는가? IRB가 선정 및 제외 기준을 결정할 때, 연구 참여자의 삶의 일부인 가족이나 다른 이들에 대한 위험을 평가해야 하는가? 이것은 연구의 위험을 적절하게 최소화하는 것인가, 아니면 대가족을 가진 사람들을 잠재적으로 차별하는 것인가? 가족 구성원에게 위험을 끼친다는 이유로 연구 참여에서 개인을 배제하는 것은 적절한가? 이 부분의 명확한 지침이 없기 때문에, 자문 서비스의 역할은 연구자가 이러한 어려운 질문 중 일부를 해결할 수 있도록 돕는 것이었다.

자문 3.1: 연구 위험의 정당화

Research Ethics Consultation

자문 요청 이유

NIH의 의사인 폴 로버츠(Paul Roberts) 박사는 재건 수술을 통해 연구 참여자의 외모와 기능 개선을 목적으로 하는 연구에서 연구 참여자를 사망 위험에 노출시키는 것이 허용되는지에 대한 윤리 자문을 요청했다.

사례 설명

로버츠 박사는 의미 있지만 필수적이지는 않은 미용 및 기능상의 이득을 위해 다양한 유형의 조직 이식(예: 안면 흉터 교정) 방법에 관한 다기관 연구에 참여하고 있다. 그는 연구에 참여하는 각 기관의 IRB로부터 해당 연구계획에 대한 승인을 받았지만, 그와 재건외과 의사들은 이 연구가 잠재적으로 생명을 위협할 수 있는 면역억제요법을 포함하고 있어서 비윤리적인 것이 아닌지 걱정하고 있다. 이 외과 의사들은 관련 위험이 너무 커서 (1) 등록된 참여자들이 얻는 이득이나, (2) 얻게 될 임상 지식 모두가 정당화될 수 없다고 생각한다.

분석 및 권고사항

자문가의 연구계획서에 대한 이해는 자문 요청자가 제시하는 정보에 한정된다. 기술한 바와 같이, 일부 의사들은 이 연구계획이 위험과 이득을 현명하지 못하게 절충했다고 판단할 수 있다. 그러나 다수의 IRB는 해당 연구계획을 승인했다. 또한 우리는 연구자들이 잠재적 연구 참여자에게 연구의 위험과 잠재적 이득에 관해 설명하고, 해당 연구가 표준 의학 치료라기보다는 연구라는 사실을 알릴 것이라 가정한다. 이러한 상황 하에, 자문가는 잠재적 참여자들이 연구 관련 위험을 감수할지 여부를 결정할 수 있도록 하는 것이 윤리적으로 허용된다고 권고한다.

저자 해설

이 자문은 연구 참여자 보호에 있어 중요한 의문, 즉 동의 능력이 있는 개인을 상대로 충분한 정보에 의한 자발적 동의를 획득하는 것이 연구 참여자의 보호를 어느 정도까지 보장할 수 있는지에 대한 의문을 제기한다. 이 사례에서 자문가들이 연구계획서를 확인하지는 못했지만, 이 연구에서 시행하는 수술에서 얻을 수 있는 이득의 정도를 판단할 최적의 위치에 있는 이는(윤리 자문가가 아니라) 잠재적 연구 참여자로 보인다. 수술의 위험 수준은 기능상의 심각한 결손과 적어도 미용상의 일부 문제를 해결할 수 있다는 점에 비춰볼 때 적정한 정도일 수 있다. 예를 들어 얼굴의 흉터나 팔다리의 기능을 다루는 수술은 상당한 이점을 제공할 수 있다. 그러나 흉터나 사지 기능 장애가 무엇을 의미하는지는 분명하지 않으며, 이에 대한 개인의 판단은 매우 다양할 수 있다. 이는 연구자와 IRB가 잠재적 이득이 연구 위험을 감수할 만큼 가치가 있는지 여부의 결정을 잠재적 참여자들의 몫으로 남겨두어야 함을 시사할 수 있다. 또한 사람들이 이 문제에 관해 실수할 수도 있음은 자명해 보인다. 예를 들어 어떤 사람은 실제로 매우 사소한 문제에 대한 교정 수술을 받고자 심각한 위험을 감수하는 선택을 할 수도 있는 것이다.

임상에서 환자들은 일반적으로 성형수술의 잠재적 이득이 위험을 정당화하는 때를 결정할 수 있지만, 여기에도 한계가 있다. 외과 의사는 환자가 심지어 본인조차 사소한 문제라고 동의하는 어떤 상태의 교정을 위해 매우 위험한 수술을 요청할 때 동의하지 않아야 한다. 임상연구는 사회의 이익을 위해 개인을 부적절한 위험에 노출시킨다는 추가적인 우려를 초래한다. 임상연구의 세부사항은 일반적으로 임상진료의 맥락에서 무엇이 이치에 맞는지에 의해 결정된다. 한 예로 임상 환경에서 사소한 문제의 교정을 위해 골수이식을 시행하지는 않기 때문에 임상연구를 통해 사소한 문제에 대한 골수이식의 효과를 평가하지는 않는다.

이와는 대조적으로 임상에서 성형수술은 때때로 사소한 것을 교정하기 위해 시행된다. 이는 연구가 임상 환경에서 이용 가능한 진료행위(practices)를 평가하도록 설계되어야 하는지, 아니면 임상 환경에서 적절하다고 생각되는 진료행위에 국한되어야 하는지에 대한 의문을 제기한다. 연구에 대한 더 철저한 조사가 있어야 한다면, 연구자와 윤리 자문가는 연구 위험을 정당화할 수 있을 만큼 이득이 충분하다는 걸 판단하기 위해 어떤 기준을 사용해야 하는가? 세계 여러 나라의 규정과 마찬가지로 미국의 규정은 연구 참여자 등에 대한 잠재적 이득이 연구의 위험을 정당화해야 한다고 명시하고 있다. 그러나 이러한 규정은 충분히 중요하다고 간주되어야 하는 이득 또는 임상시험의 수행과 위험을 정당화할 수 없는 이득의 종류에 대해 구체적으로 명시하지는 않는다.

개별 사례를 평가할 때, 윤리 자문가는 종종 언제 다른 이들의 판단에 따라야 하는지를 결정해야 한다. 임상연구의 적절성 평가를 책임지고 있는 기관은 수없이 많다. 여기에는 연구비 제공자, 연구기관, 과학검토위원회(Scientific Review Committees), IRB, 연구를 수행하는 개별 임상의들이 포함된다. 대부분의 임상연구는 수행 전에 반드시 IRB의 승인을 받아야 하며, IRB는 제안된 연구가 윤리적으로 허용 가능한지에 대해 평가할 책임이 있다. 누군가는 적절한 절차에 따라 구성된 IRB가 연구를 승인한다면, 최소한 윤리 자문은 그 연구를 적절한 것으로 취급해야 한다고 주장할 수 있다. 이러한 견해는 IRB가 모든 관련 정보를 바탕으로 연구의 윤리적 허용 여부를 평가할 수 있는 위치에 있다는 사실에 의해 지지를 받는다. 이와는 대조적으로 이 사례와 같이 윤리 자문가가 검토할 수 있는 사항은 요청자가 제공하는 정보로 제한되는 경우가 많다. 동시에 윤리 자문가는 자신의 판단에 따라 사례를 평가할 책임이 있는 것처럼 보인다. 이는 특히 연구의 위험과 이득이 명확하게 부적절한 균형을 이루는 것으로 보일 때 더욱 그러하다. 그러나 이 요건을 충족하는지를 결정하려면 제안된 연구가 제공하는 이득이 얼마나 되는지를 결정할 수 있는 위치에 있는 사람은 누구인가 하는 선결 문제에 대한 답이 필요하다.

자문 3.2: 변화하는 위험 평가

Research Ethics Consultation

자문 요청 이유

연구자인 프랭코 파넬리(Franco Parneli) 박사는 어린이 대상 연구에 참여하고 있는 토비 로이(Toby Roy)를 새롭게 발견된 소견에 따라 연구에서 탈락시켜야 하는지 자문을 요청했다.

사례 설명

8세 소년 토비는 유아기에 희귀한 자가면역질환 진단을 받았다. 올해 초, 그는 NIH에 와서 오프라벨 약물[off-label medication, 미국 식품의약국(FDA) 승인을 받은 적응증 이외의 적응증에 사용되는 약물]을 사용하는 다기관, 이중맹검, 교차 위약 대조군 연구에 등록하였다. 이 연구의 목적은 토비와 같은 질환이 있는 환자를 상대로 시험약의 안전성과 효능을 평가하는 것이다.

연구에 참여한 지 6개월 만에 토비는 비정상적인 심전도 양상을 보였는데, 심실비대증과 조기심실수축(부정맥)이 나타났다. 파넬리 박사에 따르면, 심장 전문의와의 협진에서 심근염이 발견되었다고 한다. 심장 전문의는 카베디롤(carvedilol)과 리시노프릴(lisinopril)의 두 가지 심장병 약물을 처방했다.

토비의 비정상적인 심전도 결과에 대해 파넬리 박사는 IRB 위원장과 (NIH가 아닌) 임상시험조정센터(coordinating center)의 연구 책임자에게 자문을 구했다. IRB 위원장은 파넬리 박사와 그의 팀에게 자문 서비스와 논의할 것을 권고했다. 자문 서비스와의 첫 만남에서 파넬리 박사는 연구에 계속 참여하는 것이 토비에게 상당한 위험을 초래할 수 있다는 우려를 표명했다. 또한 본인과 연구원들은 토비의 경우가 현재 이 연구의 제외 기준에 해당하는지를 결정하고 싶어했다. 시험 약물 제조업체의 데이터베이스에는 해당 약물의 주입과 관련한 부정맥과 심장박출량(심장이 수축할 때 나오는 혈액의 비율) 감소에 대한 보고가 있었다. 따라서 연구계획서에는 "심장마비/울혈성심부전/부정맥(또는 뉴욕심장학회 분류 III 또는 IV에 해당하는 질환)은 적절한 환자 평가를 방해하거나 연구 참여자에게 추가적인 위험을 초래할 수 있다."는 설명과 함께 특별히 이러한 환자들을 제외 대상으로 두고 있다.

또한 파넬리 박사는 연구의 데이터안전모니터링위원회(Data Safety Monitoring Board, DSMB)의 안전 담당자에게 전개되는 상황을 알렸다. DSMB 담당자는 시험약이 부정맥과는 관련이 있지만 심근 독성과는 무관하다고 보았다. 또한 토비가 제외 기준에 해당하지 않더라도 (연구에서 탈락되는 것이) 그에게 최선이라면 연구에서 제외될 수 있으며, 추가 검사 후 토비의 심장 상태가 그대로 유지되거나 개선된다면 시험 약물을 계속 사용하는 것에 대한 우려가 줄어들 것이라고 언급했다.

자문 서비스는 이러한 추가 검사 후에 대체 치료법의 선택에 대한 논의를 포함하여 토비의 어머니와 동의서를 검토해야 한다고 권고했다. 파넬리 박사와 그의 팀은 이 계획에 동의하고 두 달 후에 예정된 토비의 진료 일정을 준비했다.

* * *

예정된 방문 일정에 따라 토비와 어머니는 두 달 후에 임상센터로 돌아왔다. 토비의 일상생활 수행 능력과 적절한 운동을 할 수 있는 능력이 나아지면서 자가면역질환은 개선된 것으로 나타났다. 토비는 시험약 투여의 적절성 여부를 결정하기 위해 심장 정밀 검사를 받을 예정이었다. DSMB와 임상시험조정센터의 연구 책임자는 파넬리 박사에게 토비의 심장 상태에 변화가 없거나 증상이 호전되었다면 연구계획서에 따라 다음 차례에 투여되어야 하는 두 가지 약물을 토비에게 주어야 한다고 조언했다. 토비가 연구에 계속 참여하게 된다면 그의 심장 상태를 면밀히 모니터링해야 했다.

토비의 어머니는 심장 검사 소견상, 시험약이 아들의 위험을 증가시킬 가능성에 대한 설명을 들었다. 또한 토비의 신체 기능이 어느 정도 좋아진 것으로 보이지만, 그것은 시험약 때문이 아니라 (직전의 NIH 방문 중에 시작된) 심장 상태에 대한 치료 때문일 수도 있다는 설명도 들었다. 토비의 어머니는 토비를 중환자실에 입원시키고 토비가 받아야 하는 약물을 투여받는 동안 그의 심장 상태를 모니터링하여 연구 위험을 최소화하는 조치가 취해질 것이라고 확신했다.

그날 늦게, 토비의 어머니는 시험약 주입 절차에 동의하기 전에 자신이 들은 것에 대해 생각해보고 토비와 토비의 아버지 그리고 소아과 의사와 함께 상의할 시간을 달라고 연구진에 요청했다. 다음 날, 토비의 어머니는 연구진이 시험약 투여를 중단해야 할 이유를 찾지 못한다면 예정된 시험약 투여를 계속하고 싶다고 이야기했다. 그녀는 시험약 투여가 토비에게 이득이 되길 바란다는 희망을 표명했지만, 연구 참여에 처음 동의했을 때는 몰랐던 몇 가지 추가적인 위험이 있다는 것을 알게 되었다. 그녀는 토비의 연구 참여에 대한 최종 결정을 내리기 전에 며칠 내로 나오게 될 심장 검사 결과를 확인한 뒤 연구진이 자신과 의논할 것이라는 설명을 들었다.

세밀한 심장 검사 결과, 불행히도 토비의 좌심실 기능은 심장박출량이 30% 정도(정상적인 심장박출량은 보통 75%)에 불과해 심각하게 좋지 않은 수준임이 드러났다. 토비의 심장 상태에 비추어볼 때, 연구용 시험약의 추가 투여는 그에게 더 큰 위험을 초래할 것이다. 이중맹검으로 설계된 연구라서 토비가 이미 시험용 약물을 투여받았는지, 아니면 위약을 받았는지는 알 수 없었다. 토비가 시험약을 투여받고 아나필락시스 등 심한 이상반응이 발생한다면 토비의 심장 상태로 인해 회복이 불가능할 가능성도 있다.

파넬리 박사와 연구원 두 명은 토비의 어머니와 이러한 결과를 함께 검토하기 전에 토비의 연구 참여를 지속하는 것의 의미와 이 정보를 어떻게 전달해야 하는지를 논의하기 위해 자문가들을 만났다.

분석 및 권고사항

토비의 연구 참여 지속 여부에 대한 결정은 검사 결과가 보여주는 임상적 위험 그 자체나 그것이 연구의 '위험/이득 균형'을 변화시키는 정도에 기초해야 한다. 이 연구의 설계(이중맹검, 교차설계)를 고려할 때, 맹검을 해제하지 않고서는 토비가 위약과 시험약 중 어느 것을 투여받았는지 알 방법은 없다.

일반적으로 이러한 연구 설계의 위험과 이득은 모든 연구 참여자에게서 예측할 수 없다. 토비의 심각한 심장 기능 장애는 연구 참여 과정에서 발견되었는데, 아마도 그의 위험 대비 이득 비율이 참여 도중에 변화했을 것이기 때문에 이 사례는 특히 다루기 어려웠다.

연구진, DSMB, 심장병 전문의의 의견에 따라, 토비의 심장 상태가 안정적이거나 호전되어서 다음 번 연구용 약물의 투여를 취소하거나 연기할 연구계획서상의 다른 사유가 사라진다면 토비를 연구에 계속 참여하게끔 하는 것은 윤리적으로 허용될 것이다. 연구용 약물 투여 중에 그의 심장 상태를 주의 깊게 모니터링하고 위험을 최소화한다면 지속적인 연구 참여는 윤리적으로 허용될 것이다. 그리고 그에 대한 위험/이득이 명확히 검토된 후에 어머니의 허락을 얻어야만 토비의 참여를 지속할 수 있다.

한편, 토비의 심장 기능에 관한 검사 결과와 연구용 약물 투여로 인한 추가적인 위험의 정도를 고려하여 연구진이 토비에 대한 위험/이득 평가가 변화되었다고 판단한다면, 토비의 연구 참여를 중단하는 것이 윤리적으로 바람직하다. 이 사례에서는 토비의 임상적 상태를 최적화하기 위한 권고를 제시해야 한다. 연구진은 연구와 무관하게 이용 가능한 치료적 대안들을 제안할 수 있다.

추후 연구에 참여하게 될 이들을 위해, 보다 광범위한 심장 기능 평가 기준을 연구에 통합하려는 연구진의 의향에 맞추어, 우리는 연구계획서의 심장 모니터링 기준, 참여자 제외 기준 그리고 참여자 설명문 및 동의서의 내용을 명확히 할 것을 권고했다.

저자 해설

이 자문 보고서에 이어 연구자들은 IRB, 심장 전문가 그리고 자문 서비스 윤리학자들을 계속해서 만났다. 연구진은 토비의 심장이 상당히 손상되어 결국 그를 연구에서 제외하기로 결정했다. 그래서 연구진은 토비와 그의 어머니에게 연구용 약물의 추가 투여는 없을 것이라고 설명했다.

이 자문은 진행 중인 연구에서 얻은 새로운 정보를 평가하고 이에 대응하는 방법에 관한 중요한 질문을 제기한다. 연구자는 추가적인 임상 정보와 안전 관련 데이터가 얻어진다면 특정 개인에 대한 위험과 잠재적 이득을 재평가해야 한다. 또한 연구자는 참여자가 자신의 참여 결정을 재고할 수 있도록 이러한 정보를 제공해야만 한다. 이 자문을 통해 알 수 있듯이, 재평가는 참여자에 대한 최선의 이익이 무엇인지를 폭넓게 고려하면서 실시되어야 한다.

잠재적으로 유익한 연구라고 해도 새로운 정보가 위험/이득 비율을 변화시킬 수 있으므로 연구 중재의 중단이 해당 개인을 위한 최선의 이익이 될 수 있다.

이 사례에서 변화하는 위험/이득 비율 분석은 더 정밀하게 시행될 수 있었을 것이다. 자문 보고서에는 "토비의 심장 기능 검사 결과와 연구용 약물 투여로 인한 추가적인 위험의 정도를 고려할 때 연구진이 토비에 대한 위험/이득 평가가 변화되었다고 판단한다면, 토비의 연구 참여를 중단하는 것이 윤리적으로 바람직하다."고 명시되어 있다. 그러나 연구 참여의 이득이 이 위험을 더이상 정당화하지 않는지 여부에 초점을 맞추는 것이 더 정확한 분석이었을 것이다. 위의 분석과 권고에 의해 토비의 연구 참여가 중단되었기 때문이다. 위험이 증가하고 위험/이득 평가가 바뀌었더라도 위험/이득 비율은 여전히 양호할 수 있고, 토비에게 최선의 선택은 연구에 계속 참여하는 것이었을 가능성이 있다.

자문 분석은 또한 임상시험의 이중맹검 및 교차설계의 영향에 대해 더 자세히 알아볼 수 있었다. 토비가 활성 약물을 투여받았는지 또는 위약을 투여받았는지 여부를 확인할 수 없지만, (활성 약물 또는 위약의 투여가) 교차되는 시점에 도달했을 때 그의 상태는 변화하였을 것이다. 이 세부사항은 위험/이득 분석에 중대한 영향을 미칠 수 있었다. 예를 들어 토비의 어머니가 토비의 연구 참여 중 투여 약물이 교차되는 단계에 위약을 투여받을 확률을 이해했다면, 아마도 그 불확실성은 새롭게 발견된 위험을 더 초과하지 않을 정도로 예상되는 이득을 감소시켰을 것이다.

자문팀은 새로운 정보의 관련성을 고려하여 연구자들이 유연하게 대처할 필요가 있다는 점을 적절하게 논의했다.

2장 '연구 참여자 등록'에서 논의한 바와 같이 참여에 문제가 될 수 있는 모든 잠재적 위험을 예상해서 제외 기준을 정할 수는 없다. 연구자는 연구 참여자를 적절히 보호하기 위해서 종종 연구계획서에서 열거한 요소보다 더 많은 요소를 검토해야 한다. 연구진은 진화하는 임상적 · 과학적 지식에 대응하여 필요에 따라 연구계획서를 수정할 수 있게끔 유연해야 한다. 예상하지 못한 연구 위험이 있는 경우, 연구자는 (1) 선정 또는 제외 기준의 변경, (2) 잠재적 위험을 모니터링하기 위한 추가 선별 절차의 수립 또는 (3) 등록된 참여자들에 대한 적절한 보호 여부를 확인하기 위한 지속적인 안전성 검사 및 절차의 시행이 적절하고 필요한지를 신중하게 생각해야 한다. 물론 이러한 유연성은 연구자만의 책임은 아니다. 이 사례에서 나타났듯이, DSMB와 IRB에 의한 독립적인 검토는 새롭게 등장하거나 변화하는 연구 위험으로부터 연구 참여자들을 보호하는 또 다른 중요한 방법이다.

또한 이 자문은 사전 동의가 연구 등록 시에 시행하는 일회성 이벤트가 아니라 연구 참여 과정에 걸쳐 지속되는 진행 과정으로 이해해야 한다는 것을 강조한다. 특히 연구 참여자들은 연구계획서나 그들의 상황에서 일어나는 변화들을 계속 통보받아야 한다. 이 사례에서 알 수 있듯이, 의미 있는 변화가 있다면 연구 참여를 재평가해야 할 필요가 제기될 수도 있다. 연구진은 토비의 어머니와 적절히 면담하여 추가적인 위험에 따라 토비의 연구 참여를 중단할지를 검토할 수 있도록 도왔다. 그러나 안타깝게도 이 과정은 토비의 상태가 연구 참여 중에 호전되고 있다는 사실 때문에 복잡해졌지만, 그러한 증상의 호전이 시험약 때문인지, 새로 투여한 심장 치료약 때문인지는 불분명했다.

자문 3.3: 위험 최소화 및 참여자의 선호 존중

Research Ethics Consultation

자문 요청 이유

연구 코디네이터인 팻 리플리(Pat Ripley)는 임신을 제외 기준으로 설정한 연구계획서에서 임신을 원하는 커밀 헨리(Camille Henry) 부인을 상대로 어떻게 대응해야 할 것인지에 대해 자문을 요청했다.

사례 설명

자문 서비스의 교수와 펠로우의 만남에서, 리플리는 헨리 부인이 지방이영양증(lipodystrophy) 환자라고 설명했다. 헨리 부인은 인슐린 저항성이 심하고 트리글리세라이드(triglyceride)가 높으며, 임상시험에 참여하기 전 배란을 하지 않았다. 그녀가 받은 시험약은 대체로 그녀의 호르몬 주기 및 트리글리세라이드를 정상화시켰다.

1년 전 시험약 투여를 중단하려고 했으나 헨리 부인은 심한 췌장염에 걸려서 시험약을 다시 복용하게 되었다.

현재 27세인 헨리 부인은 기혼이며 임신을 바라고 있다. 비록 쥐를 대상으로 한 연구에서 이 시험약이 태반을 통과할 수 있다는 것이 알려졌지만, 해당 약물이 임산부나 태아에게 미치는 영향에 대한 자료는 없다. 시험약을 제공하는 회사의 연구계획서에는 임산부나 수유 중인 여성은 연구 참여에서 제외해야 하며, "효과적인 피임"을 해야 한다는 요구가 명시되어 있다. 또한 임신으로 인해 헨리 부인의 건강에 당뇨병과 자간전증(preeclampsia) 등의 심각한 문제가 생길 가능성도 있다.

회의를 마칠 때 리플리는 이 연구가 장기 연구이며, 연구 참여자의 3분의 2가 평균 연령 22세의 여성이라고 언급했다.

분석 및 권고사항

우리의 두 가지 주요 권고사항은 다음과 같다.

1) 연구진은 임신이 헨리 부인의 건강에 심각한 손상을 입힐 가능성을 포함하여 그녀의 임신에 대해 논의해야 한다. 또한 임신에도 불구하고 시험약을 계속 받으려면 계획서를 변경하고 이를 IRB가 재승인해야 한다고 그녀에게 설명해주어야 한다. 제약회사가 이러한 연구계획서의 변경을 받아들이지 않거나 IRB가 승인하지 않을 가능성이 있으며, 그 경우 헨리 부인은 더이상 시험약을 받을 수 없을지도 모른다.

2) 연구 참여자의 3분의 2가 젊은 여성인 점을 감안할 때, 임신 문제가 다시 발생할 가능성이 높다. 따라서 연구 책임자와 연구 코디네이터는 다른 참여자들이 임신하거나 임신을 원할 경우를 사전에 예측하고 대비해야 한다. 연구자들은 제약회사가 임산부 제외에 대한 일부 예외를 허용하도록 연구계획서를 변경하는 걸 받아들일지, 그러한 연구계획서 변경에 대해 IRB의 승인을 얻기 원할지 그리고 제약회사가 허용하고 IRB가 승인할 경우 참여자들에게 변경 내용을 알리도록 할지 여부를 결정해야 한다. 자문 서비스는 이러한 결정이나 의사소통에 대한 지원을 도울 수 있다.

저자 해설

위험으로부터 연구 참여자를 보호하는 것은 수반되는 위험이 얼마나 큰지 등이 거의 알려지지 않은 중재, 시술 및 약물 투여가 임상연구에 대개 포함된다는 사실로 인해 어려움을 겪는다. 실제로 임상연구의 요점은 실험적 중재가 위험을 내포하는지와 그 위험이 어느 정도인지를 결정하는 것이다. 그러나 이러한 질문에 답하고자 설계된 연구를 승인하기 위해서 IRB, 의뢰자, 연구자는 먼저 이러한 연구가 내포하는 위험이 허용 가능한지 여부를 결정해야 한다. 이 사례의 경우, 연구용 약물이 임산부나 태아에게 미치는 영향에 대한 자료가 없는 상태에서 연구에 임신을 원하는 여성이 포함될 수 있는지 여부를 결정할 필요가 있다. 이 질문은 재차 제기될 가능성이 높기 때문에 특히 중요하다. 즉, 이 연구의 특성상 다른 참여자들도 임신하거나 임신을 원할 가능성이 높다.

이러한 난제를 해결하는 한 가지 방법은 근거가 불충분하면 디폴트(default) 접근법을 채택하는 것이다. 이러한 경우에 제약회사들이 일반적으로 취하는 디폴트는 임산부의 약물 연구 참여를 제한하고, 참여 여성에게 피임 조치를 요구하는 것이다. 물론 문제는 이러한 일반적인 접근법이 임산부에게

적합한 의료 서비스는 무엇인지 평가하는 것을 불가능까지는 아니더라도 어렵게 만든다는 점이다.[2]

위험에 관한 근거가 불충분할 경우 대안적 디폴트는 잠재적 참여자에게 이러한 불확실성을 공개하여 그러한 위험의 수용 여부를 스스로 결정할 수 있도록 하는 것이다. 이것은 제1상 연구에서 위험을 최소화하기 위해 취해지는 조치이지만, 알려지지 않은 심각한 진짜 위험이 있을 수도 있다는 점이 인정된다. 또한 이 사례는 연구 참여자 자신에 대한 위험을 넘어 다른 사람, 즉 태아에게 미칠 위험의 정도에 관한 문제를 제기한다. 그 대신에 연구용 약물이 태아에게 위험한지 여부를 평가하도록 연구를 설계하였다면 태아가 연구 참여자의 자격을 갖는다고 결론 내릴 수 있다.

통상적인 사례에서, 연구 중재는 연구와 무관한 개인의 역량을 제한하여 참여자들을 위험에 처하게 한다. 예를 들어, 대부분의 참여자는 혈액 속에 혈소판이 충분해서 상처에서 피가 멈추게 할 수 있다. 어떤 약은 이러한 역량을 감소시킬 수 있다. 이러한 경우 개인은 위험을 피할 수 있다. 즉 해당 연구 중재를 회피하여 상처치유 능력을 보존할 수 있다. 이와 대조적으로, 이 사례에서 연구용 약물은 헨리 부인의 임신 가능성에 영향을 주며 태아와 임산부에게 미지의 위험을 내포하고 있다. 이런 식으로 이 사례는 윤리 자문의 가장 효과적인 대응, 즉 우려를 회피할 방법을 제거한다. 연구진은 단순히 헨리 부인에게 연구를 철회하고, 아이를 낳고, 다음에 다시 연구에 등록하라고 지시할 수 없었다. 이 옵션이 없는 경우, 연구자, 자문가 그리고 IRB는 연구에서 나타난 위험/이득 프로파일을 평가하고 해당 프로파일이 현재 상황에서 허용 가능한지 여부를 누가 최종적으로 결정할지 판단해야 했다.

자문 3.4: 의료 과오 해결

Research Ethics Consultation

자문 요청 이유

연구 책임자인 밸러리 유(Valerie Yu) 박사는 연구 참여자인 크라우치(Crouch) 씨가 연구용 약물을 잘못된 용량(과도한 용량)으로 투여받은 후 해당 연구에 계속 참여하는 것이 적절한지를 논의하기 위해 전화를 걸었다.

사례 설명

자문 회의 전에 자문 서비스 구성원들은 연구계획서를 받아 열람했다. 문제의 연구는 궁극적으로 사망을 초래하는 치명적인 진행성 질환을 치료하기 위한 어느 실험적인 약물의 효능을 평가하기 위해 설계되었다. 퇴행성 질환으로 인해 참여자들은 연구가 진행되는 동안 의사결정 능력을 상실할 것이 예상되며, 연구 등록 시에 대리 의사결정자를 지명하도록 요청받는다.

크라우치 씨와 그가 대리 의사결정자로 지정한 딸은 모두 사전 동의 과정에 참여했다. 생명윤리과 구성원이 동의 과정에 입회했다. 그녀는 자문 서비스 회의에 참여하지 않았지만, 크라우치 씨와 그의 딸이 연구 참여에 따른 위험과 이득 그리고 대안을 이해한 뒤 참여 의사를 밝혔다고 보고했다.

유 박사와 그녀의 몇몇 연구원은 자문 서비스와 만났다. 유 박사는 윤리 자문가들에게 이 연구가 고위험 연구로 분류되어 논란이 많고, 이득에 대한 기대도 미미하다고 이야기했다. 크라우치 씨는 이 연구에 등록된 첫 연구 참여자였다.

첫 번째 연구 중재에서 크라우치 씨는 실수로 연구계획서에 명시된 시험약 용량의 몇 배를 투여받았다. 유 박사에 따르면, 이 오류의 원인으로 추정되는 것은 약물 주입 펌프의 프로그래밍 오류지만 이는 여전히 조사 중에 있다. 원인에 대한 조사가 계속되는 동안, IRB는 연구와 관련된 모든 활동을 중단시켰다. 크라우치 씨는 임상센터에 입원해 있다. 현재까지 그는 의료과오의 결과인 게 분명한 후유증은 겪지 않고 있다. 그와 그의 딸은 모든 상황을 알게 되었다.

유 박사의 연구원들은 데이터가 제한적이기는 하지만 투약 시간 순서가 시험약의 효능에 영향을 미칠 수 있다는 결과가 나왔다고 윤리 자문가들에게 설명했다. 이 연구는 시간에 따라 데이터를 반영하도록 설계되어 있으며, 크라우치 씨가 다음 번에 복용할 시험약은 이번 주말까지 투여받는 것으로 되어 있다. 유 박사는 메모로 이를 IRB에 전달했지만, IRB의 정기 회의는 몇 주 뒤에 예정되어 있다.

크라우치 씨의 딸은 연구자와 자문 서비스 그리고 이 내용을 보고한 IRB에 간곡한 어조로 자신의 아버지가 연구에 계속 참여할 수 있도록 해달라는 내용의 진심 어린 탄원서를 썼다.

분석 및 권고사항

1. IRB가 연구의 지속을 승인하거나 승인하지 않을 권한과 책임이 있음은 명백하게 인정된다. 비록 딸의 탄원서가 간곡할지라도, IRB는 결정을 내리려면 잠재적인 위험과 이득에 대한 가능한 모든 근거를 따져보아야 한다.
2. 크라우치 씨는 결정을 기다리는 동안 임상센터에 입원해 있기로 선택했기 때문에 우리는 가능한 한 신속하게 검토할 것을 권고한다.
3. 다른 사람을 이 연구에 등록하는 결정은 크라우치 씨의 지속적인 연구 참여에 관한 결정과 별개로 볼 수 있다. FDA의 단일 환자 치료법 사용에 대한 고려(consideration of a single patient treatment use) 또한 그의 상황과 관련된 우려를 해결할 수 있는 방법이 될 수 있다.
4. 이 연구를 둘러싼 많은 중요하고 민감한 문제 때문에, 모든 관련 당사자 간에 개방적이고 지속적인 대화를 촉진하기 위해 모든 노력을 기울일 것을 권고한다.

저자 해설

약물 투여 오류는 자주 발생하며, 이러한 오류의 발생을 최소화하고 이로 인한 영향을 완화하는 조치가 취해져야 한다. 연구자, IRB, 연구기관은 각각 임상시험 수행 중 잠재적 약물 투여 오류로부터 연구 참여자를 보호할 책임이 있다. 연구자 및 연구원들은 의료상의 오류와 관련해 가능한 원인을 파악할 수 있는 최적의 위치에 있으며, 우발적인 피해 발생을 막기 위해 연구 절차를 적극적으로 조정할 책임이 있다. IRB는 예측 가능한 위험이 최소화되지 않았다는 우려가 있을 경우, 연구자로 하여금 잠재적 실수를 피하기 위한 모든 조치를 취하도록 하고, 필요한 경우 규제 당국이 연구자의 인간대상 연구 권한을 취소하거나 거부할 수 있도록 해야 한다.

특히 이 자문에는 기관의 이해관계나 책임에 대한 논의는 포함되지 않은 것 같았다. 이러한 가능성은 보다 일반적인 의문을 제기한다. 윤리 자문가들은 다른 자문가들과 마찬가지로 자문 요청에서 제기된 문제를 요청자에게 어느 정도까지 제한해야 하는지 그리고 다른 이해관계자와 언제 연락을 해야 하는지 등의 문제에 직면하는 경우가 많다. 이 사례에서 NIH는 임상연구 수행을 위한 인력, 장비 및 의료 자원을 제공한다. 따라서 이 기관은 약물 투여 오류를 예측하고 예방해야 하는 연구자의 책임을 공유한다. NIH 임상센터에는 다른 병원과 마찬가지로 양질의 임상진료를 보장하기 위한 정책과 절차가 마련되어 있다. 이 사례는 사건 보고서(incident report)로 제출되어 품질보증기구(quality review bodies)의 관심을 받았을 것이다. 자문가들은 이러한 메커니즘이 독립적으로 운영되도록 해야 하는 시기와, 이들과 직접 상호작용하여 사례를 논의할 가치가 있는 시기를 결정해야만 한다. 마찬가지로 윤리 자문가들에게 특정 연구에 대한 IRB 심의에 의문을 제기하는 사례가 제시되기도 한다. 심지어 자격이 충분하고 선의를 가진 IRB도 가끔 실수를 저지른다. 따라서 의문점이 발생했을 때 윤리 자문가가 이들 위원회에 접근해야 할 이유가 있을 수 있다. 동시에 그러한 행동이 간섭적인 것으로 인식되면 윤리 자문가와 위원회 구성원과의 관계가 훼손된다.

또한 이 자문은 윤리 자문 과정의 잠재적인 어려움에 대한 두 가지 흥미로운 문제를 제기한다. 첫째, 임상 및 IRB 일정과 관련된 어려움이 있을 수 있다. 연구 참여자가 적절한 용량을 투여받은 경우, 다음 투약은 일주일 후로 예정되어 있었다. 원래 일정대로 용량 투여를 시행하기에는 IRB의 다음 정기 회의 일정이 너무 늦게 잡혀 있었다. 연구자는 다음 용량을 일주일 내에 투여하는 것이 과학적으로 근거가 있다고 생각했다. 따라서 자문 서비스가 이러한 문제를 논의하기 위해 IRB에게 임시 회의 일정을 잡도록 제안하는 것은 적절했을 수 있다. 둘째, 경합하는 근거 앞에서 참여자의 선호에 얼마나 많은 가중치를 부여해야 하는지에 대한 문제가 있다. IRB가 연구의 잠재적인 안전성 문제를 고려할 때 연구 참여자 또는 대리인이 선호하는 방향으로 따라야 하는 경우는 언제인가? 이 질문에 대한 답은 아마 전혀 불가능할 것이다. 사람들은 그들의 안전성에 대한 합리적인 의학적 우려 또는 제외에 대한 과학적 정당성이 있는 경우 연구에서 적절히 제외될 수 있다. 이 사례에서 자문 서비스는 딸의 편지는 근거자료 한 장에 불과하며, 상반되는 자료들을 모두 따져보아야 한다고 적절하게 권고했다.

자문 3.5: 의료비밀 보호와 경고 의무 간의 조정

자문 요청 이유

사회복지사인 완다 밴듀라(Wanda Bandura)는 현재 완료된 유전자 연구의 한 참여자가 BRCA1(이 유전자 변이는 유전성 유방암 및 난소암과 연관이 있다) 양성반응에 대해 적어도 한 명의 가족에게 공개적으로 거짓말을 했기 때문에 전화를 걸었다. 그녀의 팀은 어떻게 그와 다시 접촉하고 그의 가족에게 일어날 수 있는 건강상의 영향을 다룰 것인지 자문을 의뢰했다.

사례 설명

밴듀라 씨와 연구진은 62세 남성 연구 참여자인 마크 골드스미스(Mark Goldsmith) 씨의 이야기를 했다. NIH 연구 과정에서 골드스미스 씨는 BRCA1에 대한 검사를 받았다. 그에게는 유방암과 난소암 가족력이 있다. 연구진은 사전 유전상담(pretesting genetic counseling)에서 골드스미스 씨 본인과 10대의 두 딸이 BRCA1 검사의 의미를 이해했다고 보고한다. 당시 그가 밝힌 입장은 양성반응이 나온다면 어머니에게는 걱정하시지 않도록 알리지 않고, 돌연변이를 가진 다른 형제들은 설득해서 같은 검사를 받도록 노력하겠다는 것이었다. 또한 그는 자신의 의무기록에 어떠한 검사 결과도 기록하지 말아달라고 요청했고, 연구진은 이에 동의했다.

검사 결과는 양성이었다. 그 결과를 듣고 골드스미스 씨는 어머니에게 거짓말을 하겠다고 이야기했다. 그는 팀원들 앞에서 어머니에게 거짓말을 했다. 딸들에 대해서는 "돌보겠다"고 말했지만, 결과를 그들에게 알리겠다고는 하지 않았다. 그 팀은 그가 결과를 비밀로 할 것 같다고 지적했다. 이후 다른 가족들이 그의 검사 결과가 '음성'이라며 연구진에게 언급하기도 했다. 연구진은 골드스미스 씨가 딸들에게 건강을 위태롭게 할 수 있는 거짓말을 했을 수도 있다는 의심을 표명했다.

연구진은 만약 딸들이 아버지의 검사 결과가 음성이라고 잘못 믿는다면 그들이 필요한 검사와 후속 조치를 계속 받지 않게 될까 걱정한다. 골드스미스 씨가 이런 잘못된 믿음을 조장한다면 잠재적으로 딸들의 건강이 위태로워질 수 있는 것이다. 골드스미스 씨가 적극적으로 가족을 속였다면 이는 단순히 알리지 않은 것보다 더 심각한 문제이다. 연구진은 그가 적극적으로 딸들을 속였는지에 대해 확실히 알지 못하지만, 그가 적극적으로 어머니를 속이는 것을 목격했었기에 이 점을 우려하고 있다. 연구진은 후속 조치를 위해 골드스미스 씨에게 두 번이나 전화를 걸었지만, 그는 전화를 받지 않았다.

밴듀라 씨는 윤리 자문 내내 연구진을 대표하여 수많은 우려를 표명했다. 골드스미스 씨와 다시 건설적인 접촉을 하기 위해서는 어떻게 접근해야 하며, 만약 골드스미스 씨가 더 이상의 접촉을 모두 거부한다면 어떻게 해야 할까? 그들은 딸들에게 경고할 책임이 있나? 어떤 조건 하에서 그러한 책임은 골드스미스 씨와의 비밀 유지 약속에 우선하며, 그러한 조건들은 이 사례에서 충족되는가?

자문 과정에서 자문 서비스는 다음 두 개의 추가 질문을 확인했다. 만약 참여자가 연구진이 다시 접촉하는 것을 거절한다면, 그들은 자신이 기울인 선의의 노력을 어떻게 문서로 남겨야 하는가? 연구진은 검사 결과를 참여자의 의무기록에 기록하는 일반적인 정책을 채택해야 하는가?

분석 및 권고사항

문제 1: 참여자와 다시 건설적인 연락을 하기 위해 접근하는 방법 및 참여자가 모든 추가적인 연락을 거부할 경우 수행할 조치

골드스미스 씨는 연구진의 딜레마와 도덕적 고뇌를 모르고 있을 수 있다. 우리는 연구진이 골드스미스 씨의 행동이 그들에게 남긴 문제에 대해 솔직한 마음으로 그에게 다가갈 것을 권고한다. 자신의 감정에 대해 그에게 솔직해진다면 그들은 자신들이 부당하게 겪는 도덕적 부담과 맞서는 데 역할을 다했다고 느낄 수 있을 것이다.

예를 들어, 참여자가 자신이 말한 대로 (즉, "딸들을 돌본다"는 것은 필요한 검사를 받도록 그들을 독려하겠다는 뜻이다) 할 것이라는 기본 전제 하에 행동한다면, 연구진은 그들이 여전히 그렇게 해야 할 의무가 있다고 말할 수 있을 것이다. 연구진은 그가 딸들에게 자신의 유전적 상태에 대해 잘못된 믿음을 갖도록 했는지에 대해 불확실하고 상반된 근거를 가지고 있다. 그들은 특히 참여자가 어머니에게 거짓말을 하고 보고를 수정하지 않았을 때 팀원들이 동석했기 때문에 잠재적으로 해가 되는 속임수를 저지를 가능성을 걱정하고 있다.

문제 2: 연구진은 참여자의 딸에게 경고할 책임이 있는가? 어떤 조건 하에서 그러한 책임이 그들의 비밀 유지 약속에 우선하는가? 그리고 이 사례에서 그러한 조건이 충족되는가?

비밀 유지 약속의 예외적인 위반은 도덕적인 관점에서 받아들여질 수 있지만, 경고를 받지 않은 사람이 급박하고 심각한 위험에 직면하고, 그러한 해악을 예방하기 위해 비밀 정보를 이용할 수 있는 위치에 있는 조건에서만 가능하다. 골드스미스 씨의 딸들은 10대이기 때문에 지금 당장은 급박하고 심각한 예방 가능한 해악에 직면하지 않는다. (유전질환에 대한) 특별 선별검사는 25세 이전에는 적용되지 않는다.

추가 고려사항은 골드스미스 씨가 실제로 딸들에게 거짓말했는지에 대해 연구진이 확실히 알지 못한다는 것이다. 게다가 연방 프라이버시 법(Federal Privacy Act)에 따르면 아버지의 검사 결과를 딸들에게 그의 동의 없이 알리는 것이 법적으로 허용되지 않는다. 딸들은 NIH 연구 참여자가 아니기 때문에 이들과 따로 접촉할 경우 연방 프라이버시 법의 암묵적인 위반으로 해석될 수 있다. 따라서 이 사례에서 참여자의 사생활 보호가 법적으로 우선한다.

문제 3: 참여자가 연구진의 연락을 거부할 경우, 연구진은 자신들이 기울인 선의의 노력을 어떻게 문서화해야 하는가?

참여자와의 재접촉을 위한 연구진의 노력은 관례대로 골드스미스 씨의 의무기록에 기록되는 게 이상적이지만, 그의 BRCA1 양성 검사 결과를 언급하지 않고는 이러한 노력을 기록할 수 없다. 연구진은 골드스미스 씨에게 그의 의무기록에 검사 결과를 기록하지 않겠다고 분명히 약속했기 때문에 이 방법은 사용할 수 없다. 우리는 연구진이 이미 골드스미스 씨의 검사 결과를 포함하고 있는 참여자 연구 기록에 그들의 노력을 기록할 것을 권고한다.

문제 4: 문제 3은 참여자의 의무기록에 검사 결과를 기록하는 일반적인 정책을 연구진이 선택해야 하는지에 대한 질문을 제기한다.

모든 보안 위반에 대해서 개인의 의무기록 보호를 보장할 수는 없지만, 건강 정보를 비공개로 하는 것은 관례이고 합리적이다. 최소한 참여자의 검사 결과가 이미 기록되어 있는 연구기록과 의무기록은 법적으로 보호된다. 우리는 연구진이 참여자의 의무기록에 검사 결과를 문서화하는 일반적인 정책을 채택하는 것을 고려하라고 권고한다.

저자 해설

연구 참여자의 비밀을 보호하기 위해 강력한 법률 및 윤리적 규범이 마련되어 있지만, 새로운 기술은 합의된 기준의 경계를 옮기는 새로운 윤리적 문제를 초래할 수 있다. 이 사례에서 연구진 간에 의견이 갈라졌는데, 일부는 골드스미스 씨의 비밀을 보호해야 한다고 강하게 주장했고, 다른 일부는 경고 의무를 수행하는 데 찬성한다고 했다. 관련 사안을 폭넓게 논의한 결과, 연구진은 비록 골드스미스 씨와 개방적인 의사소통을 유지하기 위한 조치(정기적인 전화 통화 및 연간 후속 방문)를 취하긴 했지만, 만장일치로 골드스미스 씨의 딸들과 연락하지 않기로 결정했다. 이러한 지속적인 접촉은 잠재적으로 영향을 받을 수 있는 그의 딸들에게 BRCA1 양성 검사 결과를 진실하게 전달하는 것의 중요성에 관한 대화를 지속하는 기회로 활용되었다.

본 자문은 비밀 보호(특히 참여자와 명확한 약속이 이루어진 경우)에 대한 연구진의 의무와 임상적으로 관련 있는 정보를 연구 참여자의 가족과 공유해야 한다는 연구진의 책임 사이의 충돌에 중점을 두고 있다. 경고의 의무는 일반적으로 특별한 상황에서 실행된다. 즉 개인이 심각하고 급박한 해악의 위험에 처해 있을 때이다. 그러한 극단적인 경우에만 임상연구자는 연구 참여자의 비밀 보호보다 경고 의무가 더 중요하다고 할 수 있다. 대부분의 경우, 해당 사례와 같이 유전정보가 주로 친족의 장기적 건강과 복지에 관련이 있을 때 경고의 의무는 설득력이 부족하다. 이런 현실을 감안해 일부 윤리학자와 유전자문가들은 "가족 내 유전정보 공유를 독려하되 강요하지는

않는다"는 입장을 취했다.[3]

결국 연구진은 이 견해를 채택해 검사 결과를 가족에게 직접 공개하지는 않기로 결정했고, 동시에 골드스미스 씨가 자발적으로 공개하도록 적극적으로 독려하고 있다.

골드스미스 씨가 유전자 검사 결과에 대해 적극적으로 딸들을 속이고 있다는 연구진의 의심으로 사안은 더욱 복잡해졌다. 누군가가 단순히 자신의 결과를 공개하지 않기로 선택했을 때, 가족 구성원들은 그들 자신의 유전자 검사를 자유롭게 받을 수 있다. 그러나 결과가 음성으로 나왔다는 거짓된 정보에 근거하여 자녀들은 당연히 아버지로부터 해당 유전적 변이를 물려받을 수 없다고 추측했을 것이다. 따라서 그들의 잠재적 문제에 대해 별도의 검사를 받을 이유를 느끼지 않을 것이다. 이것은 그 자체로 문제가 되는 것이었지만, 연구진의 구성원은 특히 참여자의 속임수에 대한 그들의 잠재적인 공모를 걱정했고, 일부 구성원의 전문직 의무와 도덕적인 의무에 대한 우려가 고조되었다.

유사한 사례가 6장 '인간관계의 어려움 다루기'에 제시되어 있다. 자문 6.1은 전염병에 걸린 뒤 여자친구에게 자신의 건강상태에 대해 밝히기를 거부한 참여자의 사례를 다룬다. 두 사례 모두 잠재적으로 영향을 받는 당사자들과 정보를 공유하지 않기로 결정했지만, 유전정보와 전염성 질병 상태에 의해 나타나는 위험의 종류를 고려할 때 이것은 다른 이유로 행해진 것이라는 점에 주목할 필요가 있다.

또한 골드스미스 씨의 사례는 법적 문제가 윤리 자문에 영향을 미치는 경향을 강조한다. 예를 들어, 법적 책임에 대한 두려움으로 인해 연구 참여자와 연락하기 위한 노력을 문서화하는 방법에 대한 질문이 제기되었다. 고용 및 건강보험 맥락에서 이 유전정보의 차별적 사용과 관련된 잠재적 파장을 가지고 유전자 검사 결과를 문서화하는 장소와 방법에 대한 질문도 제기되었다. 이 자문은 고용 및 건강보험에 있어서 유전정보에 따른 차별을 구체적으로 금지한 유전정보 차별 금지법(Genetic Information Non-Discrimination Act, GINA)(2008년)이 통과되기 전에 이루어졌다.

이 책의 서론에서 논의한 바와 같이, 순전히 법률적인 문제와 윤리적 우려를 구별하는 것은 조심스럽다. 자문 서비스는 법적 또는 규제적 자문을 제공하지 않으며 필요한 경우 연구자를 법무국(Office of General Counsel)으로 안내한다. 더욱이 법적 의무는 윤리적으로 적절한 행동 방침과 일치하지 않을 수 있다. 자문가들은 법에 위배되는 조언을 해야 하는가? 이 사례의 경우, 연구자들이 딸들에게 경고하는 것이 프라이버시 법과 상충될 수 있지만 윤리적으로는 적절한 조언일지도 모른다는 의문을 가질 수 있다. 법적 규범과 윤리적 규범이 충돌할 때, 연구자들도 적절한 법률 고문과 협의하도록 장려하면서 자문 요청자에게 이런 긴장을 지적하는 것이 중요하다.

자문 3.6: 제3자에게 미치는 위험

Research Ethics Consultation

자문 요청 이유

연구자인 스티브 디에이고(Steve Diego) 박사는 연구 등록이 가족들에게 부담이 될 수 있는 상황에서, 잠재적으로 유익한 임상시험에 젊은 여성을 등록할지 여부를 결정하기 의해 긴급 자문을 요청했다.

사례 설명

디에이고 박사는 혈전 재발을 감소시키기 위한 실험적인 치료법의 평가를 위한 연구를 진행하고 있다고 이야기했다. 이 치료법은 효과가 있으려면 진단 후 14일 이내에 시작되어야 한다. 현재까지 이 연구에는 32명의 참여자가 등록되었다. 이제까지는 치료법의 효과가 매우 높았고 부작용은 확인되지 않았다.

버지니아 티머먼(Virginia Timmerman)은 19세의 여성이다. 그녀는 11일 전에 혈전 진단을 받았다. 티머먼은 온라인에서 그의 연구에 대해 읽은 후 연구 등록을 하고자 디에이고 박사와 연락했다. 디에이고 박사에 의하면(자문 서비스는 전화로 그녀에게 연락할 수 없었다), 티머먼은 사우스다코타주에 있는 자신의 집에서 연구기관까지 비행기로 이동할 수 있는 경제적 여유가 없다고 했다. 티머먼은 운전을 할 수 없지만, 그녀의 여동생은 NIH에 올 수 있도록 24시간 이상을 운전해주겠다고 했다.

티머먼의 여동생은 연로한 아버지를 맡아서 보살피는 돌봄 제공자이다. 최근에 퇴원한 아버지는 현재 산소공급이 필요하고 상태가 안정적이지 않다. 아버지 혼자 집에 두고 갈 수가 없고, 돌봐줄 만한 다른 이도 없기 때문에 티머먼의 여동생은 그를 같이 데려갈 계획이다. 디에이고 박사는 자신의 연구에 등록하면 티머먼에게 중요한 잠재적인 이득을 제공할 수 있다고 믿지만, 장거리 운전이 아버지에게 심각한 위험을 초래할 수 있다고 우려한다.

디에이고 박사는 티머먼과 그녀의 가족들이 연구계획서에 규정된 14일 이내에 NIH에 도착하기 위해서는 가능한 빨리 집에서 출발해야 한다는 이유로 자문 서비스가 긴급한 권고를 제시해줄 것을 요청했다.

분석 및 권고사항

디에이고 박사는 사우스다코타주에 있는 티머먼의 집 주변에서 그녀에게 치료를 제공하는 것이 가능한지 여부를 고려해야 한다. 그럴 수 없다면 티머먼에게 기대되는 이득을 위해 아버지를 위험에 처하게 하는 것이 타당한지를 결정하는 것은 일반적으로 가족의 몫일 것이다. 그러나 만일 디에이고 박사가 NIH까지 운전해서 오기로 한 가족의 결정이 합리적이지 않다고 믿을 만한 강력한 이유가 있다면, 티머먼의 연구 등록을 거부하여 가족들의 결정에 대한 협조를 거부할 수도 있다.

만약 티머먼을 연구에 등록하는 것을 반대할 과학적인 이유가 없고, 그녀가 집에서 치료받을 수 없으며, 사우스다코타주에서 운전해 오기로 한 여동생의 결정이 불합리해 보이지 않는다면, 우리는 디에이고 박사가 티머먼에게 연구 등록 기회를 제공할 것을 권고한다. 만약 디에이고 박사가 그녀에게 연구 등록 기회를 주기로 결정한다면, 그는 그들이 장거리 이동을 시작하기 전에 그녀와 그녀의 여동생 그리고 그들의 아버지가 연구의 본질을 이해하도록 해야 한다. 즉, 해당 연구는 일반화할 수 있는 지식을 얻는 것이 주된 목적인 실험적 연구로서, 참여를 위해서는 두 번의 재방문이 필요하며, 아버지의 상태가 불안정해지더라도 NIH에서 치료를 받을 수 없다는 것이다.

저자 해설

이후 이루어진 대화에서 디에이고 박사는 사우스다코타주에서 버지니아 티머먼에게 치료를 제공할 의사를 찾을 수 있었다고 보고했다. 가족의 지원으로 버지니아는 집에서 가까운 곳에서 치료를 받기로 결정했고 결국 메릴랜드주 베데스다에 위치한 NIH로 오지 않았다. 비록 이 사례는 순조롭게 해결되었지만, 이와 유사한 사례들은 계속해서 도전적인 윤리 문제를 제기한다.

예를 들어, 임상연구를 진행할 때 부적절한 위험이 발생하지 않도록 하는 것이 중요하다. 이 자문은 이 요건의 정도에 대한 문제를 제기하였다. IRB, 윤리 자문가 그리고 연구자들은 연구기관까지 운전해서 오는 위험처럼 연구 참여 이전에 발생하는 위험을 고려해야 하는가? 만약 연구 중재 그 자체로 인한 위험만 연구의 위험에 포함된다고 생각한다면, 연구기관까지 장거리를 이동하는 데서 발행하는 위험은 일반적으로 연구의 위험으로 생각되지 않을 것이다. 반면, 이 요건이 연구에 참여하지 않는다면 직면하지 않겠지만, 연구에 등록한 결과 해당 개인이 직면하게 될 모든 위험을 포함한다면 연구의 위험 또는 적어도 IRB가 평가하고 최소화해야 하는 위험을 고려할 수 있다. 우리는 버지니아가 연구에 참여하지 않더라도 차를 타는 위험을 일부 받아들일 것이라고 가정할 수 있지만, 24시간 동안 차를 타는 위험은 아마도 받아들이지는 않을 것이다.

만약 버지니아가 디에이고 박사의 연구에 등록하지 않는다면 버지니아의 아버지도 마찬가지로 이러한 위험에 직면하지 않을 것이다. 연구 참여자가 제3자, 특히 가족 구성원에게 미치는 위험을 고려해야 하는가? 예를 들어, 디에이고 박사는 24시간 동안 운전을 해야 하는 버지니아에 사는 여동생의 위험을 고려해야 하는가? 적어도 이것이 불합리해 보이지는 않더라도, 누군가는 이러한 접근법이 불공정하다고 우려할 수도 있다. 그렇다면 이러한 고려로 인해 대가족에 속한 사람들은 연구에서 더 자주 제외되어야 하는가? 또한 연구자가 가족 구성원에 대한 위험 평가를 어떻게 할 수 있을지 명확하지 않다. 연구자가 잠재적 참여자들에게 어떻게 연구기관에 올 것인지, 또 참여자와 그 가족들이 어떤 위험에 직면하게 될 것인지를 질문할 수 있겠는가? 이 사례는 윤리 자문이 일반적으로 연구자가 질문하지 않을 종류의 심층적인 분석이 필요한 문제를 대부분의 자문이 수용될 수 있는 시간 안에 제기할 수 있는지를 묻는다. 이상적인 이야기이지만, 자문가들이 임상연구의 윤리를 평가함에 있어 어떤 위험을 고려해야 하는지에 대해 정밀한 분석을 개발하고, 연구기관으로 오기 위한 자동차 운전이 가족 구성원들에게 어떤 위험을 초래할지에 대한 분석을 완료하려면 디에이고 박사에게 몇 년의 기간을 달라고 요구해야 했을 것이다. 그렇게 분석할 시간이 없기 때문에 윤리 자문가들은 제한된 분석을 바탕으로 자문 가능한 방안을 모색하고, 더욱 심도 있는 분석을 할 수 있도록 추가적인 연구도 요구할 필요가 있다. 디에이고 박사에게 긴급 권고사항을 제공하는 동안 윤리 자문가들은 이 사례의 윤리적 함의를 계속 논의했고, 그것을 NIH에서 윤리집담회(Ethics Grand Rounds discussion)의 기초로 사용했다.

이 자문은 임상연구의 윤리가 감독과 규제에 의해 모두 해소되지는 않는다는 점을 강조한다. 미국의 규제를 포함한 대부분의 규제는 연구 참여자 본인에 대한 위험의 평가와 위험의 최소화에 초점을 맞추고 있다. 이는 가족 구성원에 대한 위험을 평가하거나 버지니아를 연구에 참여하지 못하도록 배제하는 규제의 근거를 사라지게 만든다. 사실 제3자의 위험까지 고려하는 것은 현재 받아들여지지 않고 있다. 하지만 이것이 버지니아의 연구 등록으로 인해 발생하는 윤리적 우려를 모두 해소하지는 않는다. 그녀는 연구의 선정 기준에 부합하지만, 그녀를 연구에서 제외해야 하는 윤리적 이유가 있을 수 있다.

NOTES

1. E. J. Emanuel, D. Wendler, and C. Grady, "What Makes Clinical Research Ethical?" *Journal of the American Medical Association* 283, no. 20 (2000): 2701–2711.
2. M. Little, A. Lyerly, and R. Faden, "Pregnant Women and Medical Research: A Moral Imperative," *Bioethica Forum* 2, no. 2: 60–65; A. Lyerly, M. Little, and R. Faden, "Pregnancy and Research," Hastings Center Report 38, no. 6 (Nov.–Dec. 2008), inside back cover; A. Lyerly, M. Little, and R. Faden, "The Second Wave: Toward Ethical Inclusion of Pregnant Women in Clinical Research," *International Journal of Feminist Approaches to Bioethics* 1, no. 2 (Fall 2008): 5–22.
3. K. Offit et al., "The 'Duty to Warn' a Patient's Family Members about Hereditary Disease Risks," *Journal of the American Medical Association* 292, no. 12 (Sept. 22/29 2004): 1469–1473.

CHAPTER 4

취약 집단을 대상으로 하는 연구 수행

Conducting Research with Vulnerable Populations

미국 연방 규제와 국제 연구윤리 지침들은 '취약 집단(vulnerable group)'에 해당하는 이들에 대한 특별한 보호를 의무화하고 있다.[1] 취약성이라는 개념을 내세우는 일은 흔하고, 대부분의 사람은 그 의미를 직관적으로 이해하지만, 취약 집단으로 규정되는 조건이 무엇인지 정확히 밝히기란 어려운 일이다. 결과적으로 취약 집단에 어떤 특별한 보호가 필요한지, 정확히 누가 특별한 보호를 받을 자격이 있는지 결정하기는 쉽지 않다.

일부 지침은 취약 집단의 목록을 제공하고 이러한 집단에 적절한 추가적인 보호가 제공되어야 한다고 명시한다. 45 CFR 46에 따르면, 취약 집단에는 "어린이, 수감자, 임산부, 정신장애인 또는 경제적 약자나 교육 취약 계층"이 포함된다.[2] 이 규정에는 "이러한 참여자들의 권리와 복지를 보호하기 위해 추가적인 안전장치가 포함"되어야 한다고 명시되어 있다.[3] 단순히 취약 집단으로 간주되는 목록을 나열하기만 하면 목록이 너무 길어져 거의 모든 사람이 취약 집단에 포함될 수 있다. 그렇게 되면 목록에 열거된 여러 이질적인 집단에 어떤 보호가 취해져야 적절한지의 문제가 불분명해진다.

이 문제를 해결하는 한 가지 방법은 취약성의 정의를 제시하는 것이고, 그 정의에 따라 추가적인 보호가 필요한 집단을 결정하는 것이다. 한 가지 그럴듯한 취약성의 정의에 따르면, 취약한 개인이란 충분한 정보에 의한 동의를 할 수 있는 능력이 없거나 그러한 능력이 부족한 사람들이다. 예를 들어 벨몬트 리포트는 “의존적 지위와 자유로운 동의 능력이 종종 발휘되지 못함”을 이유로 추가적인 보호가 필요한 사람의 연구 참여에 대한 우려를 제기한다.[4] 다른 개념에는 연구와 관련된 위험,[5] 착취[6] 또는 단지 열악하게 취급될 수 있는 특정 집단의 취약성에 대한 민감성이 포함된다.[7] 다른 접근방식은 취약성을 하나로 정의하기보다는, 여러 집단이 취약한 근거를 특정한 다음 이들의 상이한 취약성을 해결하기 위해 어떤 안전장치가 필요한지 설명하는 것이다.[8]

취약성이 다양한 방식으로 이해된다는 것을 고려할 때, 취약 집단에 관한 윤리적 쟁점들이 연구 과정의 거의 모든 단계에서 발생하는 것은 그리 놀라운 일이 아니다. 이는 이 책 전반에 걸쳐 나오는 취약 집단과 관련된 자문 사례들을 통해서도 알 수 있다. 1장에는 HIV 감염자(자문 1.1, 1.5), 개발도상국 사람(자문 1.2, 1.5), 잠재적으로 인지능력에 한계가 있는 성인(자문 1.6), 어린이(자문 1.4, 1.5, 1.7)를 대상으로 연구를 시작하는 과정에 대한 자문이 포함되어 있다. 2장은 어린이(자문 2.1), 정신질환자(자문 2.2), 직원(자문 2.3) 그리고 영어 비사용자[자문 2.6(a)]를 연구에 등록할 때 제기되는 쟁점을 다룬다. 3장은 어린이 참여 연구에서 위험의 최소화와 관련된 자문 사례를 제시한다(자문 3.2). 5장은 국제 연구(자문 5.1, 5.3), 알츠하이머병 환자(자문 5.4), 겸상적혈구질환(자문 5.5), HIV(자문 5.7)에 대한 자문 사례를 다룬다. 6장에서는 미성년자(자문 6.2, 6.3), 알코올 의존자(자문 6.4) 또는 생애 말기에 있는 사람(자문 6.5, 6.6, 6.7)을 대상으로 하는 연구에서 발생하는 도전에 대해 고찰한다. 7장은 어린이에 대한 시험 종료 후 의무를 결정하는 사례를 포함하고 있다(자문 7.2, 7.5).

이 장에서는 주요 취약 집단인 어린이, 인지장애인, 응급 치료가 필요한 환자, 말기 환자, 경제적 약자 등이 포함된 자문을 제시한다. 주요 취약 집단 중에서 수감자들은 다루지 않았다. 이는 NIH 임상센터에서 수행되는 연구의 성격상 통상 사람들에게 임상센터를 방문하도록 요구하는 점을 어느 정도 반영하는데, 수감자는 임상센터를 방문할 수 없기 때문이다. 또한 이는 수감자에 대한 연구 현황을 반영한다. 과거에는 수감자들이 (문자 그대로) 갇혀 있는 집단이었기 때문에 많은 연구가 그들을 대상으로 수행되었다. 취약 집단을 대상으로 하는 연구에 대한 윤리적 우려가 높아지면서 그들에 대한 보호가 강화되었고, 임상연구로부터 그들을 제외하여 착취로부터 보호하려는 시도가 있었다.

취약 집단 구성원의 연구 등록을 제한하는 것은 부적절한 연구에 등록되지 않도록 그들을 보호하는 것일 수 있다. 그러나 이러한 접근방식은 특히 수감자, 어린이, 임산부와 같은 일부 취약 집단을 연구에서 너무 자주 제외함으로써 그들에게 영향을 미치는 질병에 대한 체계적인 데이터를 부족하게 만든다는 우려를 낳기도 한다. 이러한 문제의식은 취약 집단 보호와 그들의 건강 및 복지 증진에 필요한 연구 허용 사이에서 적절한 균형을 잡는 것이 중요하다는 점을 환기시켰다.

첫 번째 사례는 어린이에게 초점을 맞춘다. 어린이는 몇 가지 측면에서 취약하다. 즉, 위험에 더 취약하고, 부양자에게 의존하며, 스스로 동의할 수 없다(윤리적으로는 꼭 그렇지 않지만, 법적으로는 그렇다). 그들은 더 작고 성장 발달이 아직 끝나지 않았기 때문에 해를 입기 쉽다. 예를 들어, 태아와 어린이의 뇌가 발달하는 중에 중금속 오염이 미치는 영향은 성인의 경우보다 훨씬 더 심각하다. 따라서 성인에게 허용되는 중재가 어린이에게는 과도한 위험이 될 수 있다. 어린이의 위험에 대한 우려는 관련 데이터 부족으로 인해 더욱 악화되었다. 새로운 약물 및 의료기기는 어린이에게 처방될 때조차도 성인을 대상으로 시험되는 경우가 흔하다. 한 예로, 어린이에게 처방된 약물 중 대략 25%만이 소아과 모집단에서 적절하게 연구된 것으로 추정된다.[9] 물론 이 문제는 양면성을 지니는데, 어린이에게 처방될 약물의 안전과 효능에 관한 연구가 적은 것은 앞으로 더 많은 연구를 수행해야 할 이유이기도 하고, 연구에 수반되는 위험의 수준에 대해 신중해야 하는 이유이기도 하기 때문이다. 자문 4.1은 경두개자기자극술(transcranial magnetic stimulation, TMS) 연구에 관한 것으로, TMS는 주의력결핍 및 과잉행동 장애(attention-deficit/hyperactivity disorder, ADHD)가 있는 어린이와 건강한 어린이의 신경 발달 상태를 확인하기 위한 의료기술이다. 성인을 대상으로 한 TMS의 안전성 데이터는 존재하지만, 어린이를 대상으로 한 데이터는 없다. 연구자들은 어린이에 대한 TMS의 안전성을 평가하기 위해 연구를 설계했는데 이 연구에 어린이, 특히 건강한 어린이를 등록하는 것이 윤리적으로 적절한지를 우려하여 자문을 요청했다.

자문 4.2에서는 어린이의 의존도가 중요한 역할을 했다. 이 자문은 일반적으로 자신의 임상진료와 연구 참여에 대한 의사결정을 할 수 있는 10대 청소년 문제를 다룬다. 그러나 해당 청소년은 인지능력 저하를 증상으로 하는 질병에 걸렸는데, 최근 그의 누나가 그 병으로 사망하였다. 부모는 병의 진단과 예후에 대해 그에게 이야기하지 않았고, 이에 연구진은 그가 자신의 상태에 대해 거의 알지 못한다는 점을 우려했다.

임상센터에 오는 많은 이는 동의 능력이 떨어진다고 간주되기 때문에 취약하다. 우리는 연구 관련 내용을 이해할 수 없는 사람에게 동의받는 것을 원하지 않는다. 그러나 마찬가지로, 일견 보이는 것과는 달리 실제로 동의 능력이 있는 사람의 결정을 무시해서는 안 된다. 자문 서비스 출범 이후 생명윤리과의 구성원들은 정신의학을 포함한 다른 전문가와 함께 역량평가를 실시하고 있다. 이 장의 두 번째 절에서는 잠재적 연구 참여자의 동의 능력, 그들을 위한 결정을 할 대리 의사결정자를 지정하는 능력, 대리 의사결정자의 적절성을 평가하는 절차를 설명한다. 자문 4.3에서는 잠재적 연구 참여자와 그의 대리인을 평가한 실제 사례를 기술한다.

동의 능력이 부족한 사람도 대리 의사결정자에 의해 연구에 등록될 수 있다. 자문 4.4는 대리인에게 동의를 받을 때 발생할 수 있는 일부 문제를 보여준다. 이 사례에서 연구 참여는 치명적인 병에 걸린 사람에게 이득이 될 것으로 보였지만, 참여자는 뇌염에 걸려 스스로 결정할 수 없었다. 그래서 IRB가 승인한 절차에 따라 남편이 대리 의사결정자로 지명되었지만, 그는 예비 연구 참여자인 아내와 함께 NIH에 오지 않았고 영어를 하지 못했다. 이 자문의 분석과 권고사항은 이와 같은 사례를 다루기 위해 임상센터에서 개발한 절차의 일부를 상세히 기술한다.

자문 4.5는 다른 유형의 취약성을 다룬다. 뇌종양을 연구하는 한 연구자는 최근 사망한 사람에게서 조직을 채취하여 연구하는 방법을 고안했는데, 이를 위해서는 사망하기 전 그 사람을 임상센터로 데려와서 사망 직후 뇌조직을 채취한 후 시신을 가족에게 돌려주어야 한다. 이 사례에서 문제가 되는 취약성은 의사결정 권한이 있는 참여자의 동의 능력과 관련되지 않으며, 참여자의 사후에 연구 관련 절차가 이루어지기 때문에 위험에 대한 취약성이 증가하는 문제가 아니었다. 그러나 죽어가는 사람과 그 가족들은 이미 매우 힘든 상황에 놓여 있기에 그들에게 더 큰 부담을 주는 것은 부당해 보일 수 있고, 그러한 상황에서 연구에 참여해달라고 요청하는 것은 부적절하거나 무례하게 보일 수 있다.

이 장의 마지막 자문은 관련 지침에서 예상하는 문제가 실제로 취약 집단을 다룰 때 발생하는 문제와 얼마나 다른지 보여준다. 자문 4.6에서 자문서비스는 NIH 소속 의료인들이 경제적 약자인 연구 참여자에 대한 의무에 대해 생각하는 것을 도왔다. 해당 연구 참여자는 가족성 지중해열(familial Mediterranean fever, 반복적이고 고통스러운 염증이 나타나는 유전 질환)을 앓고 있는 아르메니아인으로, NIH 밖에서는 의료 서비스를 받을 수 없었다. 이 사례에서 경제적으로 불리한 조건은 이러한 조건을 가진 취약 집단에 관한 기본적인 우려, 즉 참여자가 연구에 등록되는 것이 착취일지도 모른다는 우려를 일으키지 않았다. 오히려 그를 연구에서 탈락시키면 의료상의 요구를 해결할 수 있는 다른 선택지가 없다는 게 우려 사항이었다. 자문 7.2와 7.4는 이와 유사한 쟁점을 제기한다.

역량 평가 절차

일부 잠재적 연구 참여자는 연구 참여에 대한 동의 능력이 없기 때문에 추가적인 보호가 필요하다. 가장 명확한 보호장치는 그들을 연구에서 배제하는 것이라 생각할 수 있지만, 어떤 연구는 참여자에게 임상적 이득의 가능성을 제공하고, 사회적으로 중요한 어떤 연구는 유효한 동의를 할 수 없는 사람의 참여를 통해서만 수행될 수 있다. 앞서 언급한 바와 같이 미국 연방 규정은 어린이, 수감자, 임산부와 태아에 관한 연구를 위한 추가적인 안전장치를 제공한다. 이와는 대조적으로, 참여자의 법정대리인에게서 동의를 받을 가능성이 없는, 스스로 동의할 수 없는 성인을 대상으로 하는 연구에 대한 구체적인 규정은 없다. 구체적인 지침이 없는 상황에서 일부 기관은 자체 지침을 마련했다.

NIH 임상센터는 1987년에 인지장애가 있는 성인 대상 연구를 위한 정책을 마련했다. 이것은 아마도 이 사안에 대한 최초의 지침 중 하나일 것이다. 이 지침은 2003년과 2008년에 개정되었고 자문 4.3은 정책의 2008년 버전을 기반으로 수행되었다. 최신 개정 이후 NIH 임상센터는 정책에서 요구하는 보호 방안을 시행하여 자문가를 보조할 도구를 개발했다. 이 정책은 개인이 연구에 등록되는 시기나 연구 진행 중에 참여자의 동의 능력에 의문이 발생할 때 평가를 받아야 한다고 규정하고 있다. 이 평가는 연구진이나 동의능력평가팀(Consent Assessment Team, ACAT)에 의해 수행되는데, ACAT는 개인의 동의 능력을 평가하도록 훈련된 NIH 임상센터 집단으로 연구진으로부터 독립되어 있다.

개인의 동의 능력에 대한 ACAT의 평가는 그 사람이 특정 연구계획서에 동의할 수 있는지에 초점을 맞춘다. 따라서 문제는 개인이 어느 정도 일반적인 수준의 인지능력을 가지고 있느냐가 아니라, 그 사람이 해당 연구에 참여하는 것의 의미를 이해하고 자율적으로 결정할 수 있느냐 하는 점이다. 스스로 유효한 동의를 할 수 없는 사람에게도 여전히 대리 의사결정자를 선임할 능력이 있다고 여겨진다. 그러나 연구 목적으로 대리인을 지정하는 데 요구되는 사항을 기술한 자료는 거의 없으며, 많은 연구기관은 임상적 결정을 내리도록 지정된 대리인을 그저 받아들인다. NIH 정책은 연구를 위한 대리인 지정을 위해서는 잠재적 연구 참여자가 최소한 다음의 사항을 이해할 수 있어야 한다고 규정하는데, (1) 대리인이 잠재적 연구 참여자를 위해서 의사결정을 해야 하고, (2) 그 의사결정에 따라 불편과 위험이 따르는 중재를 경험할 수 있으며, (3) 일부 중재는 참여자 본인에게는 도움이 되지 않지만 다른 사람에게 이득이 될 수 있는 정보를 수집하기 위해 수행될 수 있다는 것이다.

연구 참여자가 지정하는 사람이 누구든지 간에 그 사람은 자신의 견해에 따라 의사결정을 하도록 허용되어야 한다는 주장이 있다. 만약 내가 대리인이 내린 결정에 따라 치료받는 것에 동의한다면, 나의 대리인이 내린 결정은 합법적인 것으로 간주되어야 한다. 실증적 연구들은 사람들이 자신을 위한 결정을 내리는 데 있어서 대리인에게 어느 정도까지 재량권을 허용할 것인가에 대한 견해가 다양하다는 것을 보여준다. 많은 사람이 대리인에게 상당한 재량을 허용한다. 이들은 대리인이 내리는 거의 모든 결정을 기꺼이 받아들이는 것처럼 보인다. 그러나 또 다른 많은 사람들은 대리인에게 중요한 재량을 주지 않으려고 하며, 일부 사람들은 대리인이 그들이 선호하는 치료의 수행을 넘어서는 어떠한 재량도 갖지 않기를 원한다.[10] 이러한 맥락에서 NIH 정책은 대리인의 적절성에 대한 평가를 의무화하고 있다. 대리인이 적절하다고 판단하려면적어도 대리인이 (1) 해당 연구가 검증되지 않은 연구를 목적으로 한다는 것을 이해하고, (2) 연구의 위험, 잠재적 이득 및 대안을 이해하며, (3) 연구 참여가 해당 개인의 선호와 가치에 부합한다고 믿을 만한 충분한 근거를 가지고 있어야 한다. 마지막으로 NIH 정책은 동의 능력이 있는(완전한 동의를 하지 못하더라도) 연구 참여자에게 찬성[(assent, 즉 긍정적인 합의(affirmative agreement)]을 받아야 하며, 그러한 참여자의 반대(dissent) 의사를 존중해야 한다고 요구한다. 반대에 대한 평가는 특히 충분한 정보에 의한 동의를 제공할 수 없는 개인들에게 어려울 수 있다. 이러한 이들은 종종 의사소통에 어려움을 겪으며, 평가는 몸짓이나 다른 신호에 기초해야 할 수도 있다.

자문 4.1: 직접적인 이득이 없는 경우 어린이의 위험 노출

Research Ethics Consultation

자문 요청 이유

NIH 연구자인 마이클 가넷(Michael Garnett) 박사는 건강한 어린이를 연구 위험에 노출하는 것이 적절한지에 대해 논의하는 다학제 회의에 자문 서비스가 참석해달라고 요청했다.

사례 설명

가넷 박사의 연구에 대해 논의하기 위해 연구자, IRB 위원, 청각 전문가(hearing consultants), 자문 서비스가 회의에 참석하였다. 회의가 시작하자 가넷 박사는 ADHD가 있는 어린이를 대상으로 자기장을 이용해 뇌 신경세포를 자극하는 방법인 TMS(Transcranial Magnetic Stimulation, 경두개자기자극술)에 대한 연구를 하고 있다고 설명했다. 이 연구는 건강한 어린이의 TMS 결과와 ADHD가 있는 어린이의 TMS 결과를 비교하여 ADHD와 관련된 뇌의 변화를 확인하고자 하는 것이었다.

TMS는 귀를 보호하지 않고 실시하면, 토끼의 청각 손상을 유발하는 약

120dB의 소음을 발생시킨다. 귀마개를 사용하면 토끼에게 청각 손상이 발생하지 않은 것으로 보인다. 성인을 대상으로 한 선행 연구에서는 귀마개를 사용하면 TMS에 의한 청각 손상이 나타나지 않았다. 그러나 어린이의 청각에 미치는 영향을 구체적으로 살펴본 연구는 없다. NIH 연구자들은 최근 건강한 어린이를 포함하여 TMS 평가를 하기 위한 심층 안전성 연구를 계획했다. 해당 연구에는 모든 연구 참여자에 대한 청각 보호가 포함되며, 이는 소음을 약 100dB까지 감소시킬 것이다.

회의 과정 중에 건강한 어린이를 연구에 등록하는 것이 적절한지에 대한 우려가 표명되었다. 미국 연방 규정은 위험이 "최소"일 때 직접적인 이득이 없는 연구에 건강한 어린이를 비롯한 어린이 대상자를 등록하는 것을 허용한다. 이 규정은 연구 위험이 "일상 생활에서 또는 일상적인 신체적 · 정신적 검사 수행 중에 발생할 수 있는" 위험을 초과하지 않을 경우를 최소 위험으로 정의한다. 특히 이 연구가 최소 위험 연구인지에 대한 그리고 미래에 어린이들이 혜택을 받을 가능성이 없을 때도 그들을 대상으로 연구하는 것이 적절한지에 대한 의문이 제기되었다.

분석 및 권고사항

회의 중에 어린이에 대한 TMS 데이터가 부족하기 때문에 안전성 연구와 관련된 위험을 확인하기 어렵다는 합의가 있었다. 안전성 연구는 관련 데이터를 제공하기 위해서 특별히 제안되었지만, 데이터의 부재는 연구 허용에 대한 윤리적 우려를 발생시킨다.

연구의 위험을 명확히 알 수는 없지만, 회의 참석자들은 연구 참여에 의한 위험이 일상생활의 수많은 원인에 의해 어린이의 청력에 가해지는 위험과 비슷하거나 더 크지 않을 수 있다는 점에 동의하였다. TMS의 위험이 어린이가 일반적으로 겪는 위험보다 크지 않다는 사실은 이 연구가 최소 위험만을 내포하며 건강한 어린이를 위한 미국의 규정에 따라 승인될 수 있다는 것을 의미한다.

연구가 최소 위험만을 가지더라도, 가능한 한 위험을 줄이는 것이 중요하다. 따라서 자문 서비스는 TMS를 사용하는 연구에 똑같이 적용되는 방법으로 TMS를 실시하는 동안 어린이의 청력을 더 보호할 방안을 연구자들이 검토할 것을 권고했다. 또한 TMS를 어린이에게 적용하는 것에 대한 체계적인 데이터는 없으나 다른 연구자들은 어린이에게 TMS를 실시해왔을 가능성도 있다. 따라서 연구자들은 연구를 수행하기 전에 다른 연구에서 어린이에게 TMS를 실시한 사례가 있는지 확인하기 위해 노력해야 한다.

이 회의의 일부 참석자는 안전성 연구가 건강한 어린이에게 더 문제가 될 것이라는 견해를 밝혔다. 특히 ADHD가 있는 어린이는 이러한 안전성 연구 결과로부터 적어도 미래에는 혜택을 받을 가능성이 있다. 동시에 ADHD나 다른 질병을 앓는 어린이를 연구에 참여시키는 것은 연구 중재가 임상진료라고 믿는 치료적 오해를 유발한 가능성을 높일 수 있다. 자문 서비스는 건강한 어린이를 포함하거나 배제하는 것에 대한 설득력 있는 주장을 찾지 못했다. 건강한 어린이와 아픈 어린이 모두를 등록하는 것에 대한 타당한 윤리적 논쟁들이 있으며, 이 부분에서는 합의가 이루어지지 않고 있다. 이러한 사례에서, 연구자의 선호는 도덕적으로 관련이 있고 의사결정 과정에서 고려될 수 있다.

저자 해설

이 자문이 제기한 질문은 잠재적으로 임상적 이득이 없는 연구 위험에 어린이를 노출해도 되는가인데, 이는 연구윤리에서 가장 오래된 질문 가운데 하나이다. 미국의 연구 규정은 전 세계 여러 나라의 규정과 마찬가지로, 일상생활에서 일반적으로 겪는 것보다 위험이 크지 않을 때 어린이들을 잠재적으로 임상적 이득이 없는 연구에 등록하도록 허용한다.

이 자문에서는 어린이가 종종 100dB의 소음에 노출된다는 점에 주목했다. 이러한 수준의 소음은 헤드폰으로 또는 콘서트에서 음악을 들을 때, 잔디를 깎을 때 자주 발생하며 심지어 100dB을 초과하기도 한다. 따라서 이 연구의 위험은 건강한 어린이를 비롯한 어린이들에게 허용된다. 그러나 자문 보고서에서도 인정했듯이, 이 연구가 법적으로 허용된다고 해서 반드시 승인되어야 함을 의미하는 것은 아니다. 미국의 규정은 IRB가 언제 연구를 승인할 수 있는지 규정한다. 규정을 충족하는 모든 연구가 윤리적으로 적절한 것은 아니다. 이 자문과 관련하여, 일상생활에서 자주 발생하지만 연구 맥락에서는 허용될 수 없는 몇 가지 위험이 있다. 예를 들면, 어떤 어린이는 환경 보건의 위험이 있는 곳에서 자란다. 그렇다고 해서 동일한 수준의 위험에 어린이를 노출하는 연구가 허용되는 것은 아니다. 그 대신 우리는 그러한 위험은 허용될 수 없으며 연구의 맥락과 실제 환경적 맥락에서 모두 피해야 한다고 말할 것이다. 이러한 추론 방식은 일상생활에서 발생하는 특정 위험이 소아 연구의 위험 평가에 적합한 대조군을 제공하는지를 다룬 연구보고서에서 상당한 논쟁을 불러일으켰다.[11] 이 사례에서는 어린이가 보통 100dB로 음악을 듣는다고 해서 동일한 수준의 소음에 어린이를 노출하는 연구가 적절한지에 대해서는 이견이 있었다.

또한 이 자문에서는 잠재적으로 임상적 이득을 제공하지 않는 연구를 건강한 어린이를 대상으로 수행하지 않고, 연구 중인 질환이나 질병을 앓는 어린이를 대상으로 하는 것이 더 나은지를 다루었다. 미국 연방 규정은 모든 어린이를 최소 위험만을 내포하는 연구에 등록하도록 허용한다. 게다가 이 규정은 연구 참여 어린이의 장애나 질환에 대해 일반화 가능한 지식을 얻을 수 있을 때, 최소 위험을 넘어 "사소한 증가"를 포함하는 연구를 허용한다. 후자의 범주를 포함하는 것의 정당성은 건강한 어린이를 연구 위험에 노출하는 것이 더 문제라는 생각에 근거한다. 그러나 누군가는 장애나 특수한 질환이 있다는 사실이 해당 어린이를 추가적인 위험에 노출해도 된다는 근거가 아니라 추가적인 보호를 제공할 근거라고 주장할 수도 있다. 생명윤리과 구성원들의 후속 연구는 이 쟁점을 탐구해왔다.[12]

자문 4.2: 미성년자에게 진단 내용 알리기

Research Ethics Consultation

자문 요청 이유

한 연구진은 자신의 진단이나 예후를 모르고 있는 17세 연구 참여자에 관한 윤리적 쟁점에 대해 윤리 자문을 요청했다.

사례 설명

자문 서비스는 여러 연구원과 만나 라포라 병(LaFora's disease) 진단을 받은 10대 소년 제이미 곤잘레즈(Jaime Gonzalez)의 사례에 대해 논의했다. 라포라 병은 다당류가 전신에 침전하는 질환으로 중추신경계(CNS)에 침전되는 경우 발작, 근육 경련 그리고 인지 저하가 발생한다. 이 질환은 일반적으로 비교적 어린 나이의 어린이에게 발병하고, 이 병에 이환된 대부분의 환자는 10대 후반이나 20대 초반에 합병증으로 사망한다.

제이미는 1년 전부터 라포라 병 증상을 보이기 시작했다. 그 이후 그는 발작, 운동 협응의 어려움, 상 · 하지 근력 감소를 경험했다. 제이미는 저포도당 식단이 라포라 병의 진행에 미치는 영향에 관한 연구에 참여하고 있다. 제이미의 연구 참여 과정에서 의료진과 연구진은 제이미가 자신의 상태에 대해 제한적인 정보만 가지고 있음을 알게 되었다.

제이미의 누나는 두 달 전 라포라 병의 합병증으로 23세의 나이에 사망했다. 그녀를 떠나보낸 마지막 해는 가족들에게 상당히 힘든 시기였기 때문에 제이미의 부모는 그에게 누나와 같은 병에 걸렸다는 사실을 알리지 않기로 했다. 연구진과 가족에 따르면, 제이미는 자신의 병과 예후에 대해서도 아무 질문도 하지 않았다. 그렇더라도 연구진은 이러한 상황이 굉장히 불편하다고 말한다.

분석 및 권고사항

일반적으로 17세가 넘으면 당사자에게 관련 정보를 알려주는 것이 바람직하지만, 제이미에게 제한적인 정보만을 제공하고, 최근 그의 누나를 죽음에 이르게 한 것과 같은 병을 앓고 있다는 사실을 통보하지 않는 것은 용인 가능하다. 그러나 자문 서비스는 제이미가 자신의 병에 관해 묻는다면 진실하게 답해야 한다고 권고한다. 전반적으로 제이미에게 무엇을 말해주어야 하는지와 그것을 어떻게 공개해야 할지에 대한 결정은 그의 가족과 함께 논의해야 한다. 질문 시점에 제이미의 인지능력 수준은 그에게 무엇을 어떻게 말해야 할지를 결정하는 중요한 요소가 될 것이다.

저자 해설

윤리 자문가들은 연구진이 제이미에게 진단 사실을 알릴 필요가 없다고 권고했다. 하지만 자문가들은 제이미가 연구에 관해 직접 물어본다면 거짓말해서는 안 된다고 조언했다. 추후 논의하겠지만, 이 권고는 연구 참여자가 정보를 요청할 때 정보를 제공할 많은 이유가 있을 수 있다는 인식에 따라 제안되었을 것이다. 게다가 자문가들의 권고사항은 일반적인 견해를 강조하는데, 즉 관련 정보 제공을 보류하는 것과 의도적으로 부정확한 정보를 제공하는 것 사이에는 중요한 윤리적 차이가 있다는 견해이다(자문 3.5 참조).

이 사례는 윤리 자문에서 개별 사례의 상황과 세부사항에 대한 평가가 중요함을 보여준다. 자문가들은 개인에게 정확한 정보를 제공하는 것이 중요하다는 데 대한 폭넓은 합의가 있음을 인정했다. 이는 미성년자가 일반적으로 연구 참여에 승낙 또는 긍정적인 합의를 해야 하며, 이 합의는 관련 세부사항에 대한 이해를 기반으로 해야 한다는 견해를 반영한다. 현 사례에서 이 원칙은 이 연구가 라포라 병에 대한 특정 식단의 영향 평가를 위해 고안되었으며, 제이미가 그 병을 진단받았기 때문에 연구 참여가 고려되었음을 알려야 함을 시사한다. 보통의 10대는 성장 · 성숙의 과정에 있고, 앞으로 몇 년간 성숙도와 인지능력이 더 발달할 것이다. 해당 청소년이 스스로 결정을 내릴 성인기에 대비해야 하고, 결과적으로 본인에게 정확한 정보를 제공할 필요성도 더 커진다. 하지만 이와 달리, 제이미는 인지능력의 감퇴를 경험할 것이 거의 확실했다. 따라서 대부분의 17세에게 적용되는 정확한 정보 제공의 원칙은 제이미에게 적용되지 않을 수 있다. 이에 더해, 제이미에게 정보를 알려야 하는 도덕적 이유는 해당 질병으로 인해 그의 누나가 최근 사망했다는 점 그리고 그러한 정보 제공이 그에게 미칠 수 있는 영향의 맥락에서 고려되어야 한다. 이 쟁점을 이해하는 한 가지 방법은 개인의 의사결정 능력 존중과 그들의 이익을 보호하는 가치 사이의 충돌 가능성을 살피는 것이다.

정보 제공 보류 여부를 결정하는 한 가지 전략은 연구 참여자가 해당 정보에 대해 알고 싶어하는지를 분별하는 것이다. 일반적으로 정보의 제공은 개인의 선호를 존중하는 방법이고, 해당 정보가 연구 참여 결정과 관련될 수 있기 때문에 그들은 연구에 대해 궁금한 정보를 제공받아야 한다. 물론, 연구진이 진단 사실에 대한 경각심을 일으키지 않으면서 제이미에게 그 질환에 대해 알고 싶은지를 직접 물어볼 수는 없었다. 대안은 해당 개인의 행동에 기초하여 접근하는 것이다. 이 사례에서 제이미는 아무 질문도 하지 않았다. 누군가는 이것이 그가 자신의 진단이나 예후에 대해 알고 싶어하지 않음을 의미하는 신호라고 여길 수 있다. 그러나 그의 침묵에 대한 가능한 설명은 이것만이 아니다. 예를 들어, 그는 자신의 진단에 대해 듣지 못했기 때문에 자신이 치료 가능한 병에 걸렸다고 추측했을지도 모른다. 또는 자신의 상태를 의심하거나 깨달았을 수도 있다. 이 가능성은 그가 증상을 경험하고 치료를 받고 있다는 사실에 의해 더욱 설득력을 갖게 된다. 따라서 이 문제에 관여하지 못한 것이 그를 고립시키고, 가족 및 연구진과 함께 자신의 걱정에 대해 논의할 수 없게 만들었는지도 모른다.

청소년, 특히 10대 후반 청소년에게 정확한 정보를 제공하는 또 다른 이유는 일단 그들이 스스로 판단하는 성인이 되면 자신의 의료 서비스를 통제할 수 있도록, 그들에게 진실한 정보를 제공해야 할 의무가 있다는 가정 때문이다. 10대 때 부정확한 정보를 제공받다가 갑자기 진실을 알게 된 사람들은 부정적인 반응을 보일 수 있다. 이 가능성이 비록 이 사례에는 해당하지 않을 수 있지만, 청소년을 속이지 말아야 할 또 다른 이유이다.

자문 4.3: 인지장애가 있는 연구 참여자에 의한 대리 의사결정자 지정

Research Ethics Consultation

자문 요청 이유

아미르 자히드(Amir Zahid)는 어느 연구 참여 대상자로 고려되고 있었는데, 해당 연구는 IRB가 부여한 다음의 의무 요건을 지켜야 했다. 즉, 모든 예비 연구 참여자가 충분한 정보에 의한 동의를 할 수 있는지 평가해야 하고, 만약 동의 능력이 없다면 대리 의사결정자를 지정할 수 있는지를 평가해야 한다는 것이다.

사례 설명

자문 서비스의 교수와 펠로우는 자히드를 병실에서 만났다. 그는 취약X증후군(Fragile X syndrome, 인지기능 장애와 관련된 질병)에 걸린 20대 남성이다. 그는 친부모와 함께 살고 있는데, 그들은 자히드의 상태를 평가하고 취약X증후군에 대한 연구에 참여시키기 위해 자히드를 NIH에 데려왔다. 해당 연구를 통해 그 질병에 대한 중요 정보를 얻을 가능성은 있지만, 연구 참여자들에게 임상적 이득을 제공할 가능성은 없다. IRB는 잠재적 연구 참여자를 연구에 등록하기 전에 독립적인 팀이 대상자를 평가하도록 요구했다. 대상자는 스스로 참여에 동의할 수 있거나 당사자를 대신하여 동의할 적절한 대리인이 있을 때만 연구에 참여할 수 있다.

자히드는 특별한 의학적 과거력이 없다. 그에게는 법정 후견인이나 사전에 임명된 대리인이 없다. 자문가들은 자히드와 대화하면서 그가 흔쾌히 NIH에 머무르면서 다른 사람을 돕고 싶어한다는 것을 알게 되었다. 자히드는 연구의 일부 측면을 이해하지만 유효한 동의를 할 만큼 관련 내용을 충분히 이해하지는 못한다. 특히 자히드는 연구 관련 절차는 이해하지만, 그 절차들이 초래할 위험(방사선 위험 등)은 이해하지 못한다. 그는 자신이 이해한 것을 기반으로 연구 참여를 승낙했다. 자히드의 부모는 연구 절차가 힘들지 않을 것이며, 그가 연구 참여를 중단하기를 원하거나 관련된 일을 하고 싶어하지 않을 경우 해당 사실을 연구진에게 단호하게 알릴 것이라고 이야기한다.

자히드가 스스로 동의할 능력이 없기 때문에 자문가들은 다음 단계로 그가 대리 의사결정자를 지정할 수 있는지를 고려했다. 스스로 유효한 동의를 할 수 없는 사람이라도 경우에 따라 대리인을 선임할 능력은 보유할 수 있다. 자하드와 나눈 대화는 다음과 같이 진행되었다.

생명윤리 자문가(자문가): "이 연구에 참여해야 하는지를 결정하는 데 도움을 줄 수 있는 사람이 있나요?"

아미르 자히드(자히드): "네, 제 여자친구요. 저는 그녀를 정말 사랑해요. 그녀는 멘도자에 살고 있어요."

자문가: "여자친구가 여기에 와서 연구에 참여할지 결정하는 것을 도와줄 수 있나요?"

자히드: "아니요. 그녀는 멀리 있어요. 하지만 괜찮아요. 제 스스로 결정할 수 있어요"

자문가: "당신이 다른 중요한 결정을 내리는 것을 누가 도와주나요?"

자히드: "저요."

자문가C: "다른 사람은요?"

자히드: "없어요. 저는 제 스스로 결정할 수 있어요."

자문가: "당신이 연구에 참여할지 결정하는 것을 도와줄 믿을 만한 사람

이 여기 있나요?"

자히드: "아니요. 저한테 물어보세요. 저는 스스로 결정을 내릴 수 있어요."

자문가: "부모님께서 당신이 의사에게 가거나 약을 먹는 것과 같이 중요한 결정을 내리도록 도와주시나요?"

자히드: "네."

자문가: "부모님이 당신이 좋은 결정을 하도록 도와주시나요?"

자히드: "네."

자문가: "부모님이 당신이 연구에 참여할지를 결정하는 것을 도와줄 좋은 분들일까요?"

자히드: "네."

자문가: "부모님이 당신이 연구에 참여할지에 대해 좋은 결정을 할 것이라고 믿나요?"

자히드: "네."

자문가: "여기에 서명하면 당신이 이곳에서 연구에 참여하는 것을 결정하도록 부모님이 도울 수 있어요." (양식을 제공한다.)

자히드: "알겠어요." (양식에 서명한다.)

자문가들은 부모가 자히드의 대리 의사결정자 역할을 하는 것의 적절성에 대한 평가를 진행한다. NIH 정책에 따르면, 대리인이 적절하다는 판단에는 최소한 다음의 조건이 충족되어야 하는데, (1) 대리인은 해당 연구가 검증되지 않은 연구를 목적으로 한다는 것을 이해한다. (2) 대리인은 연구의 위험, 잠재적 이득 그리고 연구의 대안을 이해한다. (3) 대리인은 연구 참여가 연구 참여자의 선호도와 가치관에 부합한다고 믿을 충분한 이유를 갖고 있다는 것이다. 자히드 부모와의 논의를 통해 이 세 가지 조건을 모두 충족한다는 것을 확인했다.

분석 및 권고사항

이러한 발견을 토대로 생명윤리 자문가는 자히드가 연구 참여와 관련하여 부모를 대리 의사결정자로 지정할 수 있다고 판단했다. 자히드의 부모는 적절한 대리인이며 NIH에서 시행하는 이 연구에 그를 참여시킬 수 있다. 마지막으로, 연구에 참여하기 전과 연구에 참여하는 동안 승낙도 받아야 한다.

저자 해설

연방 규정은 스스로 충분한 정보에 의한 동의를 할 수 없는 성인을 대상으로 하는 연구에 대해 구체적인 지침을 제공하지 않기 때문에, 누가 연구 목적을 위한 대리인 역할을 할 수 있는지를 규정한 기준이 없다. NIH 정책은 일부 사례에서 가장 가까운 친족이 대리인으로서 의사결정을 하도록 허용하지만, 그들이 대리인으로서 적절한지에 대한 평가가 필요하다. 또한 최소 위험 이상이고 임상적 이득의 가능성이 없는 연구인 경우, NIH 정책은 해당 개인이 지정한 대리인만 의사결정을 하도록 제한한다.

이 자문은 필요한 규정과 지침을 갖추는 것뿐 아니라 절차의 중요성을 강조한다. 누군가는 이 사례에서 자문가가 현실적인 이유로 여자친구가 아닌 부모를 대리인으로 선택하도록 부적절하게 유도했다고 생각할 수도 있다. 자히드가 분명히 부모를 대리인으로 지정한 것 같지만, 적어도 처음에는 그의 생각이 아니었다. 자히드의 경우가 아니더라도 선택 가능한 대안이 제시되는 방법과 프레임의 구성 방법이 윤리 자문의 결과에 영향을 미칠 가능성은 분명히 존재한다.

이와 같은 사례에서 발생하는 또 다른 쟁점은 장애가 있는 사람이 자신의 연구 참여에 대해 어느 정도의 발언권을 가져야 하는가이다. 대부분의 비평가는 동의 능력이 없는 개인이 이해할 수 있는 범위까지 정보를 제공받아야 하고 그 이해 수준에 근거하여 의사결정을 해야 한다는 데 의견을 같이한다. 이러한 견해는 승낙할 능력이 있는 사람에게 찬성(assent)을 받아야 한다는 NIH의 요건에 반영되어 있다. 이 요건은 대리인을 지정하는 것은 의사결정 과정에서 연구 참여자를 배제하는 것이 아니라는 사실을 강조한다. 대리인이 항상 참여자를 대신해서 의사결정을 내리는 것은 아니다. 오히려 가능한 경우, 대리인과 참여자는 협력하여 결정을 내린다. 이러한 접근방식은 해당 개인을 존중하고, 그가 지속적으로 자신의 삶에 대한 통제력을 어느 정도 유지할 수 있게끔 하는 데 중요하다. 그러나 대리인과 참여자 간 의견이 일치하지 않는 경우 어떻게 의사결정을 내려야 하는지에 대한 문제가 제기되기도 한다. 누군가는 이러한 접근방식을 따르면 이해 능력이 부족한 성인이 잠재적으로 중요한 임상적 이득(그들이 이해할 수 없고 연구 밖에서는 얻을 수 없는)을 제공하는 연구에서 배제될 것이라 우려할 수 있지만, 일반적으로 둘의 의견이 다르면 연구에서 제외된다.

자문 4.4: 응급상황에서 연구 동의

자문 요청 이유

연구 책임자 애나 로드리게스(Anna Rodriguez) 박사는 인지장애가 있는 사람에게 동의를 구하는 방법을 논의하고자 자문 서비스에 연락했다.

사례 설명

오세 배니스터(Ose Bannister)는 뇌염에서 기인한 것으로 추정되는 인지장애가 있는 32세 여성이다. 그녀의 가족은 정맥 내 면역글로불린 G(intravenous immunoglobulin G, IVIG) 투여의 위약대조군 시험에 그녀를 참여시키고 싶어한다. IVIG는 동정적 근거(환자가 아직 허가받지 않은 약물을 받을 수 있게 하는 특별한 조치)에 의해 투여받은 몇몇 사람과 동물에게서 약간의 효능을 보였지만, 아직 미국에서 허가를 받지는 못했다. 데이터는 IVIG가 비교적 독성이 없음을 보여주지만 이러한 데이터 대부분은 다른 환자 집단에서 나온 것이다.

로드리게스 박사는 IRB가 이 연구를 최소 위험을 초과하는 위험의 경미한 증가가 있으며, 직접적인 이득이 있는 걸로 분류했다고 자문 서비스에 알렸다. 이전 연구에 대한 생명윤리 자문 후, IRB는 (NIH 임상센터 정책) MAS 87-4를 철회했는데, 당시 연구가 참여자에게 임상적 이득의 가능성이 있어도 대리인이 지정된 대상자만이 최소 위험을 초과하는 연구에 등록될 수 있다고 규정했기 때문이었다. IRB는 예비 연구 참여자가 대리인을 지정하지 않아도 가장 가까운 직계가족(first-degree relative)이 연구 참여를 결정할 수 있다고 규정했다.

배니스터 부인은 여동생을 포함한 가족 세 명과 함께 임상센터에 도착했다. IRB가 규정한 분류체계에 따라 대리인 자격을 가진 그녀의 남편은 자녀와 함께 집에 머물렀다. 그는 스와힐리어는 하지만 영어는 하지 못했다. 로드리게스 박사는 배니스터 부인이 선정 기준에 부합하는 경우 IVIG 연구 참여는 물론 임상센터 입원에 대한 동의를 획득하는 최선의 방법을 결정하기 위해 자문 서비스에 연락했다.

분석 및 권고사항

자문 서비스는 다음과 같이 권고한다.

1) 환자의 남편에게 입원동의서, 연구에 대한 설명문 및 동의서를 팩스로 보낸다.
2) 유선상으로 로드리게스 박사는 통역을 맡을 가족을 통해 두 동의서의 내용을 남편에게 설명해야 한다.
3) 로드리게스 박사는 질문에 답하고, 남편의 허락을 요청한다. 남편과 함께 있는 참관인(witness)이 동의서(이는 구두 동의 획득에 관한 연방 규정에 따름)에 서명하도록 하며 팩스로 해당 동의서를 NIH에 보내도록 한다.

4) 그런 다음 로드리게스 박사는 독립 통역사를 통해 남편에게 직접 전화를 걸어 다시 한 번 충분한 정보에 의한 동의의 필수적인 요소를 설명하고, 그의 질문에 대답하며 다시 남편의 동의를 구해야 한다.
5) 통역사는 남편이 스와힐리어로 동의의 필수적인 요소가 설명되었고 이에 동의한다는 사실을 기술하도록 하고, 이 진술서에 서명하고, 그것을 다시 팩스로 NIH에 보내도록 해야 한다[이 '약식 문서(short form)'도 연방 규정에 따른다].
6) NIH 정책에 따라 전화로 동의를 얻을 경우, 로드리게스 박사는 이에 대한 계획을 작성하여 연구소장에게 허가를 받고 IRB의 승인을 얻어야 한다.
7) 비록 '중대한' 결정은 여전히 남편이 내려야 하지만, 우리는 로드리게스 박사가 남편에게 배니스터 부인과 함께 NIH에 있는 가족 구성원을 대리인으로 지정하여 일상적인 결정을 내리도록 부탁할 것을 제안한다.

저자 해설

NIH 임상센터에는 서면 동의 대신 구두 동의의 획득 요건, 예기치 않게 영어 구사가 어려운 사람에게 동의를 얻어야 할 경우의 요건, 대리 의사결정자의 동의를 얻기 위한 요건이 상세히 기술된 정책이 있다. 이 자문은 이 세 가지 정책을 동시에 적용해야 했기 때문에 복잡했다.

(미국 연방 규정에 따른) 구두 동의 절차에 따르면 동의를 얻는 사람(person obtaining consent)이 잠재적 연구 참여자(또는 이 사례에서와 같이 대리 의사결정자)에게 제공할 정보에 대한 서면 요약본을 만들어 IRB의 승인을 얻은 후에 자신과 구두 설명 참관인이 서명해야 한다. 그런 다음, 동의하는 자(person giving consent)는 다음과 같은 내용을 명시한 약식 서면 동의서에 서명해야 한다.

> 참여 여부를 결정하기 전에 연구자는 당신에게 (1)연구의 목적, (2)연구에 소요되는 시간, (3)경험하게 될 연구 절차, (4)연구의 위험, (5)연구에 따른 이득, (6)비밀 보호 방법, (7)본 연구 참여 외의 다른 대안에 대해 이야기할 것입니다.

이 양식은 NIH에서 다양한 언어로 제공하며, 동의하는 사람의 모국어로 서명되어야 한다.

마지막으로, 자문 보고서에는 '동의할 수 없는 성인을 포함하는 연구'를 관리하는 의료 행정 시리즈 정책(Medical Administrative Series Policy) 87.4가 언급된다(부록 3 참조). 이 정책의 일부 세부사항은 이 장의 도입부에 이미 설명되어 있다. 이 연구를 위해 연구자가 요청한 사전 자문은 동의를 할 수 없고, 대리인이 없으며, 대리인을 지정할 수 없는 잠재적 참여자를 위해 무엇을 해야 할지를 고려했다. 자문이 요청된 당시의 정책에 따르면, (이 사례와 같이) 이득이 예상되는 '최소 위험 이상'의 연구에 (동의 능력이) 손상된 참여자를 등록하려면 생명윤리 자문가와 법원이 대리 의사결정자를 지정해야 한다. 자문 서비스는 해당 연구에서 법정대리인의 선임은 필요하지 않다고 결론내리고 다음과 같이 제안했다.

> 오히려 어떤 상황에서는 직계가족(배우자, 자녀, 부모)이나 동거인이 법원의 관여 없이 장애를 가진 환자의 대리 의사결정자 역할을 하는 것이 허용된다.
> 환자나 법원에 의해 정식으로 임명되지 않은 대리인에게 의존할 때, 우리는 연구에 대한 의사결정자로서의 대리인의 능력과 연구 이해력에 대한 독립적인 평가를 권고한다. 이 사례에서 대리인에 대한 평가에는 다음 사항이 포함되어야 한다. (1)대리인이 연구 참여자를 연구에 등록하는 데 관심이 있는 이유, (2)참여자가 결정할 수 있다면 연구 참여에 대해 어떤 결정을 내릴 것이라고 생각하는지 여부, (3)NIH에서 연구 참여자가 시험 약물에 대한 연구 또는 임상적 관리를 받을 수 있는 연구에 등록할 수 있는 선택권을 가질 수 있음을 대리인이 이해하는지 여부.

이번 자문은 물론 몇몇 다른 자문도 법원이 후견인을 임명하라는 요건이 동의를 할 수 없고, 대리인이 없으며, 대리인을 임명할 수 없는 이들에 대한 적절한 보호 조치인가라는 의문을 제기했다. 이 요건은 인지장애가 있는 성인을 대신해 연구 참여를 결정할 대리인이 필요해졌을 때 개발되었다. 연구 참여에 중요한 임상적 이득의 가능성이 있다고 하더라도 최소 위험을 초과할 때는 독립적인 기관(예: 법원)이 대리인을 임명해야 한다는 것이었다. 그러나 이 요건을 적용한 결과, 자문 서비스 구성원을 포함한 NIH의 많은 관계자는 이 요건이 연구 참여자를 보호하기보다는 가족에게 더 많은 부담을 준다는 생각을 갖게 되었다. 이 요건을 지키기 위해 종종 먼 곳에 사는 가족이 (법원이 있는) 지역에서 몇 주에서 몇 달 동안 머물며 변호사를 고용해 법정에 출석해야만 했다. 결국, 특히 법원이 통상 가까운 친족을 대리 의사결정자로 임명했다는 점에서 대리인 선정을 위한 부담과 비용은 정당해 보이지 않았다. 이는 법원의 임명 없이 가까운 친족이 의사결정을 내리도록 NIH 정책을 변화시켰다. 이 변화로 가족의 부담은 줄었지만, 가까운 친족 대리인의 적합성을 평가하던 사람들의 독립성도 감소했다. 개정된 정책에 따라, 대리인은 해당 연구와 연구자들이 종사하는 기관으로부터 영향을 받지 않는 자문 서비스의 윤리학자들이 결정한다. 그러나 그들도 여전히 NIH에 소속된 사람들이다. 이 사례에서 독립성의 수준이 정확히 어느 정도여야 충분한 것인지에 대한 문제는 아직 미결로 남아 있다.

자문 4.5: 말기 환자 대상 연구

자문 요청 이유

연구 책임자인 프레드 리치먼드(Fred Richmond)는 최근 사망한 사람을 대상으로 하는 연구계획에 관한 문제를 논의하기 위해 자문 서비스를 찾았다.

사례 설명

자문 서비스의 교수 및 펠로우와의 대화에서 리치먼드 박사는 신경교종(gliomas)에서 추출한 세포를 분석한 결과 암세포가 시간이 흐르면서 연속적인 유전자 변이를 일으킨 신경줄기세포임을 알 수 있었다고 설명했다. 따라서 암세포의 유전적 프로파일을 암 환자의 '정상적인' 신경줄기세포와 비교하는 게 유용할 수 있다는 것이다. 신경교종 환자는 종양의 크기(이것은 보통 신경외과 수술로 적절하게 줄일 수 있다) 때문이 아니라 암세포가 뇌의 건강한 부위를 침윤하기 때문에 사망에 이른다. 따라서 잠재적 치료제를 위한 분자 표적(molecular targets)을 식별하기 위해 침윤 세포(infiltrating cells)를 분석하는 것도 유용할 것이다.

안타깝게도 뇌의 정상 부위를 손상하지 않고 살아 있는 환자에게서 정상적인 신경줄기세포나 침윤 세포의 샘플을 채취할 수는 없다. 게다가 이러한 세포 집단을 냉동 샘플에서 분리하는 것도 불가능하다. 따라서 리치먼드 박사는 신경교종 발달 및 병리학과 관련된 중요한 질문에 답할 수 있는 유일한 방법은 막(1시간 이내) 사망한 신경교종 환자에게서 뇌조직 검체를 수집하는 것이라고 주장했다.

뇌조직 검체를 수집하려면 말기 환자를 임상센터로 데려와서 임종을 맞게 해야 한다. 리치먼드 박사는 이것이 죽어가는 이, 막 입종을 맞은 사망자 그리고 그 가족에 대한 적절한 취급과 관련된 중요한 쟁점을 야기한다는 것을 알고 있다. 그럼에도 불구하고 리치먼드 박사는 관련된 과학적 질문에 답하기 위해서는 5~10명의 뇌가 필요하다고 이야기했다. 이를 위해서는 연구 목적으로 조직 기증을 희망하는 사람이 많아야 하며, 참여자 모집이 비교적 쉽게 이루어져야 한다.

분석 및 권고사항

뇌의 중요한 상징적 가치, 죽어가는 이들과 그 가족을 돌보는 것과 관련된 미묘한 쟁점들을 고려할 때, 모든 관련자의 우려에 대해 민감하고 반응적인 방식으로 연구를 수행하는 것이 중요하다. 이 연구계획에 대한 잠재적 우려의 대부분은 의료진, 연구 참여자 그리고 그 가족들에 대한 감수성과 관련된다. 따라서 연구계획서를 개발하고 수행하는 과정에 당사자들의 참여가 많을수록 더 좋다.

1) 연구계획서 개발에 대한 권고

자문팀은 해당 개인의 시신을 일단 병실로부터 옮겼다가 다시 모시고 오는 것을 희망하는지 등을 포함하여, 잠재적 조직 기증자와 그 가족에게 연구계획에 대한 의견을 구할 것을 제안한다. 또한 리치먼드 박사는 사망자의 시신과 가족을 다루는 적절한 방식에 대한 조언을 구하기 위해 간호 스태프뿐만 아니라 통증 및 완화 의료팀과도 연구계획에 관해 논의할 수 있다. 이 연구계획서에 따라 입원한 모든 이의 가족이 머무를 장소를 마련해야 한다.

2) 참여자 모집에 대한 권고

자문팀과 리치먼드 박사는 또한 다음과 같이 결정했다. (a) 가족이 쉽게 방문하도록 임상센터 인근에 거주하는 참여자들을 모집하고, (b) 어린이 및 동의 능력이 없는 참여자의 등록에 대한 우려를 사전에 차단하기 위해 동의 능력이 있는 성인만 모집하며, (c) 연구진은 연구 참여의 부당한 유인이 될 수 있다는 우려를 차단하기 위해 잠재적 참여자가 연구계획 외에 임종 관리 서비스를 이용할 수 있도록 보장할 것이다. 또한 이러한 개인들을 착취할 수 있다는 우려를 차단하기 위해 연구계획 내에서 고품질의 임종 관리를 제공해야 한다.

3) 연구계획 이행을 위한 권고

자문팀과 리치먼드 박사는 이미 신경학적으로 손상된 뇌의 활동에 관한 판단을 피하기 위해 심정지를 사망의 주요 판단 기준으로 사용해야 한다는 데 동의했다. 동의 과정에서 가족들은 참여자가 사망 후에 병실에서 시신을 옮기는 것뿐 아니라 조직 채취 후 시신을 돌려받는 것을 선호하는지 등을 질문받게 된다. 이러한 선호는 참여자가 임상센터에 입원할 때 재검토하고 필요한 경우 수정한다. 가족은 참여자의 사망 당시 추가 동의서에 서명하지 않아도 되지만, 원한다면 조직채취를 하지 않도록(opt out) 추가 동의서에 서명할 수도 있다.

저자 해설

원칙적으로 사망 후 연구를 위해 조직을 기증해달라는 요청에는 윤리적 문제가 없다. 그러나 실제로, 죽음 직후에 뇌조직 일부를 채취하게 해달라는 요청은 이미 끔찍한 질병과 생의 말기의 고통을 겪고 있는 개인 그리고 사랑하는 이의 죽음을 경험하는 그 가족에게 더 큰 부담을 줄 수 있다. 이는 이 사례의 분석과 권고사항이 집중하는 점을 설명해주는데, 즉 연구계획서의 개발과 이행에서 연구 절차가 관련자 모두의 선호에 민감하게 반응하도록 해야 한다는 것이다.

이 분석과 권고사항에 제기될 수 있는 반대는 사랑하는 이가 사망한 후 가족은 조직 채취를 거부할 수도 있다는 것이다. 일부 가족은 고인이 명확하게 조직 기부 의사를 표명했음에도 불구하고 그렇게 하지 않기로 선택할 수 있다.

자문 4.6: 경제적으로 취약한 연구 참여자 치료

Research Ethics Consultation

자문 요청 이유

간호사인 피오나 클라인(Fiona Klein)은 1차 진료팀을 대표하여 경제적으로 취약한 연구 참여자 진료 계획을 세우기 위해 열린 다학제 회의에 자문 서비스의 참가를 요청했다.

사례 설명

다학제 회의는 10대 중반에 가족성 지중해열(familial Mediterranean fever)을 진단받은 22세의 아르메니아인 아라 페트로잔(Ara Petrosian)의 사례를 논의하기 위해 소집되었다. 페트로잔의 심장, 폐, 간, 위장관계에는 아밀로이드증(amyloidosis, 비정상적인 단백질 침전물)이 퍼져 있는 상태이다. 그는 심근증(cardiomyopathy) 진단을 받았는데, 현재는 안정되어 있다. 그는 일주일에 세 번 투석을 받고, 위영양관을 통해 음식을 공급받는다.

1차 진료팀은 그에게 어떤 의료자원을 제공해야 하는지를 점차 우려하고 있다. 그는 현재 두 개의 치근간 치료가 필요한 상태이지만, 임상센터에서는 이 치료를 제공하지 않는다. 페트로잔은 보험이 없고, 미국 시민이 아니므로 대부분의 공공 프로그램에서 지원을 받을 자격이 없다. 1차 진료팀이 치근간 치료 비용을 지불할 수 있는 자원을 조만간 찾지 못한다면, 임상센터에서 그의 치아를 발치해야 할 것이다. 페트로잔과 그의 아버지는 이 선택에 명확히 반대 의사를 밝혔다. 또한 1차 진료팀은 페트로잔의 투석과 다른 치료에 대한 비용을 어떻게 지불해야 하는지에 대해 우려를 표명했다.

페트로잔과 그의 부모는 칠드런스 인(NIH 캠퍼스 내 연구 참여자와 그 가족을 위한 숙소)에 머물고 있으며 페트로잔의 부모는 사회복지사에게 식권을 받는다. 다음 주 금요일은 페트로잔과 가족이 그 숙소에 머무른지 120일째 되는 날이며, 숙소 방침에 따르면 그 이상 투숙하는 건 불가능하다. 페트로잔에게는 아르메니아에 사는 삼촌이 있는데, 필요하다면 삼촌이 페트로잔의 의료 서비스에 수천 달러(그러나 수만 달러는 아니다)를 기꺼이 내줄 수 있다. 이 회의에 참석한 사회복지사에 따르면, 부모는 NIH 외부에서 숙식을 해결할 여유가 없다고 한다. 1차 진료팀은 교활한 태도를 보여온 부모가 자신들이 미국 시민이 아니어서 점점 더 혜택을 적게 받는다는 의심을 하는 것 같다고 이야기한다.

1차 진료팀은 다음 다섯 가지 임상적 선택지를 제시하였고, 이에 대한 논의가 이루어졌다.

1) 페트로잔은 NIH에서 퇴원해 아르메니아로 돌아가서 집에서 사망할 수 있다.
2) 페트로잔은 혈액 투석, 위영양관을 통한 영양공급 그리고 혈청 아밀로이드 수준을 관리하기 위한 실험적인 치료를 받으면서 지금처럼 NIH에 남을 수 있다.
3) 페트로잔은 신장 이식을 받을 수 있다.
4) 페트로잔은 신장과 심장 이식을 받을 수 있다.
5) 페트로잔은 신장, 심장, 골수 이식을 받을 수 있다.

윤리 자문가들은 페트로잔 사례가 제기한 주요 윤리 쟁점에 대한 의견 제시를 요청받았다.

분석 및 권고사항

현재, 자문 서비스는 2번 선택이 더 낫다고 판단한다. 혈청 아밀로이드 수준을 관리하는 장기적 치료는 심장 기능을 향상시켜서, 결국 신장 이식을 가능하게 할 수 있다. NIH는 다음의 이유로 페트로잔을 계속 치료할 수 있는데, 하나는 치료가 그에게 도움이 된다는 것이고, 다른 하나는 혈청 아밀로이드 수준을 지속적으로 정상으로 유지하면 아밀로이드증의 치료 및 이 병에 의한 장기 손상 가능성과 관련된 과학적 질문을 해결할 수 있다는 것이다.

신장 이식은 적절한 목표가 될 것이다. 이렇게 되면 가족성 지중해열의 표준치료인 콜치신(colchicine)으로 페트로잔을 치료할 수 있으며, 이는 실험적 치료와는 달라서 그가 아르메니아로 귀국한 뒤에도 콜치신으로 치료를 받을 수 있다.

가족은 페트로잔이 실험적 치료에 지속적인 반응을 보이는지를 판단하는 데 필요한 6~12개월 동안 NIH에 입원하는 것을 선호한다. 그러나 칠드런스 인의 입원 병상과 객실 수요는 공급을 초과한다. 진료팀은 실험적 치료와 투석을 포함한 페트로잔의 임상적 필요를 기꺼이 제공할 수 있는 것으로 보인다(물론 투석이 장기화되면 투석을 받을 수 있는 한계에 대한 우려가 있다). 그러나 진료팀은 생활비를 무제한 제공할 수는 없다. 이 그룹은 페트로잔을 외래로 전환해서 가족이 일상적으로 그를 돌보는 방법을 배우고, 대체 생활 방식을 찾게끔 하는 전환 일정을 짜는 것을 논의했다.

연구 책임자는 가족과 만나 더 이상 칠드런스 인에 머물거나 식권을 받을 수 없게 되는 날짜를 확정할 것이다. 음식 준비를 위해 칠드런스 인의 주방을 사용할 수 있게 해줄 것이다. 또한 사회복지사는 가족이 지역사회 단체에 연락하여 도움을 받을 방법을 모색할 것이다. 연구 참여자와 임상센터 간의 지정된 연락 담당자인 NIH 환자 대변인은 가족과 함께 우려 사항을 논의하고, 페트로잔이 대부분의 미국 시민이 접근할 수 있는 정도 또는 그보다 더 나은 치료를 받고 있음을 강조할 것이다.

저자 해설

여기서 자문 서비스는 독립적인 권고사항을 제시하기보다는 진료팀의 지원 위원회 역할을 했지만, 이 사례는 NIH 임상센터에서 발생하는 비교적 흔한 딜레마를 보여준다. 병든 연구 참여자들은 NIH 외의 다른 곳에서는 의료자원에 접근하지 못할 수 있다. 이러한 참여자 일부는 보험에 가입하지 않은 미국 시민들이다. 페트로잔과 같은 이들은 외국에서 왔기 때문에 본국으로 돌아가면 그들이 필요로 하는 수준의 돌봄을 받지 못할 수 있다. 당연히 이러한 사람들을 돌보는 연구자와 의료진은 계속해서 최대한 훌륭한 치료를 제공해야 한다는 의무감을 느낀다. 이 문제는 5장 '임상연구와 임상진료 간의 균형 유지'(자문 5.3 참조)과 제7장 '연구 종료'에서 상세히 고찰한다.

연구 밖에서 의료 서비스 접근성이 낮은 연구 참여자는 의료 서비스가 절실히 필요한 경우, 불공정하거나 부적절한 연구의 위험과 부담에 동의할 수 있기 때문에 결과적으로 착취에 더 취약하다고 간주된다. 그러나 다른 취약 집단보다, 그들을 연구에서 제외하면 역균형화(counterbalancing)의 위험이 있을 수 있다. 그들은 제외되면 필요한 치료, 적어도 연구를 통해 받았던 치료를 받을 수 없게 된다. 생명윤리 자문가가 직면하는 도전은 연구자가 그들의 필요를 부당하게 이용하지 않으면서, 도움이 필요한 이들에게 가장 이득이 되는 방법으로 연구를 설계하고 실행하도록 돕는 것이다.

NOTES

1. U.S. Code of Federal Regulations, Title 45 Part 46, "Protection of Human Subjects," 2005; World Medical Association, Declaration of Helsinki, 2008, Article 9; Council for International Organizations of Medical Sciences (CIOMS), "International Ethical Guidelines for Biomedical Research Involving Human Subjects," 2002, Guideline 13.
2. 45 CFR 46.111(a)(3).
3. 45 CFR 46.111(b).
4. The National Commission for the Protection of Human Subjects of Biomedical and Behavioral Research, *The Belmont Report: Ethical Principles and Guidelines for the Protection of Human Subjects of Research* (Washington, D.C.: Department of Health, Education, and Welfare, 1979).
5. Levine et al., "The Limitations of 'Vulnerability' as a Protection for Human Research Participants," *The American Journal of Bioethics* 4, no. 3 (2004): 44–49.
6. R. Macklin, "Bioethics, Vulnerability, and Protection," *Bioethics* 17, no. 5–6 (2003): 472–486.
7. S. Hurst, "Vulnerability in Research and Health Care: Describing the Elephant in the Room?" *Bioethics* 22, no. 4 (2008): 191–202.
8. C. C. Denny and C. Grady, "Clinical Research with Economically Disadvantaged Populations," *Journal of Medical Ethics* 33 (2007): 382–385.
9. R. Roberts, W. Rodriquez, D. Murphy, and T. Crescenzi, "Pediatric Drug Labeling: Improving the Safety and Efficacy of Pediatric Therapies," *Journal of the American Medical Association* 290 (2003): 905–911.
10. L. Ayalon, "Willingness to Participate in Alzheimer Disease Research and Attitudes Towards Proxy–Informed Consent: Results from the Health and Retirement Study," *American Journal of Geriatric Psychiatry* 17 (2009): 65–74; J. Karlawish, J. Rubright, D. Casarett, M. Cary, T. Ten Have, and P. Sankar, "Older Adults' Attitudes Toward Enrollment of Non–competent Subjects Participating in Alzheimer's Research," *American Journal of Psychiatry* 166 (2009): 182–188; S. Y. H. Kim, H. M. Kim, K. M. Langa, J. H. T. Karlawish, D. S. Knopman, and P. S. Appelbaum, "Surrogate Consent for Dementia Research: A National Survey of Older Americans," *Neurology* 72 (2009): 149–155.
11. D. B. Resnik, "Eliminating the Daily Risks Standard from the Definition of Minimal Risk," *Journal of Medical Ethics* 31 (2005): 35–38; D. Wendler and

L. Glantz, "A New Standard for Assessing the Risks of Pediatric Research: Pro and Con," *Journal of Pediatrics* 150 (2007): 579–582.

12. S. Shah and D. Wendler, "Interpretation of the Subjects' Condition Requirement: A Legal Perspective," *Journal of Law*, Medicine, & Ethics 38, no. 2 (2010): 365–373; D. Wendler, S. Shah, A. Whittle, and B. Wilfond, "Non-Beneficial Research with Individuals Who Cannot Consent: Is It Ethically Better to Enroll Healthy or Affected Individuals?" *IRB: Ethics and Human Research* 25 (2003): 1–4.

CHAPTER 5

임상연구와 임상진료 간의 균형 유지

Balancing Clinical Research and Clinical Care

임상연구 과정에서 건강한 자원자와 환자 참여자 모두 기존의 건강 문제가 드러나거나, 의료적 주의와 치료가 필요한 새로운 건강 문제가 발생할 수 있다. 윤리적인 연구의 요건은 연구 참여자의 권리와 복지를 존중하는 것으로, 이 요건은 연구 전반에 걸쳐 참여자를 모니터링하고, 임상 상태의 변화에 주목하며, 필요한 경우 적절한 치료를 제공하는 것을 포함한다.[1] 그러나 연구진이 심사숙고하여 균형을 이루어야 하는 여러 의무 중 하나인 이러한 의무를 해석하고 수행하는 방법은 무수히 많다. 이 장에서 수집한 자문 보고서는 참여자에게 임상적으로 요구되는 사항이 임상연구와 긴장 상태에 있을 때 제기될 수 있는 윤리적 문제들을 보여준다. 특히 이 장에서는 보조적 치료 의무, 우연하게 발견된 소견에 대한 관리, 보험 미가입자의 임상시험 등록, 치료적 오해, 연구 밖에서 실험적 치료방법에 대한 접근 그리고 임상적으로 권장한 치료의 미준수에 초점을 맞출 것이다.

임상진료와 임상연구 사이의 차이를 인식하는 것은 연구 참여자뿐 아니라 의료 제공자 및 연구자로서의 역할을 조화시키려 애쓰는 임상연구자에게도 어려울 수 있다. 비록 임상진료와 임상연구를 구별하는 확실한 기준은 없지만, 둘을 구별하는 의미 있는 방법들이 있다.[2] 첫째, 임상진료의 목표는 현재의 환자에게 이득을 주는 것이다. 이와 대조적으로, 임상연구의 목표는 질병, 완화 치료법 또는 치료적 중재에 대한 지식을 발전시켜 미래의 환자들에게 이득을 주는 것이다. 둘째, 무작위 배정, 위약 대조군 사용 및 맹검 등을 포함하는 많은 연구방법은 연구에만 존재하며 임상진료와는 아무 관련이 없다. 셋째, 임상진료의 중재에 수반되는 위험은 환자가 얻을 수 있는 잠재적 이득에 의해 정당화되지만, 임상연구는 종종 이득이라는 보상 없이 연구 참여자에게 위험 또는 부담을 주는 절차를 포함한다. 연구 참여자가 감당하게 될 위험과 부담은 연구로 얻게 될 지식의 잠재적 가치에 의해 정당화된다. 마지막으로, 환자의 이득을 증진하고 적정 범위 내에서 환자를 옹호해야 하는 의사의 의무는 상당히 강력하다.[3] 이와는 반대로, 임상연구자는 자료의 무결성을 증진해야 할 큰 책임을 가지며, 연구 참여자와 일반적인 임상의사-환자 관계를 맺을 수 없다. 이러한 실질적인 차이들은 임상연구의 맥락에서 독특한 윤리적 긴장을 초래한다.

연구를 시작하기 전, 연구자는 대상 인구집단에서 충족되지 못한 의학적 요구를 접하게 될 것이라고 생각할 수 있다. 이러한 경우는 자원이 부족하고 의료접근성이 제한된 개발도상국 대상 연구에서 자주 발생한다. 자문 5.1에서 아프리카에 거주하는 약 8천 가구를 대상으로 건강검진을 수행할 연구자들은 성매개감염병(sexually transmitted infections, STIs) 증상을 포함하여 수많은 연구 참여자의 건강 문제와 직면할 것으로 예상한다. 연구진은 참여자들에게 보조적 치료를 제공할 의무를 갖는지 여부 그리고 보조적 치료의 필요성을 가장 잘 충족할 방법이 무엇인지를 결정하기 위해 자문 서비스를 찾았다. 보조적 치료(ancillary care)는 과학적 타당성이나 안전한 연구 수행을 위해 요구되는 사항이 아니며, 참여자에게 치료 약속을 이행하거나 연구 참여 과정에서 발생한 손상을 보상할 필요가 없는 치료이다.[4] 관련 문헌을 찾아보면 임상연구자와 연구 의뢰자가 어느 정도 보조적 치료의 의무를 갖는다고 일반적인 합의가 이루어져 있다.[5] 그러나 이러한 의무의 범위와 의무를 이행하는 방법에 대한 기존 지침은 만족스럽지 못한데, 규정과 지침이 보조적 치료 관련 쟁점을 구체적으로 다루는 경우가 거의 없고 때로 상호 모순적으로 보이기도 하기 때문이다. 자문 5.1의 문제를 위해 자문 서비스를 찾은 NIH 연구진처럼, 많은 연구자와 연구 의뢰자는 보조적 치료에 대해 보다 명확한 지침이 필요하다고 느낀다. 명확한 지침으로부터 이익을 얻을 집단에는 연구 대상 인구집단, 연구 대상 인구집단의 건강관리에 일반적인 책임을 갖는 이들 그리고 IRB가 포함된다. 개발도상국에서 더 많은 연구가 수행되면서 보조적 치료가 의무인가라는 질문은 앞으로 점차 늘어나고 긴급해질 것이며, 연구윤리학계에서는 이 주제에 계속해서 큰 관심을 보이고 있다.

자문 5.2에서 한 연구자는 MRI 스캔을 시행하여 우연히 발견한 소견을 연구 참여자에게 알려주는 것이 적절한지 묻고자 자문 서비스를 찾았다. 부수적인 발견(incidental finding)은 "건강이나 생식에 잠재적으로 중요한 개별 연구 참여자에 관한 소견으로 연구 수행 과정에서 발견되었지만 연구의 목적에서 벗어난 발견"을 말한다.[6] 일부 학자가 지적한 바와 같이 연구자가 적극적으로 찾지 않은 것을 발견할 가능성이 있기 때문에 부수적인 발견이 "예상하지 못한" 것이 되어서는 안 된다는 사실에도 불구하고, 연구계에서는 아직 이러한 종류의 정보를 어떻게 처리할지에 대해 합의하지 못했다. 이 자문 보고서에서는 참여자 개인에게 연구 결과를 통보하는 것의 윤리적 적절성을 둘러싼 논란을 살펴본다.

부수적인 발견을 다룰 수 있도록 잘 고안된 연구계획일지라도, 연구자는 자문 5.3에서와 같이 여전히 예상하지 못한 문제에 직면할 수 있다. 한 연구 참여자는 말초혈액 줄기세포 이식 연구에 등록하였는데, 이식은 그에게 임상적으로 권고되는 것이자 그 연구계획의 일부였다. 참여자의 형은 줄기세포를 기증하기 위해 외국에서 NIH로 왔다. 형이 도착했을 때, 연구진은 그가 줄기세포를 기증하면 '평균적인' 사람보다 더 위험해지게 될 여러 심각한 의학적 상태에 처해 있다는 사실을 알게 되었다. 형의 줄기세포를 기증받으면 참여자가 바람직한 임상 결과를 얻게 될 가능성은 상당히 높았다. 하지만 형의 기증을 활용하는 것은 그에게 의료 서비스를 제공해야 하는 연구진의 의무에 대한 질문을 제기하였다.

연구 참여자에게 어느 수준까지 임상진료를 제공해야 하는지를 둘러싸고 많은 윤리적 우려가 제기되지만, 연구 목적을 위해 임상적으로 권고되는 치료를 얼마나 보류할지 결정해야 할 때도 있다. 이것이 자문 5.4에서 제기된 질문이다. 우울증 연구에 등록하기 위해 연구자들이 한 예비 연구 참여자를 스크리닝하면서, 그들은 그녀에게서 보이는 알츠하이머병의 초기 증상과 징후들에 주목했다. 과학적 타당성으로 인해 그녀는 연구에 등록할 수 없었고, 염산도네페질(알츠하이머 환자의 일상 활동 수행 능력 저하를 늦추고 신경정신병적 증상을 개선하는 약물)을 복용해야 했다. 연구자가 윤리적 연구의 서로 다른 요구사항(여기서는 과학적 타당성과 연구 참여자에 대한 존중) 사이의 긴장을 파악하고, 요구사항을 모두 충족하도록 요건들을 구체적으로 명시하거나 균형을 맞추는 것은 드문 일이 아니다.[7] 그러나 이 사례에서는 잠재적 연구 참여자가 보험에 가입되어 있지 않았고 의료접근성이 부족했기 때문에 윤리 분석이 복잡했다. 이 연구 참여자는 연구에 참여하지 않으면 염산도네페질을 처방받을 수 없었다. 생명윤리학 문헌에서는 경제적 약자가 연구환경에서 취약한지, 그렇다면 어느 정도까지 취약한지에 대해 정확히 설명되지 않는 모호함이 지속되고 있다.[8] 달리 치료비를 부담할 수 없거나 의료 서비스 접근이 어려운 사람을 연구에 등록하는 것은 수많은 윤리적 우려를 발생시킨다. 한 당사자가 다른 당사자를 부당하게 이용할 때 발생하는 착취는 이러한 우려 가운데 가장 두드러지는 것이며, 이 사례를 의뢰한 요청자의 주된 관심사였다.[9]

연구 과정에서 연구진은 참여자 상태의 임상적 의의에 대한 새로운 인식을 얻게 될 수 있다. 그 결과, 그 연구진은 이전에 치료법이 없었거나 치료가 제한되었던 임상진료에 대한 필요성을 인지할 수 있다. 이는 자문 5.5의 사례로, 겸상적혈구질환 환자의 폐고혈압 자연사에 관한 연구에서 일부 연구 참여자는 예상 사망률보다 높은 사망률을 보이는 것으로 나타났다. 연구자들은 그 발견의 도덕적 함의와 더불어, 연구의 과학적 타당성을 훼손하지 않으면서 새로 발견한 참여자들의 임상적 필요를 해결할 방법을 논의하기 위해 자문 서비스에 조언을 구했다. 이 사례에서 윤리적 우려를 일으킨 한 가지 요인은 겸상적혈구질환 환자의 폐고혈압에 대한 치료 기준이 없다는 것이었다. 이 자문 요청의 핵심이었던 치료 기준의 부재는 연구와 진료를 실제로 구별하는 것이 얼마나 어려울 수 있는지를 보여준다. 연구진이 제기한 윤리적 우려 중 하나는 겸상적혈구질환과 폐고혈압 진단을 동시에 받은 환자에 대한 치료 기준 개발을 뒷받침하는 근거를 찾는 과정에서, 자칫하면 참여자들의 치료적 오해를 강화할 수도 있다는 것이었다. 치료적 오해는 "임상연구에 등록한 참여자가 연구에서 수행되는 중재나 임상시험의 다른 측면으로부터 잠재적인 이득을 얻을 수 있는지와 무관하게, 임상연구의 본질적인 목적이 일반화 가능한 지식을 산출하는 것임을 그들이 이해하지 못할 때 일어나"며 이는 많은 중재 연구에서 발생한다.[10]

일부 참여자는 치료적 오해로 고심하지만, 또 다른 참여자는 맹검, 무작위 배정 그리고 위약 대조군 등의 연구방법을 명확히 이해하고 자신들의 치료에 있어 해당 연구가 가지는 함의를 알고 좌절할 수 있다. 자문 5.6에서 한 연구 참여자는 익명으로 자문 서비스에 연락하여 이중맹검, 무작위 배정으로 설계된 연구 참여에 대해 논의했다. 그 연구에 몇 년간 참여한 후, 그녀는 연구의 시험약이 "기적의 약"이며, 자신의 상태가 나빠진 이유는 위약을 받았기 때문이라고 믿었다. 이 자문은 애비게일 동맹(Abigail Alliance) 사건*에

---

* 2008년 미국 대법원이 각하한 판결로 "환자가 치료적 이득이 입증되지 않는 잠재적으로 독성이 있는 약물에 대한 권리를 가지고 있지 않다"는 하급심 판결을 옹호하였다.

서 법원이 동시대적으로 검토했던 쟁점인, 연구 참여자가 시험용 약물에 대한 윤리적 요구권(ethical claim)을 갖는지 여부를 살펴본다.[11] 또한 이 자문은 1장 '연구 시작'에서 다루었던 위약 사용의 윤리에 대한 논의와 연결되어 있고, 7장 '연구 종료'에서 다루는 임상시험 종료 후 시험용 약물의 접근성에 대한 쟁점들과도 연계된다.

미흡한 순응(poor compliance)과 비순응(noncompliance; 개인이 처방한 치료를 따르지 않는 경우)*은 임상의사와 연구자 모두에게 익숙한 문제다. 제대로 순응하지 않는 참여자는 권고하는 방법으로 약물을 복용하지 않거나(예컨대 잘못된 빈도나 용량), 병용 금지 약물을 복용하거나, 생활습관 교정에 대한 권고를 따르지 않을 수 있다.[12] 임상연구자의 경우, 연구 참여자의 비순응은 일반적으로 6장 '인간관계의 어려움 다루기'에서 논의하는 바와 같이 연구 결과의 과학적 타당성을 훼손할 우려를 제기한다. 흥미롭게도 자문 5.7에서 한 연구진은 연구에 대해서는 대개 순응을 하였으나, NIH 외부에서 받는 임상진료에 대해서는 순응을 잘 하지 않는 참여자에 대한 윤리적 문제에 대해 자문을 요청했다. 그 연구진은 해당 참여자가 계속 연구에 참여하도록 하는 것이 비순응을 묵인하는 것인지, 아니면 자신들이 그 비순응에 연루되는 것인지를 궁금해했다. 이 자문은 매우 흥미로운 사실을 보여주었는데, 즉 임상연구가 임상진료의 요소들을 명시적으로 포함하지 않는 경우에도 임상진료와 임상연구 간의 균형 잡기가 필요할 수 있다는 것이다.

* 환자가 의사의 지시에 따르는 정도를 "순응"이라고 하지만, 연구 맥락에서는 이를 포함하여 연구자가 필요한 규정을 지키는 것 까지를 포함하여 "준수"라고 한다. 책에서는 맥락에 따라 noncompliance를 비순응/미준수로 함께 옮겼다.

자문 5.1: 보조적 치료 의무의 이행

Research Ethics Consultation

자문 요청 이유

자원이 부족한 제3세계 국가에서 수행하는 행동연구의 연구 코디네이터인 메리엘런 티먼스(Maryellen Timmons)는 연구자들이 참여자 모집을 위한 선별 과정에서 확인된 성매개감염병(STI) 증상을 치료할 의무를 갖는지 물었다. 또한 그녀는 연구 밖에서 의료 서비스에 쉽게 접근할 수 없는 참여자가 있을 때, 연구기관이 연구자에게 제공할 수 있는 보조적 치료 의무 지침에 대해 보다 폭넓게 논의하기를 원했다.

사례 설명

티먼스가 설명한 연구는 부모가 HIV에 감염된 청소년을 위한 비약물적 중재를 조사하는 것이다. 집에 적어도 한 명의 성인이 HIV 양성이고, 적어도 한 명의 청소년이 있는 가족 샘플을 확보하기 위해 많은 가족을 선별할 것이다. 잠재적 연구대상 가정은 국립대학의 보건 전문가들이 실시하는 건강검진을 받게 된다. 그 건강검진에는 HIV 감염 검사와 STI 증상 평가가 포함된다.

고혈압이나 HIV 감염과 같은 질환을 진단받은 사람들은 지역 보건소로 보내진다. 이와 함께 연구 책임자는 선별 검사를 실시하는 보건 전문가들이 국가보건부(national Ministry of Health, MoH)가 개발한 신드롬 관리 계획(syndromic management protocol)에 따라 STI 증상이 있는 사람들을 치료하는 계획을 세웠다. 연구진의 일원인 보건 전문가들은 이전에 대상 집단 내에서 MoH 지침에 따른 STI 증상 관리를 맡았던 것으로 보인다. 그러나 이 경우 그들은 공공 의료 종사자로서가 아니라 연구 인력으로서 대학에서 보수를 받고 있다.

연구 책임자는 증상이 있는 사람이 지역 진료소에서 STI 치료를 받을 가능성이 낮다고 보기 때문에, 지역 보건 시설에 치료를 의뢰하는 것의 효과에 대해 회의적이다. 게다가 연구 책임자는 이러한 사람에게 현금 바우처를 제공하면 그것을 다른 물건(예: 들어 음식)을 구매하는 데 사용할 수 있다고 생각한다.

분석 및 권고사항

현재 보조적 치료 의무에 대한 NIH 정책이 없고, 현 연구계획에서 널리 확립된 표준 관행도 없으며, 보조적 치료 의무에 대해 일반적으로 인정되는 합의된 입장도 없다. 최근 한 국제회의에서 발표된 보조적 치료 의무에 대한 성명서는 연구자가 연구 과정 중에 직면할 수 있는 부수적인 상태를 예측하고 공동연구자들과 협력해 보조적 치료 의무를 어떻게 다룰지에 대해 계획할 책임이 있다고 결론짓는다.[13] 그러나 이러한 의무의 범위는 상당히 넓을 수 있으므로 사례별로 평가되어야 한다. 때로는 기존 의료시설에 치료를 의뢰하는 것으로 충분할 수 있지만, 연구진에게 부담을 주지 않고 치료할 수 있는 경우에는 치료를 제공해야 한다.

자문 서비스는 특정 연구 과정에서 연구자가 지니는 보조적 치료 의무의 성격과 범위를 결정하는 데 다음 질문을 활용할 것을 권고한다.

1) 어떤 보조적 치료가 필요한가?
2) 1)번 문제에서 확인된 보조적 치료는 기존 지역 보건 시스템으로 어느 정도 충족될 수 있는가?
3) 예측 가능한 치료 요구의 심각성과 민감성, 연구자와 참여자 사이의 관계 범위 그리고 예측 가능한 예산과 인건비를 고려한다면 보조적 치료 요구를 해결해야 하는 연구자의 책임은 얼마나 큰가?

특히 이 사례에서 연구자는 참여자 모집 과정에서 STI에 걸린 사람들을 발견할 수 있을 것으로 예상했다. 따라서 예측할 수 있는 보조적 치료 요구에 대한 대처 방안을 개발하는 것이 바람직하다. 이 보조적 치료 의무의 범위는 연구 책임자, 연구비 후원 기관 및 협력 기관 간의 합의로 결정되어야 한다. 참여자 선별 과정에서 STI 증상을 보이는 것으로 확인된 사람들에게 치료를 제공하거나 해당 참여자들을 기존 의료시설로 보내는 것은 윤리적으로 허용된다.

특히 건강검진을 수행하는 보건 전문가들이 이미 대상 집단 내에서 STI 증상 관리를 위해 MoH 관리 계획을 사용하고 있고, 이 서비스가 해당 지역 사회 내에 알려져 있으며, STI 증상 치료를 위한 비용이 연구 수행을 곤란하게 만들지 않는 경우라면, 연구 책임자는 참여자가 연구 밖에서 스스로 치료받을지 의구심을 가지고 있으므로 연구 초기 선별 과정에서 유증상자를 치료하는 사례를 만들 수 있다.

일반적인 지침에 관한 한, 연구기관은 연구자들이 연구 과정에서 발생할 수 있는 보조적 치료 요구를 예상하고 이를 어떻게 다룰 것인지에 대한 계획을 세우도록 권고할 수 있다. 대응 방안의 정확한 범위는 사례에 따라 결정된다. 그러나 앞서 제시한 고려사항에 기초하여 기관 특유의 광범위한 처리 원칙을 수립하는 것이 가능하다.

저자 해설

기존 문헌에는 보조적 치료에 대한 공식적인 지침이 거의 없으며 보조적 치료 의무들의 범위와 자원에 대한 상당한 의견 차이가 존재한다. 한 가지 극단적인 견해는 의사가 유사한 상황에 처한 환자에게 제공하는 것과 같이 임상연구자가 연구 참여자에게 제공 가능한 모든 보조적 치료를 제공해야 한다는 것이다. 헬싱키 선언에는 "내 환자의 건강을 우선 고려할 것"이라고 명시되어 연구자가 의사와 동일함을 시사하고 있다.[14] 이와 대조적으로, 연구자는 과학자이고 연구 참여자는 자원자이므로 보조적 치료를 제공할 근본적인 이유는 없다고 주장하는 이들도 있다.[15] 보조적 치료에 대한 가장 명쾌한 기술 중 하나는 인간을 대상으로 하는 생의학 연구를 위한 CIOMS/WHO의 국제 윤리 지침에서 찾을 수 있는데, 이는 "일반적으로 연구 의뢰자에게 연구 수행에 필요한 것 이상의 건강관리 서비스를 제공할 의무는 없지만, 서비스를 제공하는 것은 도덕적으로 칭찬받을 만하다."는 것이다.[16] 이 지침은 보조적 치료를 제공하라고 요구할 수는 없다는 의미로 해석될 수 있다.

이 자문 보고서에서 볼 수 있듯이 보조적 치료 의무에 대한 지침이 부족해 연구자는 자신의 의무가 무엇이고 그것을 어떻게 이행할지에 대해 혼란을 겪을 수 있다. 보조적 치료 의무에 대한 한 워크숍에서 참가자들은 다음과 같이 기술하였다. "보조적 치료 요구 평가에 대한 도덕적 부담과 이를 계획하는 것의 부담을 개별 연구 책임자에게만 지우는 것은 부당하고, 그들을 비윤리적이라는 논란과 비난에 과도하게 노출시킨다. 또한 보조적 치료가 필요할 때마다 그 치료를 제공하는 것은 비효율적이며, 보장할 수도 없다."[17]

이 사례와 유사한 사례들이 자문 서비스에 요청된 결과, 생명윤리과 구성원들은 보조적 치료 의무에 대해 발표하였고, 연구 참여자에게서 확인된 부수적인 상태와 관련해 연구자들이 가지는 의학적 치료 제공의 책임 범위를 두고 지속적인 논의가 이루어졌다.[18] 일반적으로 생명윤리과 구성원들은 연구자가 주치의처럼 연구 참여자를 치료해야 할 의무는 없으나 실질적인 수탁 의무(substantive fiduciary obligations)는 약간의 보조적 치료의 제공을 요구한다고 주장하면서 온건한 견해를 취해왔다(6장 '인간관계의 어려움 다루기' 참조). 자문 보고서에 요약된 세 가지 고려사항들은 헨리 S. 리처드슨(Henry S. Richardson)과 레아 벨스키(Leah Belsky)가 의무의 엄중함(stringency)을 결정하기 위해 제시한 프레임워크를 반영한다.[19] 다른 사례들과 마찬가지로 이 사례는 개발도상국에서 연구를 수행할 때 보조적 치료를 어떻게 처리할지 결정하는 데 따르는 어려움을 강조한다.

보조적 치료를 제공해야 하는 윤리적 의무는 과학의 발전 목표와 연구 참여자를 위한 돌봄의 중요성 사이의 긴장에 의해 유의미하게 조절될 수 있다. 보조적 치료의 제공은 다음의 두 가지 방식으로 임상연구의 본질적인 목표와 상충될 수 있다. (1) 보조적 치료의 제공은 연구 기업이 제공한 예산과 인력 등의 자원을 전용하게 할 수 있다, (2) 만약 개별화된 치료를 제공하는 것이 연구계획서의 이탈을 요구하는 경우(예를 들어 교란 분석에 의해 또는 참여자의 탈락 또는 제외가 요구되는 경우), 보조적 치료의 제공은 연구를 방해할 수 있다.

자문 5.2: 부수적인 발견의 통보

Research Ethics Consultation

자문 요청 이유

연구 책임자인 캐서미르(Kasimir) 박사는 자문 서비스에 연락하여 연구등급(research-grade)의 MRI 검사를 받는 모든 참여자에게 임상등급(clinical-grade)의 MRI 검사를 시행해야 하는지, 임상검사가 필요한 경우, 이 요건을 가장 잘 수행하기 위해서는 어떤 조치를 취해야 하는지에 대한 답변을 요청했다.

사례 설명

캐서미르 박사는 연구등급의 MRI 검사를 받는 모든 연구 참여자에게 임상등급의 MRI 검사를 받도록 요구하는 임상센터 정책에 대한 의견을 자문 서비스에 요청했다. 임상센터의 정책은 "임상적 선별검사는 모든 참여자에게 1년에 한 번 이상 또는 IRB가 승인한 연구계획서에 기술된 바에 따라 이루어져야 한다."고 명시하고 있다. 캐서미르 박사는 "또는 IRB에서 승인한 연구계획서에 기술된 바"라는 조항에 의문을 가졌는데, 이는 때로 IRB가 더 적은 횟수의 검사도 승인하고, 임상검사 요건을 완전히 면제하는 것처럼 보이기 때문이다. 그러나 실제로 연구등급 MRI 검사를 포함하는 NIH 연구에 참여하는 모든 이는 적어도 1년에 한 번 임상등급 MRI 검사를 받아야 한다.

캐서미르 박사의 우려에 따라 자문팀은 특히 다음 네 가지 질문을 포함하여 이 요건이 제기한 윤리적 쟁점에 대한 면밀한 분석을 실시했다.

1) 연구용 MRI 검사를 받는 모든 참여자에게 임상등급 검사를 시행해야 하는가?
2) 참여자에게 구체적으로 임상등급 MRI 검사에 대한 사전 동의를 받아야 하는가?
3) 연구 목적이 임상용 MRI를 요구하지 않는 경우 참여자는 임상용 MRI 검사를 받지 않는 선택을 할 수 있는가?
4) 연구진은 MRI 검사 결과를 받기 거부하는 이들에게 어떻게 대응해야 하는가?

분석 및 권고사항

1. 임상용 MRI 검사 요구: 이 요건은 선의에 의한 것이며 최소한 일부 연구 참여자에게 이득을 줄 가능성이 있다. 또한 이 요건에 대한 결정적인 윤리적 반대는 없다. 그러므로 우리가 판단할 때 이 요건은 윤리적으로 허용된다. 그렇더라도 그것이 최선의 접근법이라고 생각하지 않는 이들까지 이를 따르는 데 심각한 윤리적 거리낌이 없어야 한다. 추후 우리는 모든 것을 참작해 이 요건이 더 나은지를 고려할 것이다.
2. 참여자에게 알리기: 연구 참여자는 여러 통상적인 선별검사(예: 전해질 검사, CBC 검사)에 관한 정보를 사전에 얻지 못한다. 그러나 뇌 MRI 검사는 통상적인 선별검사가 아니며, 관련 문헌을 보면 전문가들 사이에서도 임상용 MRI가 무증상 환자에게 이득이 되는지에 대한 의견이 갈린다. 이 논쟁은 후속 진단 절차의 위험뿐만 아니라 위양성 결과 그리고 알려지지 않은 임상적으로 유의미한 소견에 대한 잠재적으로 부정적인 심리사회적 함의에 초점을 맞춘다. 이러한 우려를 고려할 때, 우리는 참여자가 임상용 MRI의 위험과 잠재적 이득, 그리고 그 검사에서 발견된 소견에 대해 통지를 받게 될 거라는 사실을 알아야 한다고 생각한다. 이를 알려

줌으로써 그들이 임상용 MRI 검사를 받으려 하지 않는다면 연구 참여를 거부할 수 있을 것이다.

3. 옵트 아웃(opt-out) 옵션: 우리는 사람들이 옵트 아웃(무엇인가에 참여하지 않는 것을 선택)할 수 있도록 하거나 IRB가 참여자의 옵트 아웃 여부 결정을 허용하는 것을 고려해야 한다고 생각한다. 정보를 들은 참여자가 임상용 MRI 검사를 받고 싶어하지 않고, 그가 임상적으로 중대한 오류를 범하고 있다고 믿을 만한 강력한 이유가 없다면, 임상용 MRI 검사가 연구의 목적을 위해 필요하지 않다는 전제하에 참여자는 해당 검사를 받지 않고도 연구에 참여할 수 있어야 한다.
4. MRI 결과를 알고 싶어하지 않는 사람: 사람들은 임상적 중요성이 없거나 그 의미가 잘 알려지지 않은 정보를 제공받는 것을 거부할 수 있어야 한다. 이와는 반대로, 사람들은 임상적으로 의미 있고 치료 가능한 (신체적) 이상을 나타내는 결과에 대한 정보를 제공받아야 하며, 그들이 추후 이러한 정보를 받게 될 것이라는 사실을 알고 있어야 한다. 이러한 접근 방식은 사람들이 그러한 정보를 알고자 하지 않을 경우 연구 참여를 거부할 수 있게 해준다.

자문 서비스는 두 가지 추가 권고사항을 제시한다.

1. 정보 공개의 기준: 참여자에게 MRI 검사 결과를 공개하는 것의 기준과 그 기준이 NIH 전체에서 일관되게 적용되어야 하는지를 결정하기 위한 추가 분석을 수행해야 한다. 정보 공개를 할 때 모든 소견을 다 공개해야 하는가, 임상적으로 의미 있을 수 있는 소견들만을 공개해야 하는가 또는 임상적으로 중요하다고 알려진 소견들만을 공개해야 하는가?
2. 데이터의 필요성: NIH의 요건은 임상용 검사가 연구 참여자의 이익에 부합한다는 가정의 지지를 받는다. 그러나 이 가정을 평가하기에는 경험적 자료가 불충분해 보인다. 따라서 NIH의 요건이 변경되지 않는다고 가정

할 때, 우리는 임상적으로 의미 있는 소견의 이점이 부담과 위험, 즉 임상용 검사(특히 추가 검사를 받아야 할 때)를 받아야 하는 부담과 위양성 및 임상적 의미를 알 수 없는 소견의 위험을 초과하는지 판단하기 위해 임상용 검사를 받는 이를 체계적으로 평가하는 연구계획을 개발할 것을 강력히 권고한다.

이러한 여섯 가지의 권고사항은 모든 점을 고려할 때, 임상용 MRI 검사를 요구하는 것이 바람직한지에 대한 의문을 남긴다. 자문 서비스는 몇 가지 고려사항이 이 결정의 핵심이라고 생각한다.

1. 연구 참여자의 기대: 일부 참여자는 연구용 뇌 MRI 검사를 시행한 결과, 아무런 이상이 발견되지 않으면 자신의 뇌에 이상 가능성이 없다고 잘못 가정할 수 있다. 이는 타당한 우려로 임상용 뇌 MRI 검사를 시행하도록 하는 요건을 어느 정도 지지해준다. 그러나 이러한 우려는 다른 연구 절차에도 존재한다. 예를 들어, 연구 목적으로 심장 검사를 받은 참여자들은 해당 검사에서 아무런 이상이 발견되지 않았을 때 자신에게 심장 질환이 없다고 오해할 수 있다. NIH가 모든 연구 참여자에게 완전한 임상검사를 요구하지 않는, 더 나아가 요구하면 안 되는 상황을 가정할 때, 이러한 잠재적 오해는 임상용 MRI 검사가 필요한지 여부와 무관하게 일반적으로 다루어져야 할 것이다. 또한 이러한 '치료적 오해'에 대응하는 정책(임상용 MRI 검사 시행과 해당 개인에게 이 검사가 진행될 것임을 알려야 한다는 정책)은 특히 MRI 검사와 관련되기 때문이지만, 다른 개인에게 오해를 조장할 가능성을 가지고 있다. 즉, 임상용 MRI를 할 것이라고 들은 이들은 NIH 연구자들이 완전한 임상검사를 시행한다고 오해할 수 있다. 이러한 우려를 해결하기 위해서는 일반적으로 연구 참여자에게 부수적인 발견의 가능성을 설명하고, 연구 MRI 검사를 포함한 개별 절차를 연구 용어로만 설명하는 것이 타당할 수 있다. 이러한 접근방법을 사용하여 연구자들은 MRI를 연구 절차로 시행하고 부수적인 발견을 다룰

방법에 대한 계획을 세워 연구 목적에 필요한 대로 판독해야 할 것이다. 또한 이 접근방식은 NIH 워크숍의 보고서와도 일치하는데 여기서는 대다수가 "각 참여자에게 임상용 검사를 요구하는 것은 무증상 개인에게서 참양성(true-positive), 즉 임상적으로 의미 있는 부수적인 발견이 발생하는 정도가 알려져 있지 않음을 고려하면, 지나치게 많은 비용이 들고 비실용적일 것이다."라고 생각했다.[20]

2. 연구 맥락에서 적절한 치료는 무엇인가? 연구용 검사가 표준 이하의 임상진료 수준에 해당한다는 사실은 임상용 MRI 검사를 요구하는 것의 근거를 제공한다. 또한 연구와는 무관한 임상진료를 제공하는 것은 NIH의 역할이 아니며, 특히 자원이 많이 소요될 때는 NIH의 연구 수행 임무와 상충할 수 있다. 더욱이 현재의 논의는 임상용 검사가 무증상 개인에 대한 표준치료가 아니라는 것을 보여주며, 위양성 가능성에 대한 우려를 제기하고 있다.

3. 연구 이득 증진: 임상연구자는 임상진료를 제공할 의무가 없지만, 그것이 적은 노력이나 자원이 들면서 참여자에게 의미 있는 이득을 제공하는 경우, 참여자의 이득을 증진시켜야 한다. 숙련된 전문의가 연구용 MRI나 임상용 MRI를 판독하는 것은 노력이 적은 데 비해 잠재적으로 매우 중요한 이득을 제공한다. 특히 이러한 방법은 연구자들과 NIH가 중대한 발견을 놓칠 수 있는 비극과 법적 책임을 질 가능성을 피하게 해준다. 불행하게도, NIH는 연구 참여자가 치료 가능한 시점을 놓칠 가능성에 대해 NIH나 연구 참여자의 책임을 면제해줄 수 없다. 그리고 NIH는 모든 가능한 소견들을 찾기 위해 완전한 임상검사를 요구할 수 없다. 예를 들어, 우리는 피부과 의사나 종양내과 의사가 모든 연구 참여자에게 흑색종 검사를 받게 하도록 요구하지 않는다. 이 쟁점에 대한 완전한 평가를 위해서는 다른 임상적 절차와 비교하여, 임상용 뇌 MRI 검사의 이득과 부정적 영향을 종합적으로 비교해야 한다. 무증상 개인을 대상으로 한 임상용

뇌 MRI의 타당성과 관련된 논란이 존재한다는 사실은 임상용 MRI가 연구 참여자에게 신뢰할 수 있거나 비용 효율적인 방법을 제공하지 못할 수도 있음을 시사한다.

요약하자면, 임상용 MRI 검사를 요구하는 타당한 근거와 그러한 요구에 반대하는 타당한 주장이 존재한다. 이 쟁점에 대해 합리적인 사람들의 의견도 엇갈릴 수 있다. 우리의 분석은 적어도 임상용 MRI 검사 요건이 최선의 접근방식인지에 대해 의문을 제기해야 할 이유가 있다는 것이다. 이 가능성과 쟁점의 복잡성 그리고 그것이 기존의 NIH 정책과 관련이 있음을 감안할 때, 생명윤리 자문가들은 임상센터의 정책에 대해 평가할 책임이 있는 임상센터 윤리위원회(Clinical Center Ethics Committee)에 이 문제를 제기하라고 권고할 것이다. 우리는 윤리위원회가 여기에 제시한 권고사항들을 평가하고, 이행할 최선의 방법을 고려하는 것과 함께, 모든 사항을 염두에 두면서 임상검사를 요구하는 것이 바람직한지를 더욱 심도 있게 고려하라고 권고할 것이다.

저자 해설

의도하지 않은 또는 부수적인 발견은 연구 과정에서 알게 된 임상적으로 중요한 정보의 일부일 가능성이 있으나 연구 중인 증상과는 직접적인 관련이 없다. 연구윤리 문헌에서는 이러한 발견을 연구 참여자에게 알려주는 것에 대한 활발한 논의가 이루어졌지만, 아직 합의된 바는 없다.[21]

문제의 NIH 정책이 등장한 것은 이 해결되지 않은 논의의 맥락에서였다. 이 자문이 이루어지기 몇 년 전에 발표된 논문에서는 컴퓨터단층촬영(CT) 검사를 받은 NIH의 건강한 지원자 중 18%에서 비정상적인 결과가 발견되었고, 2.9%는 정기적 혹은 긴급한 후속 조치가 필요하다는 사실이 발견되었다.[22] 이 연구는 건강한 지원자를 선별할 때 NIH가 임상적으로 의미 있는 소견을 놓칠 수 있다는 우려를 낳았다. 이 연구의 결과 임상등급의 MRI 검사를 요구하는 정책이 수립되었다. NIH 연구 공동체의 일부 연구자는 이 정책이 연구 수행을 지나치게 방해하고, 연구 참여자에게 불필요한 부담을 주며, 실행에 옮기기 어렵다고 주장하면서 이 정책을 연구의 장애물로 보았다.

연구 맥락에서 제공되어야 하는 임상진료의 적절한 수준에 대한 이 NIH 내부의 논의는 개별 연구 결과를 통보하는 것과 관련된 광범위한 질문에 대한 학문적인 논의가 제기한 몇 가지 쟁점을 반영한다. 한 극단에서 일부 논자는 연구의 목표가 사회의 이익을 위해 일반화 가능한 지식을 생산하는 것이라고 주장하면서 연구 중심적 접근방식을 취했다. 따라서 이들은 개별 결과를 알려주는 것은 이 큰 목표에 어긋나는 것이고 치료적 오해를 발생시킬 수 있기 때문에 적절하지 않다고 주장한다.[23] 이와는 반대로 인간 존중, 이득, 상호성에 대한 원칙이 자신의 임상 정보를 얻을 수 있는 개인의 권리를 의미한다고 주장하면서 환자 중심적 접근방식을 취하는 이들도 있다.[24] 물론 이 양 극단 사이에는 여러 온건한 입장이 있는데, 그중 대부분은 부수적인 발견은 제한된 상황하에서 당사자에게 알려야 한다고 주장한다.[25] 이러한 온건한 입장은 발견된 소견을 통보해야 할지를 결정할 때, 해당 정보의 임상적 타당성, 유의성, 효용성을 포함하는 여러 요인에 초점을 맞춘다.

특히 새로운 진단 및 영상 기술이 도입됨에 따라 부수적인 발견을 통보하는 데 대한 논란은 사라지지 않을 듯하다. 예를 들어, 차세대염기서열분석(next-generation genomic sequencing, NGS) 방법의 개발은 한 개인에 대해 분석할 수 있는 데이터의 양을 기하급수적으로 늘림으로써, 유전자 연구를 통해 임상적으로 다소 관련지을 수 있는 부수적인 발견이 나오게 될 가능성을 높였다. 연구자, 윤리학자, IRB는 특히 유전자 연구에서 개별 결과를 통보할 것인지, 통보한다면 어떻게 할 것인지를 계속 고민하는 중에, 새롭게 발생하는 어려운 쟁점(참여자의 선호 존중, 참여자의 기대 관리, 충분한 정보에 의한 동의의 보장, 연구자의 의무 범위 설정 그리고 결과를 알려줄 수 있도록 연구자가 적절한 자원과 역량을 확보할 것 등)에 직면할 것이다.[26]

이 자문이 끝난 다음 해에, NIH는 이 정책을 재검토할지 고심하기 시작했다. 자문 서비스의 대표를 포함한 다수의 NIH 내부 대변인에게서 해당 정책을 수정하거나 폐지해야 한다는 주장이 나왔다. 이러한 반전은 절차와 관련된 많은 쟁점을 제기한다. 첫째, 주어진 자문의 권고사항은 당면 사례에 제한된 사실을 넘어서 기관의 정책과 관행에 영향을 미칠 수 있다. 때로 정책 문제를 자문 분석에 통합하는 것이 적절할 수 있다. 둘째, 윤리 자문가들은 가장 신중하게 추론한 결론이더라도 더 많은 정보가 이용 가능해지고 어떤 쟁점에 대한 생각이 발전함에 따라 기꺼이 재검토해야 한다. 흥미롭게도 이전의 자문에서 자문 서비스는 "윤리 자문팀은 기능적 MRI 연구에 참여하는 건강한 자원자들에게 임상용 MRI 검사를 실시하는 정책을 지지한다"고 하였다. 이 자문 보고서에서 드러나듯, 후속 분석에서 자문 서비스는 이전에 비해 보다 잠정적인 결론을 내리고 MRI 검사 요구의 위험/이득 비율에 대해 여러 우려를 제기했다.

자문 5.3: 연구와 밀접한 관련이 있는 개인에 대한 의무

Research Ethics Consultation

자문 요청 이유

전문간호사인 빌 샌더스(Bill Sanders)는 자문 서비스 교수에게 다학제 회의 참석을 요청했다. 레바논에서 온 잠재적 줄기세포 공여자에게 여러 가지 심각하고 예상치 못한 의학적 상태가 발견되었지만, 그는 여전히 이식 관련 연구에 등록한 동생에게 기증을 하고 싶어한다. 기증의 위험성 그리고 이러한 위험성을 감안할 때 기증을 진행해야 하는지 여부와 관련해 윤리적 의문이 존재한다. 또한 기증의 적절성 여부와 무관하게, 공여자에게 의료 서비스를 제공해야 하는 NIH의 의무에 대한 의문도 존재한다.

사례 설명

샌더스는 줄기세포 이식(모든 혈액세포를 만드는 미분화된 세포인 건강한 줄기세포를 주입하는 것)이 필요한 27세의 남성 연구 참여자 라피크 하다드(Rafiq Haddad)의 사례를 설명했다. 희귀한 자가면역질환이 있는 그는 줄기세포 이식 없이는 기대수명이 불확실하지만, 지지적 치료를 제공받는다면 0~20년 사이의 기간이 될 것이라 추정된다. 조직적합성항원(human leukocyte antigen, HLA)이 일치하는 이식을 한다면 수혜자에게 약 10%의 사망 위험과 90%의 치료 가능성이 있다. 라피크는 NIH 근처에 살고 있으며 NIH 외부에서 의료 서비스를 받을 수 있다.

라피크의 형인 36세의 하킴 하다드(Hakim Haddad)는 라피크에게 조직적합성항원이 일치하는 유일한 공여자로 판단된다. 그러나 아직 검사를 받지 않은 친척들과 조직적합성항원이 일치할 가능성은 희박하다. 하킴은 아내, 자녀와 함께 레바논에 살고 있으며, 라피크에게 줄기세포를 기증하기 위해 NIH를 방문했다. 일반적으로 줄기세포 이식을 받을 수 있는 참여자의 약 30%는 일치하는 공여자를 찾는다.

연구진은 하킴이 NIH에 도착하기 전에 그에게 당뇨병이 있다는 것을 알고 있었다. 그러나 하킴이 NIH에 도착한 후 그가 고혈압, 관상동맥질환, 심각한 신부전증 그리고 폐 종괴(lung mass) 등 수많은 심각한 질환을 앓고 있음을 알게 되었다. 질병 상태로 보아, 결국 투석이 필요한 신부전증으로 진행될 가능성이 높았다. 의료진은 하킴이 레바논에서 의료 서비스를 받을 수 있는 기회가 한정적이어서 투석을 받지 못했을 것이라고 해석했다.

하킴의 의학적 상태로 인해 줄기세포 기증은 더욱 위험해졌다. 표준적인 기증에는 성분채집술(aphaeresis, 공여자의 혈액을 줄기세포를 채집하는 기계에 통과시키는 것)이 필요하다. 성분채집술 시 먼저 G-CSF(granulocyte colony-stimulating factor, 과립구집락자극인자)에 의한 혈액성분 이동을 유도한다. G-CSF는 혈액에 더 많은 줄기세포가 나오게 한다. 하킴은 G-CSF 유도로 인한 심근경색 위험 때문에 먼저 심장 스텐트나 관상동맥우회술을 받지 않고는 G-CSF 자극을 견뎌낼 수 없을지도 모른다. 하킴의 가족이 필요하면 신장을 기증하겠다는 의사를 밝힌 것으로 알려졌지만, 만약 하킴이 심장에 스텐트를 넣거나 우회술을 받아야 한다면, 신부전이 유발될 위험은 상당히 크다(10~30%로 추정된다).

하킴이 가진 의학적 문제의 심각성을 연구진이 미리 알았다면, 기증을 위해서 그를 NIH로 오게 하지 않았을 것이다. 지금까지 다른 공여자는 모두 건강했고, 말초혈줄기세포(peripheral blood stem cell) 기증으로 인한 사망이나 심각한 합병증이 NIH에서 발생한 적이 없었다. 그러나 하킴의 폐 종괴가 암이 아니기 때문에, 그는 줄기세포 기증의 분명한 제외 대상은 아니다.

연구진은 전신마취를 통한 골수 기증이 하킴에게 적용 가능한 대안이라고 이야기했다. 이 절차로 신부전의 위험을 줄일 수 있으나, 심장 문제 발생의 위험도는 5%로 추정된다. 하킴은 동생에게 줄기세포를 기증하겠다는 의지를 굽히지 않고 있다.

마지막으로, 하킴의 신부전증은 NIH에 도착한 이후 악화되었는데, 이는 고혈압 치료에 의해 발생한 것이거나 심혈관조영술 조영제 주입에 대한 의인성 효과이거나 또는 급격하게 진행 중인 신장 질환의 징후일 수도 있다.

분석 및 권고사항

다학제 회의에 참석한 연구진에 따르면 성분채집술에 의한 줄기세포 기증은 하킴에게는 선택 가능한 방안이 아닌 것으로 보인다. 심장수술 없이는 위험이 매우 높으며, 하킴이 사용할 수 있는 자원이 제한되어 있고 NIH에 심장수술 관련 연구계획이 없기 때문에 심장수술을 받기는 어려울 것이다. 기증을 위해 잠재적으로 허용될 수 있는 유일한 방법은 전신마취하에 골수를 채취하는 것으로 보이며, 이러한 방법은 일반적인 상황에서보다 심각한 질병의 발생 위험을 더 높인다고 한다.

그럼에도 불구하고, 하킴에게 골수를 기증하도록 허용하는 윤리적 고려사항이 있다.

1) 하킴은 줄기세포 기증에 대해 잘 알고, 동생을 돕기 위해 줄기세포를 기증하려는 자발적인 바람을 가질 수 있다. 다른 사람의 이익을 위해 특별한 위험이라도 받아들이기로 한 결정은 경우에 따라 합리적일 수 있다. 특히 가까운 가족을 위해서나 기증의 위험과는 무관하게 수혜자의 자연 예후(natural prognosis)가 좋지 않은 경우에 그러하다.
2) 기증의 위험성이 높음에도 불구하고, 기증을 통해 예상되는 의료적 이득의 총합이 위험을 능가할지도 모른다. 즉, 하킴의 수명을 단축하지 않으면서 기증을 통해 라피크의 수명을 상당히 연장시킬 가능성이 높고, 기증을 하지 않으면 라피크와 하킴 모두 오래 살지 못할 가능성이 높다.

그러나 자문 서비스는 현재로서는 기증을 권하지 않는다. 하킴에게 발생할 잠재적 해악에 대한 우려 외에도 보고된 위험 수준에 대한 우려가 있다.

1) 하킴의 기증과 관련된 위험 수준은 NIH의 표준 관행과 일반적 임상 관행을 전례 없이 넘어서는 것이라고 한다. 일반적으로 허용 가능하다고 간주되는 것보다 높은 수준의 위험을 공여자가 수용하는 것은 선례를 만들게 되므로, 자문 서비스가 의견을 제시하는 것을 넘어 NIH에서 보다 철저하고 광범위하게 논의되어야 한다. 이 논의에는 다른 NIH 이식 프로그램, IRB 위원, NIH 관리자, 임상센터 윤리위원회 등이 참여할 수 있다.
2) 보통 너무 위험하다고 여겨지는 기증 과정에서 하킴이 사망하거나 중상을 입는다면, 하킴은 연구 참여를 위해 개발도상국에서 미국으로 왔기 때문에 착취로 보일 가능성이 상당히 높다.

이 권고사항은 보고된 5%의 심각한 심장 문제 발생 위험률이 정확하며,

그러한 위험은 기증에 있어서 실로 전례가 없는 것임을 가정한다. 예를 들어, 전신마취 없이 골수 채취가 가능한 경우처럼 덜 위험한 방법으로 기증할 수 있는 선택이 남아 있다면, 그 또한 의미가 있을 것이다. 하킴의 자녀 중 적절한 공여자가 있는지 알아보는 것도 가치가 있을 것이다.

공여자에게 미칠 위험을 어느 수준까지 허용할 수 있는지에 대해 광범위하게 논의할 때에는 공여자와 수혜자에 대한 독립적인 평가자를 활용하는 가능성을 한 가지 요소로 고려해야 한다. 현 사례에서 라피크의 의료진이 외부 임상평가와 하킴의 이득에 대해 논의하기 위해 윤리 자문을 적절하게 요청했기 때문에 이해충돌의 우려가 완화되었다.

다학제 회의 과정에서 라피크의 주치의 중 한 명은 윤리 자문팀에게 권고를 준비하기 전에 라피크와 하킴을 만나볼 것을 제안했다. 그러나 자문팀은 그 제안을 거절했는데, 형제의 바람의 진정성이나 합리성과 무관하게 하킴에게 기증을 허용하는 것은 현재로서는 권할 만한 일이 아니라고 생각했기 때문이다. 그러나 의료진이 하킴의 기증이 적절하다고 최종적으로 판단한다면, 자문 서비스는 라피크와 하킴을 만나서 타당한 사전 동의가 보장되도록 도울 수 있을 것이다.

다학제 회의에서는 NIH가 하킴에게 어떤 책임을 가지는가 하는 문제도 논의되었다. NIH는 연구기관이기 때문에 하킴에게 장기적 의료 서비스를 제공할 수 없다. 그러나 하킴은 NIH 의료진과 관계를 맺었고 NIH에 온 이후 상태가 악화되었을지 모르기 때문에, 귀국하는 항공편의 지원뿐만 아니라 미국에 있는 동안 합리적 수준의 임상 지원을 받아야 한다. 여기에는 그의 건강 문제에 대한 의료적 권고사항, 본국 의사에게 제공할 진단 및 치료에 대한 요약, 그가 현재 복용하는 약물에 대한 사항, 미국에 체류하는 동안 지역사회 의료자원 지원에 대한 의뢰 그리고 잠재적으로 이익이 된다면 폐 종괴에 대한 조직검사 등이 포함될 수 있다. 또한 하킴이 조직검사를 받는다면, 그 결과에 따라 해당 상태를 치료할 수 있는 연구를 포함하여 의학적으로 이득이 될 연구에 참여할 기회를 받아야 한다.

요약

1) 일반적으로 허용되는 위험 수준을 크게 벗어나는 결정은 그에 앞서 폭넓은 논의를 해야 하기 때문에 하킴을 줄기세포 공여자로 받아들여서는 안 된다.
2) NIH에서 공여자에게 허용 가능한 위험 수준에 관한 폭넓은 논의가 이루어져야 한다.
3) 하킴의 퇴원 계획은 그가 귀국할 때까지 지속적인 약품의 공급, 그가 미국에 있는 동안 추가 의료 관리를 받을 수 있도록 하는 의뢰 그리고 본국 의사에게 보낼 치료 요약 사항을 포함해야 한다.

저자 해설

3장 '연구 참여자 보호'에서 살펴본 바와 같이 누구를 연구 참여자로 포함할 것인지 결정하기는 어려울 수 있다. 연구자와 IRB는 단일 연구 참여자가 갖는 연구의 위험과 이득의 균형 잡기에 익숙하다. 1차 연구 참여자의 이득과 잠재적 공여자의 위험 사이의 균형 잡기는 확실히 더 복잡하다. 이 사례에서 자문 서비스는 이용 가능한 근거에 기반하여 공여자에 대한 위험이 너무 커서 1차 연구 참여자에 대한 잠재적 이득을 정당화하지 못한다고 판단했다. 그럼에도 불구하고, 합리적인 공여자는 사랑하는 사람을 돕고자 하는 진심어린 마음 때문에 자신이 겪게 될 높은 위험 수준을 이성적으로 판단하지 못할 가능성이 높다. 절차상 자문 서비스는 일반적으로 모든 이해관계자의 참여를 장려하지만, 연구 참여자와 그의 형이 이 자문에 포함되지 않았다는 점은 흥미롭다. 비록 자문 보고서는 하킴의 이타적 관심을 언급하고 있지만, 하킴과 라피크를 연구에서 제외하기로 한 결정은 이들에 대한 더 이상의 조사를 불가능하게 했다.

또한 이 사례는 기증 동기 및 자율성과 관련된 이차적이고, 전형적이지 않은 쟁점을 제기했다. 일반적으로 사랑하는 사람에게 직접 기증하는 경우는 가족으로부터의 암묵적인(또는 노골적인) 압력이 존재할 가능성에 대한 우려가 있을 수 있다.[27] 이 사례에서는 공여자가 보조적 치료를 받기 위해 기증을 해야 한다는 압박감을 가질 수 있다는 우려가 추가된다. NIH에 도착하기 전에 공여자가 자신의 건강상태에 대한 완전한 정보를 몰랐을 가능성이 있다. NIH에 도착한 후 그에게 긴급한 치료가 필요하다는 것이 확인되면서, 이는 적어도 현재의 건강 문제에 대한 보조적 치료를 받기 위해서라도 공여자로 계속 참여해야 한다는 동기를 부분적으로 부여했을 수 있다. 물론 이러한 생각은 보조적 치료를 제공해야 할 의무가 연구진에게 있다는 것을 가정한다. 그렇다면 보조적 치료를 제공해야 하는 연구자의 의무는 연구 참여자를 돕기 위해 NIH에 온 비참여자에게까지 적용되는가? 이 사례에서 연구진은 공여자가 장거리 이동을 하게끔 해주었는데, 이 장거리 이동으로 인해 그의 상태가 악화되었을 수 있다. 따라서 연구진에게는 적어도 그를 집으로 돌려보내기 전에 상태를 안정시켜야 할 의무가 있다.

마지막으로, 이 자문은 다른 곳에서 치료받기가 어려운 사람에게 치료를 제공해야 하는 NIH의 의무에 대해 의문을 제기한다. 이 주제는 보험에 가입하지 않은 참여자와 미국 체류 신분이 불확실한 참여자를 돌보는 문제를 다른 사례에서도 등장한다. NIH 임상센터는 임상진료를 제공하는 병원이지만, 치료는 이 기관의 연구 의무하에서만 제공된다. 이러한 역할은 갈등을 일으킬 수 있는데, 개별 참여자는 연구 참여를 통해 이득을 얻을 수 있는 반면, NIH의 임무는 사회 전체에 이득이 될 의학적 진보를 위해 연방 자원을 투자하는 것이기 때문이다.

자문 5.4: 과학적 타당성에 따른 치료 보류

Research Ethics Consultation

자문 요청 이유

한 연구진은 참여자에게 임상적으로 권장되는 약을 연구 기간 동안 복용하지 않도록 해야 할 경우, 알츠하이머병의 초기 징후를 보이는 예비 참여자를 연구에 등록하는 것이 윤리적인지에 대해 자문을 요청했다.

사례 설명

연구진은 63세의 히스패닉 여성 후아나 에르난데스(Juana Hernandez)가 우울증 연구에 참여할 것으로 보고 선별검사를 하는 과정에서 알츠하이머병의 초기 징후에 주목했다. 이는 NIH의 노인의학 전문의에 의해 확인되었다. 에르난데스는 우울증 외에도 알코올남용, 공황발작, 불안장애의 과거력이 있다. 평소에 그녀는 자신이 사는 동네를 떠나지 않는다.

우울증에 대한 표준치료와 이 연구에서 사용되는 약물 모두 염산도네페질(donepezil hydrochloride, 알츠하이머병 관련 치료제)을 병용할 수 있고, 우울증 연구에서 알츠하이머병이 엄격한 제외 기준은 아니지만, 이 우울증 연구는 과학적 타당성을 이유로 참여자들에게 염산도네페질을 복용하지 않도록 하고 있다. 따라서 염산도네페질을 복용하는 데 경제적인 어려움이 없는 알츠하이머병 환자를 위한 표준적인 임상적 권고는 우울증 연구에 참여하지 않는 것이다.

그러나 에르난데스는 보험이 없고 장애 신고를 하지 않고는 염산도네페질을 복용할 수 없었다. 그녀는 우울증을 앓고 있고, 서명을 해줄 가족 및 친구들과의 관계가 소원한 상태이며, 글을 거의 모르기 때문에 스스로 장애 신고를 하기 어려웠다. 에르난데스는 종종 일을 나가기 때문에 장애 신고를 하면 일자리를 구하기 어려워질 수 있다. NIH 사회복지사의 말에 따르면, 그녀가 최종적으로 장애 판정을 받는 데 성공하더라도, 그 과정이 최대 5개월은 걸린다고 한다.

한편 우울증 연구 참여자는 사회복지사를 만나는 이득을 누릴 수 있는데, 사회복지사가 에르난데스의 장애 신고를 도와줄 수 있다. 또한 연구계획서는 연구 종료 후 3~4개월까지 알츠하이머병 치료를 포함한 여러 종류의 의학적 관리를 수행하도록 한다. 즉, 연구가 끝나자마자 (2개월 후에) 에르난데스는 염산도네페질을 복용할 수 있는데, 처음에는 연구진이 염산도네페질을 제공하지만, 나중에 장애 판정을 받으면 주 정부가 제공할 것이다. 에르난데스는 이러한 이득과 이타주의 때문에 해당 연구 참여에 관심을 가지고 있다. 그녀는 해당 연구를 통해 사회복지사와 약물(염산도네페질)을 얻을 수 없다 해도 연구에 참여하고 싶다고 말했다. 의료진은 에르난데스를 연구에 등록하는 것이 윤리적인지를 확인하고자 했다.

자문 서비스의 교수와 펠로우는 연구진과 미팅을 가진 뒤 에르난데스를 만났다. 그녀는 선별검사를 받기 위해 임상센터에 온 이후로 기분이 더 나아졌다고 이야기했다. 그녀는 양심적이고 책임감이 있어 보였다. 에르난데스는 보험이 있던 3년 전에 항우울제를 복용했고, 실직한 뒤로 보험이 없기 때문에 항우울제 복용을 중단했을 뿐이라고 설명했다. 그녀는 또한 알츠하이머병 진단에 대해 잘 이해하는 것으로 보였다.

그들이 만나는 동안, 자문 서비스는 에르난데스에게 지속적 대리인(Durable Power of Attorney, DPA)*이 없다는 것이 추가 우려사항으로 확인되었다.

분석 및 권고사항

연구자 모두 연구에 참여하는 것이 에르난데스의 최대 관심사라는 데 동의하는 것 같았다. 그러나 착취에 대한 우려가 있었는데, 즉 미국 정부가 국민에

---

* 이를 위임할 수 있는 다른 사람 또는 그 자격.

게 기본적인 의료 서비스를 제대로 제공하지 못하고 있는 점을 정부의 한 축인 NIH가 이용하는 것이다. 그러나 에르난데스는 사회복지 서비스와 무상 약물의 혜택을 받지 못하더라도 연구에 참여할 것이라고 이야기했다. 또한 착취에 대한 우려는 NIH가 이러한 혜택을 제공하기 위해 상당한 노력을 기울일 것이라는 사실에 의해 완화된다.

자문 서비스는 연구진이 에르난데스를 우울증 연구에 등록하고, 사회복지사가 장애 신고를 하고 법정대리인을 구하는 데 도움을 줄 것을 권고한다. 또한 자문 서비스의 윤리학자는 연구진이 이 경험에 대해 해당 임상과장과 IRB에 (다음 중간보고를 통해) 알릴 것을 제안했다.

저자 해설

이 자문 보고서는 보험이 없는 사람을 연구에 등록할 때 착취가 특히 우려된다는 점을 보여준다. 착취는 보통 누군가를 다른 사람의 목적을 위해 단지 수단으로서 이용하거나 또는 누군가로부터 부당한 이익을 취하는 것으로 이해된다.[28] 이 두 가지 중 하나 또는 모두는 임상연구의 맥락에 적용될 수 있다. 예를 들어, 사람들은 존중받지 못한 채 타인의 이익을 위해 이용될 수 있고 또는 협상 능력이 부족하여 공정한 이득보다 더 적은 것을 얻기 위해 상당한 위험을 감수해야 할 수도 있다.

사람을 단지 수단으로 취급하는 것은 참여자들이 연구의 목적을 이해하고 연구가 가치 있는 활동이라는 판단하에 연구에 자발적으로 참여하였음을 확인하면 최소화할 수 있다. 에르난데스가 이야기한 이타적인 참여 동기는 그녀가 타인의 목적을 위해 단지 수단으로 이용되고 있지 않음을 의미한다. 참여자가 부당한 대우를 받고 있는지를 판단하기는 더 어려울 수 있는데, 만약 그들이 얻는 이득이 부당한 수준이라면, 이는 분명히 연구진이 윤리적으로 우려했던 착취의 문제에 부합하는 것으로 보인다. 그렇다면 의료자원에 접근하기 어려운 사람을 임상시험에 등록하는 것은 착취적인가?

분명히 이 자문의 핵심에 있는 참여자의 상황에는 불공정이 존재한다. 일상생활에서 그녀는 자신의 건강과 복지를 향상할 수 있는 의료자원에 대한 접근성이 부족하다. 이러한 참여자(또는 의료접근성이 부족하여 연구에 참여하려고 하는 보험이 없는 사람)를 모집하면서 연구자는 불공정을 이용한다. 그러나 한 개인이 가진 불공정한 상황을 이용하는 것이 그를 부당하게 이용하고 있음을 의미하지 않으며, 보험이 없는 사람을 임상연구에 등록하는 것은 본질적으로 착취와 무관하다.[29] IRB의 검토와 승인은 (그것이 올바르게 수행되었을 때) 참여자의 보험 가입 여부와 관계없이 연구가 참여자에게 제공하는 위험과 이득이 합리적임을 보장해야 한다.[30] 비록 의료의 결핍이 연구 참여 결정에 강한 영향을 미치더라도, 연구가 참여의 위험을 정당화하고 참여자가 수용할 수 있는 연구의 이득 또는 참여를 위한 근거를 제공하는 경우 이는 연구 참여자를 착취하는 것이 아니다.[31] 윤리 자문과 연구의 관점에서 이 참여자는 IRB가 승인한 우울증 연구에 참여하는 대가로 많은 혜택을 받을 것이며, 여기에는 사회사업 서비스, 무료 약물 및 지역사회 의료자원에 대한 접근 가능성과 심리적 이득 등이 포함된다.

논란의 여지가 있지만, 분석을 더 진행하면서 윤리 자문가들은 단순히 의료자원에 대한 접근성이 떨어진다는 이유만으로 그녀를 연구에 등록시키지 않는 것은 불공정하다고 주장할 수 있었다. 보험이 없는 사람을 연구에서 제외하는 것은 선택권이 거의 없는 개인에게서 그나마 가능한 치료적 대안을 빼앗는 것을 의미한다고 볼 수 있다(자세한 내용은 2장 '연구 참여자 등록' 참조). 비록 연구 참여가 "의료시스템의 불평등을 해소하는 데 도움이 될 수 없고 그렇게 되어서도 안 된다"고 하지만, 보험이 없는 사람들에게 연구 참여를 금지해서는 안 된다.[32] 의료접근성에 대한 국제적인 불균형이 초래하는 윤리적 우려와 착취 및 공정한 참여자 선정에 수반되는 윤리적 우려에 많은 관심이 집중되어왔다. 그럼에도 불구하고, 미국 내 의료접근성의 불평등에 수반되는 윤리적 질문은 우리의 관심을 요구하며 더 많은 미국인이 건강보험

혜택을 받게 되어도 그러할 것이다.

자문 5.5: 과학적 타당성을 훼손하지 않는 임상적 요구 충족

Research Ethics Consultation

자문 요청 이유

의사인 월터 그린(Walter Greene) 박사는 참여자의 사망률이 예상외로 높게 나타나는 연구를 계속 진행하는 것이 적절한지에 대해 연구진을 대표하여 자문을 요청했다. 연구진의 첫 번째 우려는 해당 참여자의 자연사 연구가 도덕적으로 문제가 될 수 있다는 것이다. 두 번째 우려는 참여자의 특정 그룹에서 예상보다 높은 사망률이 나타나는데, 연구의 과학적 타당성을 훼손하지 않으면서 이 그룹에 어떠한 치료를 제공할 것인가 하는 문제이다.

사례 설명

이 연구진은 겸상적혈구질환(sickle-cell disease, SCD)이 있는 사람들의 폐동맥고혈압(pulmonary hypertension, 폐의 동맥에서 혈압이 상승하는 질환)에 대해 연구하고 있다. 겸상적혈구빈혈(sickle-cell anemia)로도 알려져 있는 SCD는 적혈구가 파괴되고 일시적으로 혈관이 막히는 특성을 보이는 만성 빈혈이다. 막힌 혈관들은 통증, 감염, 장기 손상을 일으킬 수 있다.

그린 박사는 연구진이 폐동맥고혈압의 유병률과 그 중증도 및 영향 등에 대해 신뢰할 수 있는 데이터를 얻기 위해서 SCD 환자 광범위하게 모집한 후 폐동맥고혈압의 유무에 대한 선별 검사를 했다고 설명했다. 이 선별 검사 결과는 참여자들에게 제공되었고, 그들의 동의하에 주치의에게도 제공되었다. 결과를 공개한 목적은 선별 검사 후 참여 여부가 확정된 경우 임상진료의 혜택을 받을 수 있게 해주려는 것이었다. 연구가 시작되었을 때, 경미한 폐동맥고혈압을 가진 사람들은 합병증의 위험이 높지 않다고 생각되었다. 따라서 연구진은 경미한 폐동맥고혈압을 가진 참여자들에게 폐동맥고혈압이 있다는 설명을 해주었고, 또한 한편으로는 이 발견이 참여자에게 임상적으로 중요한 의미를 가지는지가 명확하지 않다고 설명했다.

중간 분석 결과, 현재 경미한 폐동맥고혈압이 있는 사람들의 사망률이 예상보다 높은 것으로 나타났다. 데이터안전모니터링위원회(data safety monitoring board, DSMB)는 그 증상이 경미하더라도 폐동맥고혈압이 있는 참여자들에게 치료를 제공할 것을 요청했으며, 그린 박사도 이 같은 조치가 필요하다는 데 동의하였다. 그러나 그와 연구원들은 자연사 연구의 과학적 타당성을 훼손하지 않으면서 이러한 치료를 어떻게 제공하는 것이 최선인지, 그리고 현재 일부 참여자가 자신의 예후에 대해 안심하고 있는 상황에서 그들에게 어떻게 대응할 것인지에 대해 우려하고 있다.

폐동맥고혈압에 대한 여러 가지 치료법들이 승인되었지만, 이 사례와 같이 SCD의 결과 폐동맥고혈압이 발생한 사람들을 대상으로 하는 과학적 시험을 거친 적이 없다는 점이 상황을 복잡하게 만들었다. 이 집단에 대한 치료법의 효능은 명확하게 확립되어 있지 않다. 연구진이 고려하는 치료법은 폐동맥고혈압 치료에 사용되었으나, SCD 환자를 대상으로는 시험되지 않은 약물인 실데나필(sildenafil)을 사용하고 산소를 공급하며, SCD 관련 폐동맥고혈압에 대해 효능을 시험하지 않은 하이드록시우레아(hydroxyurea)의 사용 또는 교환수혈 등이었다. 현재 SCD 관련 폐동맥고혈압의 확립된 표준치료는 없다.

분석 및 권고사항

연구진의 첫 번째 우려는 이 자연사 연구를 계속 진행하는 것이 과연 윤리적인가에 대한 것이었다. 전체 연구 참여자의 사망률은 SCD 환자 집단에서 예상되는 것보다 높지 않았지만, 경미한 폐동맥고혈압이 있는 참여자의 사망률은 예상보다 높았다. 이에 비추어 볼 때, 그리고 아프리카계 미국인에게 SCD가 널리 퍼져 있다는 점을 감안할 때, 연구진은 이 연구가 참여자의 매독을 치료하지 않았던 터스키기 연구(Tuskegee study)*를 되풀이하면서 인종 차별과 착취의 문제로 이어질 수 있다고 우려했다.

우리는 검사 결과와 결과의 의미가 참여자에게 제공되고 치료를 권고하기 때문에, 참여자가 치료를 받을 수 있고 치료에 영향을 미칠 수 있는 모든 관련 정보를 제공받는 한 이러한 우려는 문제가 되지 않는다고 이야기했다. SCD 관련 폐동맥고혈압에 대한 표준치료가 확립되어 있지 않기 때문에, 연구 참여자에게 제공되는 치료법은 이용 가능한 최선의 지식을 바탕으로 해야 하며, 그들이 연구에 참여하지 않을 때 임상의사가 제공하리라 예상되는 것을 반영해야 한다. 표준치료가 발전하면, 참여자가 이용할 수 있는 정보와 치료는 그에 맞게 수정되어야 한다.

연구진의 두 번째 우려는 연구에서 제공되는 치료가 이 질병 자연사 연구의 과학적 타당성을 훼손해서는 안 된다는 것이었다. 그러나 그린 박사에 따르면, 이러한 치료법을 연구에서 활용하는 것은 참여자에게 제공하는 이득과는 무관한 과학적 이점을 갖는다. SCD 관련 폐동맥고혈압에 대해 과학적으로 입증된 치료법이 없기 때문에, 적은 연구 표본을 통해 제한된 데이터를 얻게 되더라도 이것으로 추후 대규모 연구를 계획하는 데 있어 과학적 가치를 지닌 정보를 산출할 수 있을 것이다.

몇 가지 추가적인 쟁점이 자문 서비스에 의해 확인되었다.

- SCD와 폐동맥고혈압 관리를 위한 지역사회 자원이 부족하기 때문에 연구에서 치료를 제공하는 것은 복잡한 문제이다.
- 연구진이 폐동맥고혈압 하위 집단(경미한 고혈압)에 속한, 이전까지 검사 결과에 대해 안심하고 있던 참여자들에게 검사 결과의 위험이 과소평가되었을 수 있다는 점을 어떻게 알리는 것이 최선인지 명확하지

* 미국 앨라배마주 터스키기 마을의 흑인 거주민들을 대상으로 했던 장기간의 매독 자연사 관찰연구. 대상자들을 기만하고 치료를 제대로 해 주지도 않았기 때문에, 1972년 이 사실이 언론에 폭로되자 큰 사회적 반향을 일으켰다.

않았다.

- 연구진은 폐동맥고혈압 하위 집단(경미한 고혈압)에 속하는 사람들을 대상으로 치료 방안에 대한 연구계획을 수립하는 과정에 있었다. 따라서 그들에게 위험이 예상보다 크다는 사실을 알려주면 그들이 해당 연구에 참여하는 데 부당한 영향을 미칠 수 있다는 우려가 있었다.

SCD 치료를 위한 지역사회 자원이 부족하고 일부 SCD 환자는 건강보험이 없기 때문에 이러한 사람 중 일부가 연구 밖에서 실제로 적절한 치료를 받을 수 있을지는 확실하지 않다. 이 사례에는 의료접근성에 대한 분배적 정의라는 별개의 문제가 존재하기 때문에 연구의 윤리적 수행이 더욱 어려워진다는 점에 주목하는 것이 중요하다. 연구진은 참여자들이 가능하면 언제든지 적절한 치료를 받을 수 있도록 도와주어 이 문제를 해결해야 한다. NIH 외부에서 SCD를 적절히 관리하지 못하는 예비 참여자들을 위해 그들을 사회복지사에게 바로 의뢰하는 것도 하나의 해결책이 될 것이다.

한편으로는 과학적으로 입증되지는 않았지만 효과적일 수 있는 치료가 제공되면 참여자들에게 '치료적 오해', 즉 자신에게 개인적인 이득을 주기 위한 목적으로 연구가 수행되고 있다는 인식을 강화시킬 수 있다. 이러한 이유에서 연구에 참여하지 않을 경우의 대안을 그들에게 설명해야 하고, 폐동맥고혈압 치료의 승인된 치료법을 현실적으로 설명하고 권고해야 한다. 그러한 SCD 치료법들의 효능이 계속해서 불확실한 경우, 그 또한 명시되어야 한다.

참여자들에게 예상보다 높은 사망률에 대해 알려야 하며, 특히 이전에 현 상태는 위험을 크게 증가시키지 않는다고 안심했던 참여자들에게 알려야 한다. 이러한 치료법들이 SCD 환자에게 시험되지 않았다는 사실을 포함하여, 치료적 대안에 대한 현실적인 정보도 제공되어야 한다.

한편으로는 정보 공개가 중요하지만, 그 정보의 성격이 공포스럽다면 주의 깊게 전달되어야 한다. 한 가지 쟁점은 현재의 정보가 그들에게 이전에 제공되었던, 즉 그들이 검사 결과에 안심하도록 했던 정보와 모순된다는 것이다. 그러나 정보를 공개할 때 표현은 명확하고 정확해야 한다. 모호한 표현은 두 가지 방법으로 잘못 해석될 수 있는데, 정보를 제공받는 사람이 (1) 그것의 위험을 과소평가하게 하거나, (2) 최악의 경우를 가정하게 할 수 있다. 이 사례에서는 현재의 사망률 데이터로부터 도출할 수 있는 추론에 신중을 기해야 한다는 점에서 어려움이 가중된다. SCD 관련 사망의 원인이 모두 알려진 것은 아니며, 따라서 폐동맥고혈압과의 연관성은 불확실하다. 이 점을 명확히 밝히기 위해 더 많은 정보를 얻을 수 있다면 그렇게 해야 한다. 그리고 이 새로운 지식의 한계는 참여자들에게 제공되어야 한다.

저자 해설

자문 5.4와 마찬가지로, 이 자문은 보험이 없고 의료 서비스 접근성이 부족한 사람들을 임상연구에 등록하는 것의 문제를 제기한다. 그러나 이 자문은 다른 윤리적 우려, 즉 임상연구가 잠재적 참여자들의 합리적 의사결정 능력을 훼손할 만큼 충분히 매력적인 서비스 또는 다른 품목을 제공할 수 있다는 점을 강조한다.[33] 이러한 우려는 흔히 '부당한 유인(undue inducement)'으로 불린다. 이 우려의 핵심은 개인이 처한 상황의 맥락에서 거부할 수 없을 만큼 어떤 큰 이점을 제공받는다면 그로 인해 그릇된 판단을 하고 실질적인 위험을 감수하며 내면 깊이 간직한 가치를 포기하게 된다는 점이다.[34] 부당한 유인은 생의학 연구의 공통적인 부담이자 지침과 규정이 제기하는 윤리적 우려 사항이다.[35] 비록 돈이 부당한 영향력에 대한 우려의 전형적인 근원이지만, 의료 제공 또한 판단에 영향을 미칠 수 있으며, 이 점은 경제적 약자를 연구에 등록하는 것을 다룬 문헌에서 언급되었다.[36] 자문에서도 치료가 부당한 영향을 미칠 가능성이 언급되기는 했으나, 이에 대해 더 많은 주의를 기울일 필요가 있다.

지역사회에 SCD를 치료할 수 있는 자원이 한정되어 있고 SCD 진단을 받은 일부 환자는 보험이 없기 때문에, 참여자들이 연구 참여 동기를 부여받은 거라고 생각할 수 있다. 연구에 참여하는 대가로 무상 의료 서비스를 받는 것이 반드시 위험을 감수한다는 것을 의미하지는 않는다. 확실히 이번 자문에서 의료 서비스의 제공은 하나의 유인책(연구 참여를 장려하기 위해 제공되는 품목 등)이 될 것이다. 그러나 그것이 부당한가? 에스겔 J. 이매뉴얼(Ezekiel J. Emanuel)에 따르면, 재화나 서비스의 제공은 아무리 그 규모가 크더라도 그 제공이 합법적이고 윤리적이며 신중하다면, 부당한 유인에 해당하지 않는다. 비록 어떤 위험이 수반되더라도 그 위험이 합리적이라면 말이다.[37] 연구가 IRB의 승인을 받으면, 우리는 위험/이득 비율이 적정하고, 합리적인 사람들은 그 연구 참여를 선택할 수 있다고 가정할 수 있다. 더욱이 SCD에서 폐동맥고혈압에 대한 표준치료가 없다는 것은 참여자들이 지역사회에서 치료를 받는 것보다 연구에 참여하는 것이 자신의 최선의 이익에 부합할 수 있음을 시사한다. 이것은 아마도 반직관적(counterintuitive)이지만 명확한 결론이다.

이 자문은 또한 치료적 오해에 대한 의문을 제기했다. 치료적 오해에 대한 여러 정의가 문헌에 제시되어 있고, 대부분의 경우 연구의 목적이 참여자들에게 무엇을 의미하는지에 대한 혼동이 존재한다.[38] 한 생명윤리학자 집단이 제안한 정의에 따르면, 치료적 오해는 "임상연구에 등록한 참여자가 연구에서 이루어지는 중재나 임상시험의 다른 측면으로부터 잠재적으로 이득을 얻을 수 있는지 여부와 무관하게, 임상연구의 본질적인 목적이 일반화 가능한 지식을 산출하는 것임을 개인이 이해하지 못할 때 나타난다."[39] 연구 참여자들은 연구 목적을 위한 절차로부터 직접적인 의료혜택을 받을 것이라고 종종 잘못 믿는다.

대부분의 윤리적 연구에서 충분한 정보에 의한 동의가 필수적이기 때문에 치료적 오해는 윤리적으로 중요하다.[40] 참여자가 연구에 참여하는 것이 일반 의료와 어떻게 다른지 이해하지 못할 때, 충분한 정보에 의한 동의의 적절성을 우려해야 한다. 그 이유는 일반적인 의료의 맥락에서와 달리 연구에서는 의료적 결정이 개인을 위한 의학적 판단으로만 이루어지지 않는다는 것을 이해하지 못하면 연구 참여에 대한 충분한 정보에 의한 동의를 할 수 없기 때문이다.[41] 자문 서비스의 권고사항과 일관되게, 치료적 오해를 불식하기 위한 연구자들의 노력은 필수적이다. 연구 참여자가 이해해야 할 연구의 다섯 가지 범위에는 과학적 목적, 연구절차(환자 치료보다는 과학 지식을 주로 또는 전적으로 창출하기 위한 것이라는 점), 불확실성, 연구계획서 준수 그리고 임상의사의 연구자 역할이 포함된다.[42] 충분한 정보에 의한 동의는 제2장 '연구 참여자 등록'에서 논의되었지만, 연구와 진료 사이의 긴장이 추가적인 참여자 보호와 동의 절차의 정교화 필요성을 어떤 식으로 발생시키는지는 고려할 가치가 있다.

자문 5.6: 연구 밖에서 시험용 약물에 대한 접근

Research Ethics Consultation

자문 요청 이유

한 여성 연구 참여자는 이중맹검, 위약 대조군 임상시험 시험군에서 제공하는 약물을 구할 수 있는지에 대해 익명으로 문의하였다.

사례 설명

한 여성은 자문 서비스 교수와 익명으로 통화하면서 다음과 같은 정보를 제공했다. 그녀는 3년째 이중맹검, 위약 대조군 임상시험에 참여 중이다. 상태가 상당히 악화된 그녀는 자신이 위약군(대조군)에 배정되어 있다고 결론지었다. 해당 연구계획서에는 (지금으로부터 약 12~15개월 후) 연구가 끝나면 모든 참여자에게 시험용 약물을 제공할 것이라고 명시되어 있다. 그녀의 주치의는 지금 시험약을 받을 수 있는지 연구자에게 문의해보라고 조언했다. 그녀는 연구자들이 이 요청에 응할 수 있는지 또는 응할 것인지에 대해 질문하고, 이 요청이 받아들여질 것이라고 확신하며, 위약 대조군 연구 설계에 대한 불만을 토로하기 위해 전화를 걸었다.

그녀는 매우 겁에 질린 상태였고, (한 번은 직접 시험약을 가리켜 "어떤 사람들을 위한 약"이라고 말했음에도 불구하고) 그 약이 "기적의 약"이라고 여러 번 이야기했다. 그리고 그 약을 얻기 위해 무슨 일이든 할 것이라고 말했다("물구나무를 서라면 서고, 기니피그가 될 것이며, 돈도 얼마든지 내겠다").

분석 및 권고사항

윤리 자문가는 그녀에게 공감을 표현한 후, 그녀가 익명성이 완전히 보장되기를 바라고 연구계획의 세부사항에 대해 잘 알지 못하기 때문에 연구자들이 그 약물을 제공할 의무가 있는지 또는 제공할 수 있는지에 대해 명확하게 평가할 수 없다고 이야기했다. 윤리 자문가는 그녀에게 이에 대한 정보를 알고 있을 연구자들과 이야기해보는 것이 어떠냐고 물었다. 그녀는 연구자들을 매우 높이 평가했고, 그들에게 자신의 상황에 대해 이야기하는 것이 편하다고 말했다. 윤리 자문가는 자문 서비스의 사람들과 연구자들을 함께 면담하는 것 또는 자문 서비스 사람들과만 면담하는 것을 주선하겠다고 제안했지만, 그녀는 우선 자신의 상황을 연구자들과 상의해보고 지원이 필요하면 다시 전화하겠다고 했다.

그녀는 위약 대조군의 연구 설계가 마음에 들지 않고 자신만 그렇게 느끼는 것이 아니지만, 이곳의 모든 연구계획서는 광범위한 검토를 거치고 위약 대조는 충분한 이유가 있을 때에만 허용된다고 들었다고 이야기했다. 당연히 그녀는 그러한 설명에 대해 그리 만족하지 않았고, 이에 대해 연구자들에게 이야기할 것이라고 말했다. 그녀는 연락처를 남기고 싶어하지 않았지만 윤리 자문가의 전화번호를 받아 나중에 다시 연락하겠다고 말했다.

저자 해설

이번 자문은 연구진이 누군지도 모르는 상태에서 연구 참여자가 일방적으로 시작한 자문이라는 점에서 이례적이었다. 연구계획서와 그녀의 상태에 대한 핵심적인 세부사항을 모르는 상황에서 그녀에게 사려 깊은 분석을 제공하기는 어려웠다. 사실 그녀는 자신이 제기한 윤리적 쟁점에 대해 길게 논의하고 싶어하지 않는 것 같았다. 주로 자신이 연구진에 접근하는 것이 적절하다는 확답을 구하는 것으로 보였다. 그 결과, 자문은 과정에 초점을 맞추었고, 참여자가 자신의 질문과 관심사를 가지고 연구자에게 접근할 수 있게끔 적당한 전략을 제시하고자 노력했다. 우리는 이 자문으로 어떤 결과가 도출되었는지, 또 연구자들이 그녀에게 시험용 약물을 예정보다 빨리 허용했는지에 대해 알지 못한다.

이 자문은 법원이 말기 환자들이 시험용 약물에 대한 헌법상의 권리를 가지는지 여부를 다룬 애비게일 동맹 사건을 심리할 무렵에 이루어졌다. 옹호단체들은 FDA의 동정적 사용 정책(compassionate use policy)이 지나치게 제한적이라고 비난하고 규정을 바꾸려고 노력했다.[43] 이 사례는 특히 FDA에서 미승인 약물을 말기 환자들이 구매할 수 있도록 하는 새로운 규정을 공포하지 않은 것과 관련이 있다. 항소법원은 FDA에서 승인되지 않았지만, 생명을 구할 가능성이 있는 시험용 약물을 획득할 수 있는 헌법상의 권리가 있다고 판결했다.[44] 순회법원(full circuit court)은 이 사건을 재심리하여 판결을 뒤집었고 대법원은 이 사건을 심리하는 것을 거부했다.

이 자문과 애비게일 동맹 사건은 임상연구의 광범위한 사회적 목표와 중증 또는 말기 환자들이 직면한 현실 사이에서 빈번히 발생하는 긴장을 강조한다. 참여자들은 때때로 실험적 중재로부터 직접적인 이득을 얻을 수 있지만, 특정한 종류의 연구(예: 이중맹검, 위약 대조군 연구 및 제1상 시험)는 직접적인 이득을 얻을 가능성이 거의 없는 참여자들을 등록하는 것을 정당화한다. 임상연구는 주로 사회 발전을 위한 지식의 생산을 목적으로 하는데,

이는 최후 수단으로 중재에 접근하려는 특정 참여자의 욕구와 상충할 수 있다. 더욱이 연구 밖에서 시험용 약물에 대한 접근을 허용하는 것은 효과적인 결과를 초래할 수 있다. 그러한 권리는 사람들이 위약 대조군 연구에 참여하는 것을 꺼리게 하여 약물의 진정한 안전성과 효능을 측정하는 연구 능력을 저해할 수 있다. 또한 환자에게 실험적 치료의 위험과 이득을 평가하는 데 도움을 주고자 하는 의사는 어려운 입장에 놓이게 된다. 그 이유는 더 이상 선택 가능한 승인된 치료가 없는 절망적인 환자들은 자신들을 심각한 위험에 노출시키는 한편 거의 또는 전혀 이득을 주지 못하는 미승인 약물로라도 치료받기를 요구할 것이기 때문이다.

자문 5.7: 비순응*

자문 요청 이유

의사이자 연구자인 알렉스 노턴(Alex Norton) 박사는 1차 진료에 제대로 순응하지 않는 연구 참여자를 직접적인 이득을 기대할 수 없는 연구에 계속 참여시키는 것이 적절한지 판단하기 위해 자문 서비스에 연락했다.

사례 설명

노턴 박사와 연구간호사를 포함한 연구원들 그리고 HIV/AIDS 클리닉의 전문간호사가 자문을 위해 생명윤리과를 찾았다. 회의를 시작하면서 노턴 박사는 연구 참여자 저넬 소피(Janelle Soffee)에 대해 설명했다. 그녀는 HIV에

* 연구윤리에서 non-compliance는 일반적으로 '미준수'로 번역된다. IRB의 지시를 연구자가 제대로 따르지 않는 것 등을 주로 의미한다. 그리고 치료의 맥락에서는 compliance는 '순응'으로 번역한다. 이 사례에서 연구 참여자는 연구를 위한 절차를 지키지 않은 것이 아니라 자신의 1차 진료 지시를 지키지 않았기 때문에 '비순응'으로 번역했다. 연구를 위한 지시를 지키지 않았다면 연구 참여자의 '미준수'가 될 수도 있다.

감염된 37세 여성이다. 그녀는 고혈압, (투약이 필요한) 제2형 당뇨병, 만성 신부전, 비만 병력을 가지고 있다. 그녀는 약물 치료에 제대로 순응하지 않은 전력이 있다.

2006년, 소피는 1년 또는 2년마다 백혈구성분채집술(leukopheresis, 연구에 사용하기 위해 그녀의 혈액에서 백혈구를 제거하는 시술)을 하는 연구에 등록하였다. 이 연구는 최소 위험을 수반하며 참여자에게 제공되는 이득은 없다. 참여자에게는 교통비 수준의 적은 금액만 지급된다. 연구진에 따르면, 소피는 이 연구가 자신에게 도움이 되지 않는다는 것을 이해하고 있었으며, HIV에 걸린 다른 사람을 돕기 위해 연구에 참여하려는 강한 의욕을 보였다.

소피는 과거에 다른 연구의 일환으로 NIH에서 1차 진료를 받았다. 자문 회의에 참석한 연구진 구성원 가운데 일부는 이전 연구에서 그녀의 진료에 관여했다. 그들은 그 기간에 소피가 치료에 제대로 순응하지 않았다고 했다. 연구가 완료되면서 NIH는 소피에게 1차 진료 제공을 중단했고, 연구진은 소피가 NIH 외부에서 진료를 받을 수 있도록 도왔다.

소피는 자문 회의 전 일주일 동안 예정된 백혈구성분채집술을 위해 NIH에 왔다. 당시 그녀는 고혈압과 당뇨병 약을 제대로 복용하지 않았다고 했다. 혈압은 약간 높았고, 혈당은 극도로 높은 상태였다. 소피의 혈압 및 혈당치 상승으로 인해 백혈구성분채집술 위험이 증가하지는 않는다. 그러나 그녀의 임상적 상태와 건강관리에 제대로 주의를 기울이지 않는 점을 고려하여 연구 절차를 수행하지 않기로 결정하였다.

연구진은 치료에 순응하지 않는 데 대해 소피와 이야기를 나누었다. 연구진은 그녀가 치료 비순응은 건강 및 연구 참여를 위태롭게 한다는 사실을 이해하고 있었으며, 심하게 짜증을 냈다고 보고했다. 연구진은 그녀가 치료에 순응하지 않는 이유가 무엇인지를 명확히 알지 못한다. NIH의 사회복지사들은 그녀와 몇 차례 만나서 비순응의 원인을 확인하고 해결하고자 노력했지만 뚜렷한 진전은 없었다.

연구진이 자문 서비스에 주로 질문한 것은 앞으로 소피를 어떻게 관리해야 할 것인가 하는 문제였다. 또한 연구진은 비순응 참여자들에게 적용할 수 있는 프레임워크(framework)를 개발하면 유용할 것이라고 생각했다.

분석 및 권고사항

일반적으로 1차 진료의 순응도가 떨어지는 것은 구체적인 상황에 따라 연구자들에게 많은 윤리적 우려를 발생시킬 수 있다.

1) 순응의 부족은 참여자로부터 획득한 데이터를 손상시킬 수 있다. 또한 데이터의 유효성을 저해하며, 이러한 상황이 해결될 수 없는 경우 연구 참여자는 해당 연구에서 제외되어야 한다.
2) 순응의 부족은 연구 참여의 위험을 증가시킬 수 있다. 순응 부족이 허용 가능한 수준을 넘어서는 수준으로 연구 위험을 증가시킨다면, 참여자는 제외되어야 한다. 이러한 위험이 허용 가능한 수준 내에 머물러 있더라도, 위험을 증가시키는 순응 부족 상태는 연구 위험을 최소화해야 하는 요건을 위반하고 있다는 우려를 제기한다. 이러한 우려를 해결하기 위해 연구진은 위험을 최소화할 수 있는 합리적인 조치(예: 자문, 단기 중재)를 취해야 한다. 만약 이러한 조치가 성공하지 못한다면, 이 연구는 참여자를 절대적인 기준에서 허용되기는 하지만 필요 이상의 높은 위험에 노출시킬 것이다. 이러한 상황은 증가된 위험이 심각한 해악 가능성을 수반하며, 특히 심각한 위험에 직면하지 않은 참여자로 대체할 수 있을 때는 문제가 될 수 있다. 최소한 참여자들은 비순응이 위험을 증가시키고 참여에 영향을 미칠 수 있다는 설명을 들어야 한다.
3) 연구 참여는 순응 부족을 조장하거나 증가시킬 수 있다. 만약 연구 참여가 순응 부족을 조장하고 참여자가 연구 밖에서 (1차 진료 등에 대한) 순응을 더 잘할 것이라고 생각하는 타당한 이유가 있다면, 그 참

여자는 연구에서 제외해야 한다.

4) 연구는 연구에 참여하도록 참여자의 문제와 비순응을 이용하여 그들을 착취할 수 있다. 이러한 가능성을 차단하기 위해, 연구진은 참여자가 순응 부족과 무관하게 연구 참여를 원하는지에 대한 평가를 해야 한다. 연구진은 또한 참여자가 순응할 수 있도록 돕는 조치들을 마련하여 착취 우려를 해소할 수 있다.

5) 순응 부족 상태는 참여자의 이해 능력의 부족을 드러내는 신호일 수도 있다. 이를 우려한다면 참여자의 역량을 평가해야 한다. 임상센터에는 이와 관련한 지원을 해주는 역량평가팀(Capacity Assessment Team)이 있다. 참여자의 역량 결핍이 확인되면, 해당 참여자를 연구에서 제외하거나 해당 참여자를 대신하여 적절한 대리인의 허락을 받도록 해야 한다.

6) 제대로 치료 순응을 하지 못하는 것은 의료 서비스나 연구 참여를 거부하고자 하는 욕구의 반영일 수도 있다. 이러한 우려를 해결하기 위해, 참여자의 순응 부족 상태에 대한 이유와 의료서비스 및 연구 참여에 대해 참여자가 가지고 있는 견해를 평가해야 한다. 경우에 따라서는 중립적인 제3자가 이러한 평가를 실시하는 것이 유용할 수 있다.

7) 시간이 지나면, 연구자들은 참여자의 비순응 상태와 그로 인해 참여자의 건강상태가 나빠지는 것에 연루되거나 이를 묵인 또는 방조하는 것처럼 보일 수 있다. 이러한 우려를 해소하기 위해, 연구자들은 순응 부족 상태를 문제로 간주하고 참여자가 순응할 수 있도록 하는 조치를 마련한다는 것을 분명히 해야 한다.

8) 비용 지급은 연구 참여자가 연구에 참여하도록 하는 부당한 유인이 될 수 있다. 비용 지급이 개인의 장기적 이득에 반하는 연구에 참여하도록 유도할 때, 부당한 유인의 우려가 발생한다. 이러한 우려를 해소

하기 위해 연구진은 지급 수준이 과도한지 여부를 평가하고 참여자가 연구에 불참하는 것이 더 나은지에 대한 여부를 고려해야 한다.

9) 순응이 부족한 참여자를 대상으로 연구하는 것은 연구진에게 정서적인 부담을 줄 수 있다. 정서적인 부담을 가지는 건 부분적으로 해당 참여자의 연구 참여가 비윤리적이라는 우려에서 비롯될 수 있다. 이 우려는 사전 고려사항을 평가하여 해결해야 한다. 참여가 윤리적이고 개인의 순응을 돕는 적절한 조치가 취해지고 있을 때에도, 순응이 부족한 참여자에 대해 연구하는 것은 정서적으로 부담이 될 수 있다. 연구진은 이러한 부담을 인식하고 이를 줄이기 위한 방안(예: 참여자와 상호작용하는 역할을 교대하기)을 고려해야 한다. 경우에 따라서는, 예를 들어, 연구진에게 큰 부담이 되고 사회와 참여자의 이득이 미미할 경우 연구진은 해당 참여자를 제외하는 것을 고려할 수 있다.

이러한 윤리적 우려들은 소피의 연구 참여와 어느 정도 관련이 있는가?

1) 소피의 순응 부족 상태가 그녀에게서 얻은 데이터의 유효성을 훼손한다고 보이지는 않는다. 연구 책임자에 따르면, 예를 들어, 당화헤모글로빈(HbA1c)의 상승은 백혈구 분석에 영향을 주지 않는다.

2) 그녀의 순응 부족 상태는 백혈구성분채집술의 위험을 다소 높일 수 있다. 예를 들면, 높은 혈당은 정맥염 위험을 증가시킬 수 있다. 연구진은 그녀의 순응 부족 상태가 최소 위험의 범위 내에서 위험을 증가시키지만 최소 위험의 역치를 초과하여 위험을 증가시키지는 않는다고 생각한다.

   소피는 비순응으로 인해 위험이 증가할 수 있음을 인식해야 한다. 또한 순응이 어려운 상태의 경우 안전성 문제로 인해 결국 연구에서 제외될 수 있다는 사실을 알아야 한다. 현 시점에서는 위험이 미미한 수준이지만, 연구와 관련된 위험을 가능한 한 최소화하는 것이 윤리적 연구의 요건이다. 이러한 우려를 해결하기 위해 연구진은 계속해서 소피의 순응드를 높이기 위해 노력해야 한다. 또한 부족한 순응 상태로 인해 위험이 상당히 증가하는 경우, 연구진은 최소 위험의 범위 내에 있는 경우더라도 연구 절차를 연기할 수 있다.

3) 연구 참여는 그녀가 복용해야 하는 약물의 순응도를 낮추기보다 오히려 증가시키는 것으로 보인다. NIH 클리닉 방문 시, 연구진은 소피의 임상 이력을 검토하고 순응을 권장한다.

4) 연구진에 따르면, 소피의 순응 부족 상태는 연구 참여 의지를 높이지 않는다. 그녀의 연구 참여는 다른 사람을 돕고 미래의 환자들을 위한 치료법 발전에 기여하고 싶어하는 이타적인 바람을 반영한다.

5) 소피는 자신의 비순응이 미치는 영향과 그 연구가 임상적으로 그녀에게 이득이 되지 않을 것이라는 사실을 이해하는 것으로 보인다.

6) 그녀는 계속해서 치료를 받고 싶어하는 의사를 표현한다. 그녀는 최근의 방문에서 혈당을 낮추기 위한 인슐린 투여를 포함한 치료를 거부하지 않고 중재에 응했다. 그녀의 비순응의 원인은 알려지지 않았다.

7) 소피의 순응 부족을 용인 또는 허용하거나 연루되는 것을 방지하기 위해, 연구진은 지속적으로 그녀의 비순응에 대해 우려를 표명하고 순응할 수 있도록 돕는 조치들을 취해야 한다.

8) 부당한 유인은 이 사례에서 문제가 되지 않는다. 연구 참여에 대해 지급되는 금액은 적고, 소피는 연구에 참여하여 간접적인 심리적 이득을 얻는다.

9) 연구진은 소피와 가깝고 오랜 관계를 맺고 있고, 이로 인해 소피의 비순응과 관련하여 연구원의 정서적 부담이 가중될 수 있다. 특히 순응 부족으로 인해 개인의 건강상태가 나빠지며, 임상의사가 이를 해결할 수 없는 것을 목격하는 것은 연구진을 힘들게 하고 좌절감을 준다. 그

녀의 참여로 인해 사회와 소피가 얻는 이득은 연구진의 정서적 부담을 확실히 넘어서는 것으로 보인다. 연구진은 부담이 더 심각해질 경우 이를 분산하는 방안을 원할 수 있다.

권고사항

1. 순응 부족으로 인해 연구와 관련된 위험이 증가하였으며, 상태가 계속 악화된다면 어느 시점에는 연구에서 제외될 것임을 소피에게 알려주어야 한다.
2. 연구진은 소피의 치료 순응을 독려하여 직면한 위험을 감소시킬 수 있도록 연구자의 지위에 부합하는 구체적인 조치를 취해야 한다. 백혈구성분채집술 일정 변경 외에 그녀의 검사 결과에 대해 명확한 임계치를 설정하는 것도 가능한 방법일 수 있다. 또 다른 방법은 백혈구성분채집술 전에 주치의에게 진료를 받도록 하는 것이다. 그와 동시에, 소피가 이러한 조치를 따르지 않는다 해도 영구적으로 강제하기 어려운 절대적 한계를 제시하지 않도록 주의해야 한다. 과거에도 시도된 적이 있지만, 순응 부족 상태에 대해 의논하기 위해 소피가 상담사를 만나도록 주기적으로 요구하는 것이 타당할 수 있다.
3. 연구진은 시간이 지남에 따라 정서적 부담을 줄이는 방안을 포함하여 소피의 연구 참여로 발생하는 정서적 부담을 지속적으로 평가해야 한다.

저자 해설

많은 종류의 치료가 임상연구에서 제공된다. 예를 들어, 무작위 대조 연구에서 연구를 위한 보조적 치료 제공(control treatment)은 연구 설계에 필수적이다. 일부 임상시험에서는 연구에 참여하도록 하는 유인책으로 참여자에게 임상진료 제공을 약속하거나 보조적 치료를 제공한다. 그러나 다른 임상시험에서, 참여자는 연구 참여를 위해 건강상태를 최적화거나 연구와 관련된 합병증이나 손상을 교정하기 위해 의료 서비스를 받는다. 이 장에서 제시한 다른 사례들이 연구 참여가 임상진료의 제공에 어떤 영향을 미치는지에 초점을 맞춘 것과 달리, 이 자문의 윤리적 분석은 연구 밖에서 제공되는 임상진료가 연구 참여에 어떤 영향을 미칠 수 있는지에 초점을 맞추었다. 때때로 참여자의 임상진료는 직접적인 방법으로 연구 참여에 영향을 미칠 수 있다. 예를 들어, 비순응은 연구의 위험/이득 비율을 불리하게 변경하여 참여자가 제외 기준에 포함되도록 할 수 있다. 또는 비순응으로 인해 불완전하거나 부정확한 데이터를 수집하게 될 수 있으며, 이 또한 해당 참여자를 연구에서 제외하는 이유가 될 수 있다.[45] 그러나 이 사례에서 연구자들은 소피의 연구 참여 허용이 그녀의 비순응을 부추기고 불필요한 임상적 상태 저하에 자신들을 연루되게 만들었다고 우려했다.

비순응에는 많은 원인이 있을 수 있는데, 자신에게 의학적 문제가 있다는 것을 부인하거나, 불쾌한 부작용을 경험하는 것에 싫증이 났거나, 치료비를 부담스러워하거나 또는 복잡한 치료법을 준수하는 것이 어렵다고 느끼기 때문일 수 있다.[46] 일부 사례에서 의료진에게 갖는 신뢰가 부족하거나 이전 경험에 비추어 성공에 대한 기대가 줄어든 경우도 있다. 윤리 자문가가 종종 비순응의 원인을 진단할 수 없는 경우가 있는데, 이때는 연구윤리 자문가가 다른 서비스(예: 사회사업이나 정신의학 분야 등)에 문제를 의뢰하거나 비순응에 초점을 맞춘 다학제 회의에 참여하는 것이 적절하다. 앞서 언급된 바와 같이 연구진은 이미 소피의 비순응 원인을 이해하고 교정에 성공하지 못한 채 여러 번 노력한 바 있다. 그 노력의 일환으로 연구진은 의학적으로 요구되는 치료에 대한 비순응의 원인을 이해하려고 지속적인 노력을 한 것과 더불어, 지속적인 비순응의 윤리적 영향을 이해할 수 있도록 자문 서비스에 도움을 요청하였다.

독자들은 이 자문 보고서의 구조가 다소 특이하다고 생각할 수 있다. 이 사례에서 수많은 윤리적 우려가 제기되고, 그런 다음 각 우려 사항이 해당 사례에 적용 가능한 정도를 분석하기 때문이다. 자문 서비스의 교수와 이 보고서를 작성한 펠로우에게, 이 구조는 두 가지 필요를 충족시켰다. 첫 번째는 교육이었다. 연구진은 소피의 상황에 맞는 권고를 요청했지만, 이와 함께 향후 비순응 연구 참여자에 대해 어떻게 생각해야 하는지에 대한 지침도 제시해주길 원했다. 이 구조는 자문 서비스가 순응 부족과 관련된 윤리적 고려사항을 개략적으로 설명하고, 이러한 고려사항이 특정 사례에 어떻게 적용될 수 있는지를 보여주도록 하였다. 두 번째 필요는 실용적이지만 독자에게는 덜 명확할 수 있다. 연구진은 명확한 윤리적 질문을 하지는 않았지만, 소피의 지속적인 연구 참여에 대해 강한 불안감을 느끼며 자문 서비스를 찾아왔다. 자문 서비스는 자문 회의를 활용하여 연구진의 불안감을 유발하는 윤리적 우려들을 정확히 파악하고, 이 연역적 과정을 반영해 자문 보고서를 작성했다. 일반적으로 자문 서비스는 요청자가 자문을 구할 질문의 범위를 정의할 수 있도록 한다. 그러나 이 사례에서 윤리 자문가는 질문을 정의하고 연구진 모두의 윤리적 우려가 간과되지 않도록 도와야 했다.

NOTES

1. E. J. Emanuel, D. Wendler, and C. Grady, "What Makes Clinical Research Ethical?" *Journal of the American Medical Association* 283, no. 20 (2000): 2701–2711.
2. The National Commission for the Protection of Human Subjects of Biomedical and Behavioral Research, *The Belmont Report: Ethical Principles and Guidelines for the Protection of Human Subjects of Research* (Washington, DC: Department of Health, Education, and Welfar, 1e979).

   C. Fried, *Medical Experimentation: Personal Integrity and Social Policy* (New York: American Elsevier Publishing Co., 1974).
3. S. Sollitto, S. Hoffman, M. Mehlman, R. Lederman, S. Youngner, and M. Lederman, "Intrinsic Conflicts of Interest in Clinical Research: A Need for Disclosure," *Kennedy Institute of Ethics Journal* 13, no. 2 (2003): 83–91.

   P. Appelbaum, L. Roth, C. Lidz, P. Benson, and W. Winslade, "False Hopes and Best Data: Consent to Research and the Therapeutic Misconception," *Hastings Center Report* 17, no. 2 (1987): 20–24.
4. H. Richardson and L. Belsky, "The Ancillary–Case Responsibilities of Medical Researchers: An Ethical Framework for Thinking about the Clinical Care That Researchers Owe Their Subjects," *Hastings Center Report* 34, no. 1 (2004): 25–33.

   L. Belsky and H. Richardson, "Medical Researchers' Ancillary Clinical Care Responsibility," *British Medical Journal* 328 (2004): 1494–1496.
5. N. Dickert and D. Wendler, "Ancillary Care Obligations of Medical Researchers," *Journal of the American Medical Association* 302, no. 4 (2009): 424–428.

   Participants in the 2006 Georgetown University Workshop on the Ancillary–Care Obligations of Medical Researchers Working in Developing Countries, "The Ancillary–Care Obligations of Medical Researchers Working in Developing Countries," *PLoS Medicine* 5, no. 5 (2008): 709–713.
6. S. Wolf, F. Lawrenz, C. Nelson, et al., "Managing Incidental Findings in Human Subjects Research: Analysis and Recommendations," *Journal of Law and Medical Ethics* 36, no. 2 (2008): 211–219.
7. J. Emanuel, D. Wendler, and C. Grady, "What Makes Clinical Research Ethical?" *Journal of the American Medical Association* 283, no. 20 (2000): 2701–2711.
8. C. Grady, "Vulnerability in Research: Individuals with Limited Financial and/

or Social Resources," *Journal of Law and Medical Ethics* 37, no. 1 (2009): 19–27.

The Council for International Organizations of Medical Sciences (CIOMS) in collaboration with the World Health Organization (WHO), *The International Ethical Guidelines for Biomedical Research Involving Human Subjects*, 2002.

The National Commission for the Protection of Human Subjects of Biomedical and Behavioral Research, *The Belmont Report: Ethical Principles and Guidelines for the Protection of Human Subjects of Research* (Washington, DC: Department of Health, Education, and Welfare, 1979).

World Medical Association, *The Declaration of Helsinki: Ethical Principles for Medical Research Involving Human Subjects*, 2008.

9. A. Wertheimer. *Exploitation* (Princeton, NJ: Princeton University Press, 1996).
10. G. Henderson, L. Churchill, A. Davis, et al., "Clinical Trials and Medical Care: Defining the Therapeutic Misconception," *PLoS Medicine* 4, no. 11 (2007): 1735–1738.

    P. Appelbaum, L. Roth, C. Lidz, P. Benson, and W. Winslade, "False Hopes and Best Data: Consent to Research and the Therapeutic Misconception," *Hastings Center Report* 17, no. 2 (1987): 20–24.

    F. Miller and S. Joffe, "Evaluating the Therapeutic Misconception," *Kennedy Institute of Ethics Journal* 16, no. 4 (2006): 353–366.
11. E. J. Emanuel and C. Grady, "Four Paradigms of Clinical Research and Research Oversight," *Cambridge Quarterly of Healthcare Ethics* 16 (2006): 82–96.
12. B. Spilker, "*Methods of Assessing and Improving Patient Compliance in Clinical Trials*," IRB 14, no. 3 (1992): 1–6.
13. Participants in the 2006 Georgetown University Workshop on the Ancillary-Care Obligations of Medical Researchers Working in Developing Countries, "The Ancillary-Care Obligations of Medical Researchers Working in Developing Countries," *PLoS Medicine* 5, no. 5 (2008): 709–713.
14. World Medical Association, *The Declaration of Helsinki: Ethical Principles for Medical Research Involving Human Subjects*, 2008.
15. H. Richardson and L. Belsky, "The Ancillary-Case Responsibilities of Medical Researchers: An Ethical Framework for Thinking about the Clinical Care That Researchers Owe Their Subjects," *Hastings Center Report* 34, no. 1 (2004): 25–33.

16. The Council for International Organizations of Medical Sciences (CIOMS) in collaboration with the World Health Organization (WHO), *The International Ethical Guidelines for Biomedical Research Involving Human Subjects*, 2002.

17. Participants in the 2006 Georgetown University Workshop on the Ancillary-Care Obligations of Medical Researchers Working in Developing Countries, "The Ancillary-Care Obligations of Medical Researchers Working in Developing Countries," *PLoS Medicine* 5, no. 5 (2008): 709-713.

18. N. Dickert and D. Wendler, "Ancillary Care Obligations of Medical Researchers," *Journal of the American Medical Association* 302, no. 4 (2009): 424-428.

19. L. Belsky and H. Richardson, "Medical Researchers' Ancillary Clinical Care Responsibility," *British Medical Journal* 328 (2004): 1494-1496.

H. Richardson, "Gradations of Researcher's Obligation to Provide Ancillary Care for HIV/AIDS in Developing Countries," *Health Policy and Ethics* 97, no. 11 (2007): 12-17.

H. Richardson and L. Belsky, "The Ancillary-Case Responsibilities of Medical Researchers: An Ethical Framework for Thinking about the Clinical Care That Researchers Owe Their Subjects," *Hastings Center Report* 34, no. 1(2004): 25-33.

20. Illes et al., "Incidental Findings in Brain Imaging Research," *Science* 311 (2006): 783-784.

21. F. Lawrenz and S. Sobotka, "Empirical Analysis of Current Approaches to Incidental Findings," *Journal of Law*, Medicine and Ethics 36 (2008): 249-255.

S. M. Wolf, "The Challenge of Incidental Findings," *Journal of Law, Medicine and Ethics* 36 (2008): 216-218.

22. G. Katzman, A. Dagher, and N. Patronas, "Incidental Findings on Brain Magnetic Resonance Imaging from 1000 Asymptomatic Volunteers," *Journal of the American Medical Association* 281, no. 1 (1999): 36-39.

23. E. W. Clayton, "Incidental Findings in Genetics Research Using Archived DNA," *Journal of Law, Medicine, and Ethics* 36 (2008): 286-291.

F. A. Miller et al., "Duty to Disclose What? Querying the Putative Obligation to Return Research Results to Participants," *Journal of Medical Ethics* 34 (2008): 210-213.

24. F. G. Miller, M. M. Mello, and S. Joffe, "Incidental Findings in Human Subjects Research: What Do Investigators Owe Research Participants?" *Journal of Law, Medicine and Ethics* 36 (2008): 271-279.

D. I. Shalowitz and F. G. Miller, "Disclosing Individual Results of Clinical Research," *Journal of the American Medical Association* 294 (2005): 737–740.

25. V. Ravitsky and B. S. Wilfond, "Disclosing Individual Genetic Results to Research Participants," *The American Journal of Bioethics* 6 (2006): 8–17.
26. B. E. Berkman and S. C. Hull, "Ethical Issues in Genomic Databases," *Encyclopedia of Applied Ethics*, 2012.
27. R. D. Truog, "The Ethics of Organ Donation by Living Donors," *New England Journal of Medicine* 353, no. 5 (2005): 444–446.
28. C. Grady, "Vulnerability in Research: Individuals with Limited Financial and/or Social Resources," *Journal of Law and Medical Ethics* 37, no. 1 (2009): 19–27.

    A. Wertheimer, *Exploitation*(Princeton, NJ: Princeton University Press, 1996).
29. C. Pace, F. Miller, and M. Danis, "Enrolling the Uninsured in Clinical Trials: An Ethical Perspective," *Critical Care Medicine* 31, no. 3 (2003): S121–S125.
30. C. Denny and C. Grady, "Clinical Research with Economically Disadvantaged Populations," *Journal of Medical Ethics* 33 (2007): 382–385.
31. C. Grady, "Vulnerability in Research: Individuals with Limited Financial and/or Social Resources," *Journal of Law and Medical Ethics* 37, no. 1 (2009): 19–27.
32. C. Pace, F. Miller, and M. Danis, "Enrolling the Uninsured in Clinical Trials: An Ethical Perspective," *Critical Care Medicine* 31, no. 3 (2003): S121–S125.
33. C. Denny and C. Grady, "Clinical Research with Economically Disadvantaged Populations," *Journal of Medical Ethics* 33 (2007): 382–385.
34. E. J. Emanuel, "Undue Inducement: Nonsense on Stilts?" *The American Journal of Bioethics* 5, no. 5 (2005): 9–13.
35. United States Department of Health and Human Services, National Institutes of Health, Office for Human Research Protections, The Common Rule, Title 45 (Public Welfare), Code of Federal Regulations, Part 46 (Protection of Human Subjects), Subparts A–D, 2001.

    The Council for International Organizations of Medical Sciences (CIOMS) in collabora¬tion with the World Health Organization (WHO), *The International Ethical Guidelines for Biomedical Research Involving Human Subjects*, 2002.
36. C. Grady, "Vulnerability in Research: Individuals with Limited Financial and/or So-

cial Resources," *Journal of Law and Medical Ethics* 37, no. 1 (2009): 19–27.

C. Pace, F. Miller, and M. Danis, "Enrolling the Uninsured in Clinical Trials: An Ethical Perspective," *Critical Care Medicine* 31, no. 3 (2003): S121–S125.

37. E. J. Emanuel, "Undue Inducement: Nonsense on Stilts?" *The American Journal of Bioethics* 5, no. 5 (2005): 9–13.

E. J. Emanuel, "Ending Concerns about Undue Inducement," *Journal of Law, Medicine, and Ethics* 32 (2004): 100–105.

38. National Bioethics Advisory Commission, "Ethical and Policy Issues in International Research: Clinical Trials in Developing Countries," available at: http://bioethics.george- town.edu/nbac/clinical/Chap1.html, accessed on February 11, 2010.

P. Appelbaum, L. Roth, C. Lidz, P. Benson, and W. Winslade, "False Hopes and Best Data: Consent to Research and the Therapeutic Misconception," *Hastings Center Report* 17, no. 2 (1987): 20–24.

39. G. Henderson, L. Churchill, A. Davis, et al., "Clinical Trials and Medical Care: Defining the Therapeutic Misconception," *PLoS Medicine* 4, no. 11 (2007): 1735–1738.

40. Nuremburg Military Tribunal, from U.S. v. Karl Brandt et al. "The Nuremburg Code," available at: http://ohsr.od.nih.gov/guidelines/nuremberg.html.

The Council for International Organizations of Medical Sciences (CIOMS) in collabora-tion with the World Health Organization (WHO), *The International Ethical Guidelines for Biomedical Research Involving Human Subjects*, 2002.

United States Department of Health and Human Services, National Institutes of Health, Office for Human Research Protections, The Common Rule, Title 45 (Public Welfare), Code of Federal Regulations, Part 46 (Protection of Human Subjects), Subparts A–D, 2001.

World Medical Association, *The Declaration of Helsinki: Ethical Principles for Medical Research Involving Human Subjects*, 2008.

41. F. Miller and S. Joffe, "Evaluating the Therapeutic Misconception," *Kennedy Institute of Ethics Journal* 16, no. 4 (2006): 353–366.

42. G. Henderson, L. Churchill, A. Davis, et al., "Clinical Trials and Medical Care: Defining the Therapeutic Misconception," *PLoS Medicine* 4, no. 11 (2007): 1735–1738.

43. P. D. Jacobson and W. E. Parmet, "A New Era of Unapproved Drugs: The Case of Abigail Alliance v Von Eschenbach," *Journal of the American Medical Association* 297, no. 2 (2007): 205–208.

44. *Abigail Alliance for Bett er Access to Developmental Drugs v Von Escenbach*, 495 F.3d 470 (DC Cir 2006).

45. B. Spilker, "Methods of Assessing and Improving Patient Compliance in Clinical Trials," *IRB* 14, no. 3 (1992): 1–6.

46. A. L. Gifford, J. E. Bormann, M. J. Shively, et al., "Predictors of Self-Reported Adherence and Plasma HIV Concentrations in Patients on Multidrug Antiretroviral Regimens," *Journal of Acquired Immune Deficiency Syndromes* 23, no. 5 (2000): 386–395.

CHAPTER 6

인간관계의 어려움 다루기

Navigating Interpersonal Difficulties

의학 연구자, 간호사 및 기타 의료진, 연구 참여자 그리고 참여자의 가족은 모두 복잡하고 어려운 상황을 다루어야 하는 다양한 이력, 신념, 경험, 가치 및 선호를 가진 사람들이다. 그러므로 그들의 의견은 때로 일치하지 않는다. 이러한 의견 불일치는 병원 기반 연구에서 흔히 볼 수 있다. 예비 참여자와 그들이 사랑하는 사람들은 낯설고 불편한 환경에 놓일 수 있고, 겁을 먹을 수 있으며, 몹시 아플 수도 있다. 의료에서 환자의 진단, 예후 및 적절한 치료 계획의 불확실성은 의견 불일치와 오해의 발생 가능성을 높일 수 있다. 환자와 그 가족들은 아직 준비가 안 되었다고 느끼는 결정을 하도록 요구받을 수 있고, 의료진은 올바른 선택이 무엇인지에 대해 상이한 견해를 가질 수 있다. 임상연구에서 이러한 불확실성이 커지는 경우는 흔한데, 그 이유는 연구 목적이 인간의 건강과 관련된 미해결 문제의 답을 찾는 것이기 때문이다.

우리의 윤리 자문은 항상 인간적인 요소를 고려해야 하지만, 이 장에서는 윤리적 질문이 제기된 주된 요인이 인간관계 문제인 사례들을 제시한다. 앞의 네 가지 사례는 합리적인 사람이라면 대부분 동의하는 것을 거부하는 이들을 다루게 될 것이다. 이러한 사례에서 어려운 쟁점은 이상적으로는 무엇을 해야 하는가가 아니라, 문제적 행동 앞에서 무엇을 해야 하는가이다. 나머지 네 가지 사례는 선의의 관계자들이 올바른 행동 방침에 대해 상이한 견해를 가지고 있는 경우로, 의견의 불일치를 다룬다. 인간관계의 쟁점과 관련된 모든 사례에서, 윤리 자문가는 이 책의 도입 부분에서 설명한 자문 과정의 요소들을 특별히 고려해야 한다. 일반적으로 자문 과정에는 해당 사례와 관련된 모든 이해관계자를 포함시키는 것이 유익하다. 인간관계의 어려움이 수반될 때는 자문 과정이 투명하고, 세심하고, 공정해야 하며 외부에서도 그렇게 보이는 것이 더욱 중요하다. 생명윤리 자문가가 문제를 해결할 때 유용한 수단 중 하나는 이해관계자들 간에 명확한 의사소통이 이루어질 수 있도록 하는 능력이다.

연구 참여자는 임상진료 중인 환자와 마찬가지로, 비밀이 유지된다고 믿고 자신의 개인정보 및 의료정보를 의료전문가에게 일임한다. 실제로 NIH 동의서 표준 서식(standard template)에는 연구에 따라 특정한 추가 보호 방안 설명이 추가되는 비밀 보장 내용이 포함된다. 그러나 때로 제3자에게 내밀한 의료정보를 제공하는 것이 정당화되는 경우도 있다. 예를 들어, 아동학대가 의심되거나 참여자들에게 신고 의무가 있는 특정 질병이 있는 경우, 비밀 유지 위반을 가능하게 하는 법적 요건이 존재한다. 윤리적 이유로 비밀 유지 위반을 하는 경우도 있을 수 있다. 이는 환자 또는 연구 참여자가 정보를 제공해야 할 의무를 이행하지 않을 때 자주 발생한다(자문 3.5 참조). 자문 6.1에서 심각하고 감염성이 강한 감염병에 걸린 한 연구 참여자는 자신의 질병 상태를 동거 중인 여자친구에게 숨기려 했다. 감염 위험성을 고려한다면, 연구 참여자는 여자친구에게 알려야 하는 윤리적 의무(하지만 그가 이행하려고 하지 않는 의무)를 가지고 있었다. 의료진은 참여자의 여자친구에게 경고해야 하는 의무와 참여자의 비밀을 지켜주어야 하는 의무가 충돌한다고 느꼈다.

또한 임상연구의 맥락은 자신에게 기대되는 바를 수행하는 데 곤란을 겪는 이들과 관련된 몇 가지 독특한 윤리적 난제를 초래한다. 자문 6.2와 6.3은 연구자들이 연구 요건을 준수하지 않을 것이라고 생각했던 예비 참여자들을 다룬다. 미준수[(noncompliance 또는 불응(nonadherence)]는 몇 가지 이유에서 윤리적으로 문제가 될 수 있다. 첫째, 참여자의 미준수는 위험을 높일 수 있다. 따라서 연구자들은 참여자를 보호하기 위해 미준수 가능성이 큰 참여자를 연구에서 제외해야 할 의무를 지닌다. 둘째, 미준수 참여자로부터 수집한 데이터는 편향되고 부정확하거나 불완전할 가능성이 크다. 따라서 이는 연구의 목적을 성취하는 데 도움을 줄 참여자에게 사용할 자원을 낭비하면서 연구의 무결성을 훼손할 수 있다. 그러나 연구 참여자가 자신의 의지로 통제 불가능한 이유로 인해 준수하지 못하는 것이라면, 그들을 이득이 되는 연구에서 제외하는 것은 부당할 수 있다.

자문 6.2에서 한 14세 소년은 동종 줄기세포 이식(일치하는 기증자의 골수에서 채취한 줄기세포를 사용한 이식) 연구에 참여하기 위해 NIH로 의뢰되었다. 그는 이 연구의 첫 참여자였으나, 연구진은 행동 장애로 인해 그가 복잡한 약물 요법을 따를 수 있을지 의구심을 가졌다. 자문 6.3에서 한 아버지는 어린 아들과 함께 건강한 자원자로 연구에 참여하기를 원했지만, 그는 약속을 지키는 데 문제가 있었다. 두 사례에서, 연구진은 선정 기준에는 부합하지만 문제가 있는 행동을 이유로 예비 연구 참여자의 연구 등록을 사전에 거부할 수 있는지 또는 거부해야 하는지에 대해 알고 싶어했다. 다른 사례에서는 NIH에서 수행되는 연구에 이미 등록한 연구 참여자의 미준수가 발생하는 경우를 다룬다. 이러한 경우 문제의 복잡성이 더 가중될 수 있는데, 예를 들어 장기간 모니터링이 필요한 중재(실험적 이식 등)를 받는 참여자를 추적 관찰에서 놓치게 된다면 그는 위험한 상황에 처하게 될지도 모른다. 게다가 연구자들은 견고한 관계를 맺은 연구 참여자를 제외하는 것을 더 어려워할 수 있고, 누군가를 제외해서 연구 데이터가 훼손되는 것을 걱정할 수도 있다.

때로 연구 참여자는 다른 이들을 위험에 빠뜨리는 결정을 내린다. 다른 병원과 마찬가지로 임상센터에서도 스태프들은 타인에 대한 돌봄을 근거로 각 개인에 대한 치료를 고려한다. 자문 6.4에서는 암 수술 후 생존자를 대상으로 한 자연사 연구에 장기간 참여한 사람의 사례를 다룬다. 이 참여자는 메티실린 내성 황색포도알균(methicillin-resistant staphylococcus aureus, MRSA) 보균자로 알코올 의존증이 있었다. MRSA는 항생제 내성이 강하고 생명을 위협하는 감염을 일으킬 수 있기 때문에, 보균자는 일반적으로 다른 사람들에게 영향을 미치지 않도록 격리병실에 입원시킨다. 이 연구 참여자가 면역력이 저하된 참여자들이 있는 병동에서 만취 상태로 발견되었을 때, 의료진은 그녀가 다른 사람들을 위험에 처하게 했다는 점과 알코올 의존증 치료를 꺼려했다는 점을 고려하여 그녀를 안전하게 퇴원시킬 수 있는지와 그 방법에 대해 알고 싶어했다. 이와 같은 사례는 안전에 관련된 여러 사람들, 장기 연구 참여자와 의료진 사이에서 발전한 관계, 퇴원한 연구 참여자들이 NIH 밖에서 치료받을 수 있는 자원(또는 그 자원의 부족) 그리고 관련된 사람들로 인해 까다롭다. 난해한 윤리적 질문들은 미묘한 사회적 상호작용과 맞물려 있다.

비록 인간관계 문제는 사람들이 문제 있는 행동을 할 때 발생하지만, 선의에 의한 의견의 불일치가 있을 때 가장 자주 발생한다. 합리적인 사람들 간에 의견이 엇갈리는 여러 윤리적 쟁점이 있으며, 윤리 자문가는 종종 이러한 차이점을 중재하고 연구진과 참여자들이 수용 가능한 해결 방안을 찾도록 돕는다. 우리의 자문 중 상당수는 스스로 의사결정을 내릴 수 없는, 병세가 심각한 참여자를 치료하는 방법을 두고 의견이 불일치하는 경우를 다룬다. 이러한 경우, 해당 개인에게 무엇을 선호하는지 묻는 기본 선택(default option)을 이용할 수 없지만, 긴급한 결정을 내려야 한다. 4장 '취약 집단을 대상으로 하는 연구 수행'에서 기술된 바와 같이, 연구 참여자가 스스로 동의할 능력이 부족한 경우 대리 의사결정자는 그 참여자를 대신하여 치료 또는 연구 참여에 대한 결정을 내릴 수 있다. 대리인은 참여자가 원했을 방향으로 또는 참여자의 선호를 추측할 근거가 없는 사안이라면 참여자에게 가장 유리한 방향으로 결정을 내릴 것이라고 기대된다. 그러나 대리인은 참여자와 마찬가지로 전문적인 의료 서비스 제공자들이 권고하는 것과 상충되는 결정을 내릴 수 있다.

자문 6.5에서는 백혈병으로 죽어가는 한 남자의 어머니는 의료진이 무용하다고 생각하는 치료를 받게 해달라고 고집했다. 수혈과 같은 추가적인 치료 중재는 환자에게 이득이 될 가능성이 없을 뿐 아니라 다른 연구 참여자에게 도움이 될 값비싸고 한정된 자원을 낭비하게 될 것이다. 이 자문에서 연구진은 수행할 수 있는 중재의 한계를 가족에게 전달하면서 가족의 우려를 어떻게 존중할 수 있을지에 대해 세심하게 검토해야 했다. 자문 6.6에서는 입장이 뒤바뀐 사례를 다룬다. 한 연구 참여자의 아내는 이전에 들었던 참여자의 소망과, 계속되는 그의 고통 그리고 좋지 않은 예후를 이유로 연명의료를 중단하기로 결정했지만, 연구진은 그에게 도움이 될 것으로 보이는 치료를 포기하는 것을 망설였다.

이러한 두 사례는 관련된 모든 사람에게 고통스럽지만, 상대적으로 직접적이고 간단한 의견 불일치를 수반한다. 의료진 또는 가족 내에서 의견 불일치가 있거나, 대리 의사결정자의 적절성에 의구심이 들 때는 더욱 복잡한 문제가 발생할 수 있다. 자문 6.7은 이러한 문제가 임상센터에서 발생한 상황을 다룬다. 연구진은 어느 참여자가 선택한 대리인을 우려했다. 그 대리인이 연구진의 임상적 판단에 의문을 제기했다. 뿐만 아니라, 연구진은 그가 참여자의 이익에 부합하지 않고 이전에 참여자가 이야기한 소망과도 상충하는 결정을 내릴 수도 있다고 걱정했다. 이 사례는 참여자의 건강과 인지능력이 악화되는 동안, 네 번의 개별적인 자문 과정을 통해 전개되었으며 이 과정에서 대리 의사결정자를 재지정해야 할지 여부와 그 시기에 대한 고려가 필요했다.

마지막 사례는 참여자의 종교적 신념과 관련된 갈등을 다룬다. 자문 6.8은 의학적으로 필요한 수술을 받기 위해 동의서에 서명했으나, 수술 중 필요할지도 모르는 수혈을 금지하는 종교를 믿는 연구 참여자의 사례를 설명한다. 외과 의사는 수술 중 수혈이 필요할 수 있기 때문에 연구 참여자가 수혈을 받을 수 없다면 수술하지 않기를 원했지만, 연구 참여자로 하여금 자신의 건강과 신앙 사이에서 분명한 선택을 하게 했다. 연구와 임상진료 모두에서, 자율적인 개인은 종교적 신념에 따라 수혈과 같은 잠재적으로 생명을 구하고 유익한 중재를 거부할 권리를 갖는다는 게 일반적으로 인정된다. 마찬가지로, 대리 의사결정자는 일반적으로 이전에 결정권을 가졌던 해당 개인이 무엇을 바랐는지가 분명한 경우에만 그를 대신하여 그러한 치료를 거부할 수 있다. 그러나 아직 미해결로 남은 문제는, 참여자가 마음속 깊이 간직한 신념을 존중하는 것의 중요성이, 그들이 회피할 수 있는 위험을 겪지 않기를 바라는 의료 종사자들의 도덕적 신념과 어떻게 균형을 맞추어야 하는가이다.

자문 6.1: 위해 방지 및 비밀 보호 의무

Research Ethics Consultation

자문 요청 이유

간호사인 지넷 킹(Jeanette King)은 여러 감염병을 앓고 있는 연구 참여자에 관한 스태프의 우려를 논의하고자 자문 서비스에 연락했다. 연구진은 연구 참여자의 비밀을 보호해주어야 할 책임과 참여자의 여자친구가 감염의 위험에 처해 있다는 사실을 알 권리 사이에서 어떻게 균형을 잡을지 고민하고 있다. 자문 서비스는 연구진, 병원 역학 서비스(hospital epidemiology service) 등이 참여하는 다학제 회의에 참석을 요청받았다.

사례 설명

짐 일론(Jim Elon)은 HTLV-1(human T-lymphatic virus type 1, 인간 T-세포 림프친화성 바이러스 1형)과 HBV(B형 간염 바이러스)에 감염된 26세 남성 연구 참여자이다. 입원환자 관련 연구를 위해 임상센터에 머무는 동안, 그는 결핵 감염 가능성을 배제하기 위해 호흡기 질환자용 격리병실에 있었다. 여자친구인 미셸(Michelle)은 주말에 그를 방문했다. 그녀는 의사의 권고에 따르지 않고, 일론의 병실에서 잠을 잤고, 마스크도 착용하지 않았다. 이에 대해 묻자, 미셸은 결핵 위험에 개의치 않았고 일론과 2년간 동거하였으므로 뭐가 있다면 이미 감염된 상태일 것이라고 말했다. 일론은 NIH에서 퇴원하여 휴스턴으로 돌아갔다. 그는 떠나기 전에 스태프(병동 간호사와 주치의 그리고 연구간호사 포함)를 상대로 자신의 건강상태에 대한 어떠한 정보도 가족이나 친구들에게 알려지는 것을 원하지 않는다는 의사를 확실히 밝혔다. 여자친구가 방문한 기간에 의료진은 그녀가 일론의 HTLV-1과 HBV 감염 상태에 대해 알지 못할 가능성이 있고 전염될 위험에 처해 있다는 것을 분명히 알게 되었다.

연구진은 일론이 떠나기 전, 몇몇 의료진이 그와 함께 HTLV-1과 HBV 감염에 대한 정보를 미셸에게 알려주는 것의 중요성에 관해 대화를 나눴다고 말했다. 그 대화에 참석한 이들에 따르면, 일론은 성관계 시 콘돔을 사용한다고 했지만 여자친구에게 정보가 알려지는 것을 원하지 않는다고 완강하게 주장했다고 한다. 생명윤리 자문가들이 연구진에게 일론이 이러한 정보를 여자친구에게 알리지 않으려고 하는 이유에 대해 질문했을 때, 연구진은 그가 전반적으로 자신의 삶에 대해 비밀이 많은 사람이며, 자신의 의학적 상태를 여자친구에게 알리기를 원하지 않은 이유는 불분명하다고 답했다.

자문 회의 동안 논의된 핵심 사항은 특히 HIV 감염에 적용되는 공중 위생국(Public Health Service, PHS)의 성관계 파트너 고지 정책(sex partner notification policy, 1990년 5월 3일 발표)이었다. 이 정책은 연구 참여자 자신이 파트너에게 해당 정보에 대해 알리기를 거부할 경우, NIH 스태프가 해당 파트너에게[직접 또는 공중보건 당국(public health department)를 통해] 알리도록 하고 있다. 또한 이 정책은 (HTLV-1과 HBV와 같은) 다른 감염성 질환의 경우 특정 개인이 감염 위험에 처해 있다고 판단할 충분한 세부 근거가 있고 그 감염의 결과가 심각하다면 감염자의 파트너에게 임상의사가 '재량에 의한 공개'를 할 수 있도록 하고 있다. HBV 감염은 일반적으로 환자를 특정하지 않은 채 '사례'로 보고되지만, 공중보건 당국에 보고할 수 있는 질병이다.

병원 역학 서비스부(Hospital Epidemiology Service)에 따르면, HBV의 전염 위험은 연간 약 30~35%이고, 이 중 사망으로 이어질 가능성이 1%, 만성적인 활동성 HBV 질환으로 이어질 가능성이 10%이다. HTLV-1은 성관계 또는 주사바늘을 통해 전염될 수 있지만(HBV보다 훨씬 빈도가 낮다), 주된 통로는 모유 수유를 통한 감염(25~30%)이다. HTLV-1 감염으로 사망할 확률은 2~4%인데, 주로 성인 T세포 림프종이나 진행성 신경증후군에 걸려 사망에 이른다.

자문 과정에서 연구진이 이 사례에 대해 여러 가지를 우려하고 있음이 명확해졌다. 미셸이 스스로 성병으로부터 자신을 보호할 전반적인 책임을 질 것이라는 기대가 얼마나 합리적인지 그리고 HBV와 HTLV-1 감염 관련 질병이 일반 대중의 지식을 넘어서는 것인지를 두고 의견의 불일치가 있었다. 또한 연구진은 이 경우에 일론의 여자친구에게 사실을 알린다면 모든 사례에서 HBV 감염자의 파트너에게 관련 사실을 알려야 한다는 걸 의미하는지를 알고 싶어했다.

분석 및 권고사항

자문 서비스는 연구 참여자의 비밀 유지와 그에 대한 위반 사이의 긴장을 개괄하였다. 비밀 유지에 찬성하는 이유에는 감염병 이환이 한 개인이 통제할 권리를 가지는 개인정보라는 사실 그리고 그 개인과 의료 서비스 제공자 간의 신뢰 보존의 중요성 등이 포함된다. 한편, 비밀 유지 위반에 찬성하는 이유에는 공공의 이익 보호와 타인에 대한 위해 방지 등이 포함된다. 또한 법적 고려사항도 논의되었는데, NIH 의무기록은 타인의 안전을 보호하기 위해서는 당사자의 동의 없이 기록을 공개할 수 있도록 예외를 허용하는 프라이버시 법(Privacy Act) 제도에 따라 유지된다.

자문 서비스는 일론이 콘돔을 사용하지 않고 성관계를 했는지, 여자친구가 HBV에 면역력을 갖고 있는지가 불분명하다는 점을 고려했을 때, 이러한 상황에서는 파트너에게 알리지 않는 것이 적절하다고 권고했다. 또한 아이를 갖는 데 대한 이 커플의 의사에 관한 논의도 없었다. 자문 서비스는 일론의 자세한 병력을 여자친구에게 공개하면 연구진이 일론과 지속적인 관계를 맺을 기회를 잃을 수 있다는 우려를 연구진과 공유했다. 추적 관찰을 위해 지속적인 관계를 유지해야 여자친구에게 위험을 고지하는 것의 중요성을 일론에게 반복하여 권고할 수 있는 메커니즘 작동이 가능할 것이다.

저자 해설

이 문제를 심의했던 10년 전에 연구진이 일론의 비밀 유지를 위해 그 여자친구에게 다양한 감염 위험성을 알리지 않기로 한 결정은 논란의 여지가 있었지만 옹호될 수 있었다. 그러나 오늘날에는 이러한 결정을 옹호하기 쉽지 않고 더욱 큰 논란을 일으킬 수 있다. NIH가 준수하는 성관계 파트너 고지 정책은 HIV 감염에만 국한되지만, 그것이 요구하는 사항은 다른 전염성 질환에도 적용될 수 있다. 해당 정책이 HIV 감염자가 아닌 이들의 정보 공개 요건을 직접적으로 다루지는 않지만, 프라이버시 법과 같은 일부 정책은 경고 의무가 비밀 보호 의무에 우선할 수 있는 한정된 상황의 가능성을 열어두고 있음을 고려할 때, 이 사례에서는 잠재적인 해악과 비밀 유지 의무를 침해하지 않고 정보 공개를 실현할 가능성에 대한 면밀한 분석이 요청되었다. 이는 사실 자문 서비스가 취한 접근법이었다.

이 사례를 담당한 자문 서비스는 감염 관련 미지의 위험성(예를 들어, 여자친구가 예방접종을 받았는지 또는 콘돔을 사용하지 않고 성관계를 하는지 등)이 있음을 인정했고, 이러한 불확실성이 일론의 분명한 의사에 반하여 여자친구에게 고지하는 것을 찬성하는 측의 주장을 약화시켰다고 보았다. 또한 연구진은 연구 참여자와 좋은 관계를 오래 유지하는 것의 중요성을 인정했는데, 이는 그에게 최적의 치료를 제공하는 점과 동시에 적어도 이론적으로는 그가 파트너에게 자신의 상태에 대해 알리도록 권고할 수 있다는 점에서 중요했을 것이다. 이 접근법은 자문 3.5에서 논의한 방법과 유사한데, 해당 자문에서 연구진은 연구 참여자와 연락을 유지하여 그의 딸들에게 임상적으로 영향을 미칠 수 있는 유전자 검사 결과를 알리도록 권고하고자 했다.

자문 요청자인 지넷과의 후속 대화에서 이전 서술에서는 포착되지 않았던 몇 가지 중요한 추가 세부사항이 밝혀졌다. 첫째, 일론은 퇴원 4개월 후의 추적 관찰 방문 즈음에 그 여자친구와 헤어졌고 자신의 감염 상태에 대해 전혀 알리지 않았다. 연구진이 그에게 정보를 공개하도록 시간을 두고 조언할 수 있으리라는 희망은 결국 실현되지 못했다. 우리는 또한 그 연구 참여자가 자문 보고서에서 열거한 다른 감염성 질환들 외에 HPV(human papilloma virus, 인유두종바이러스)에 감염되었음을 알게 되었다. 지넷에 따르면, 그에게 HPV 감염으로 인해 육안으로 식별되는 생식기 사마귀가 있던 점으로 보아, 여자친구는 일론이 정보를 공개하지 않았어도 이미 자신이 성병에 걸렸을 위험에 대해 알고 있었을 수도 있다. 이는 그 여자친구에게 해당 정보를 알리지 않기로 한 연구진의 결정을 정당화하는 데 도움이 되었을 수도 있는 추가 요인 중 하나이다.

그러나 자문 보고서에서 기술한 분석은 연구진에 의한 정보 공개를 주장할 수 있는 몇 가지 추가 고려사항을 다루지 않았다.[1] 첫째, 여자친구에게 정보를 공개하는 것은 그녀가 다른 사람들을 감염시킬 (아마도 그녀는 모르는) 위험성을 감소시키는 데 도움이 될 수 있다. 예를 들어, 자신이 감염된지 모르는 사람에 의한 감염은 HIV 신규 감염 발생의 54~70%를 차지한다.[2] 둘째, 정보 공개를 통해 여자친구 자신이 걸린지 몰랐을 수도 있는 감염성 질환을 치료받게 할 수 있었다. 이와 관련한 데이터는 접촉 추적(성적 파트너에 대한 체계적인 확인)이 신규 감염자들을 치료하기 위한 비용 효과적인 방법이 될 수 있으며, 이는 감염과 관련된 질병 이환율 또는 심지어 사망률도 현저히 감소시킬 수 있음을 보여준다.[3]

NIH의 성관계 파트너 고지 정책은 이 자문 이후에도 변화된 것이 없지만, 미국 질병통제예방센터(Centers for Disease Control, CDC)는 그동안 HIV 및 기타 전염병에 대한 '파트너 상담 및 의뢰 서비스 프로그램(partner counseling and referral service programs)'[4]의 권고사항을 개정했다. 특히 CDC는 감염 질환 자문 서비스에 대한 접근을 용이하게 하기 위해 개인 스스로 의뢰하는 방법(파트너에게 알리는 효과가 적은 방법)에서 의료 서비스 제공자가 의뢰하는 방법(파트너에게 알리는 가장 효과적인 방법)으로 강조점을 전환했다. 이는 또한 이 상담 서비스를 위해서 공중보건 자원이 더 많은 역할을 하도록 규정한다.[5] 이러한 논거와 감염성 질환의 전파 위험성에 대한 가장 최근의 데이터를 고려하면 10년 전 자문 서비스 팀의 것과는 다른 결론이 도출될 가능성이 크다.

자문 6.2: 직접적 이득이 예상되는 연구에서 미준수 참여자 제외

Research Ethics Consultation

자문 요청 이유

연구 책임자인 자리 히피아(Jari Hyypia) 박사는 소아과 연구 참여자가 동종 줄기세포 이식 연구에서 따라야 할 사항을 준수하지 못할 가능성에 대해 조언을 요청했다.

사례 설명

히피아 박사는 만성육아종증(chronic granulomatous disease, CGD: 포식세포가 제대로 기능하지 못하는 병)을 앓고 있는 14세 소년 마이클(Michael)의 사례를 논의하기 위해 자문 서비스를 찾았다. 마이클은 동종 줄기세포 이식 연구(일치하는 기증자의 골수에서 채취한 줄기세포 이식)에 참여하기 위해 외부 병원에서 NIH로 의뢰되었다. 그는 조직적합성항원(human leukocyte antigen, HLA)이 일치하는 기증자인 17세 누나와 함께 연구에 참여하게 되었다.

연구진에 따르면, NIH에서 18개월 동안 마이클을 모니터링하였으며 현재 그는 감염 치료를 받고 있다. 그런데 그에게 최근 행동상의 문제와 미준수 사례가 늘어나면서 우려가 발생하였다. 한 예로, 마이클은 그 전 달 뉴저지주에 있는 집에 머무는 동안 항생제 복용과 중심정맥관 관리에 관한 주의사항을 준수하지 않았다. 그에 대해 정신과 협진을 요청하였는데, 그 결과 경미한 정신지체(IQ 67)가 있고 폭력적인 행동 경향이 있음이 드러났다.

대화 중 히피아 박사는 이식을 받는 것이 마이클에게 이득이 될 수 있음을 인정했다. 그러나 그는 엄격한 절차와 약물요법이 요구되는 연구에서 제대로 준수하지 않는 사람을 참여자로 등록하는 것을 연구진이 상당히 우려하고 있다고 말했다. 연구계획을 제대로 준수하지 않는 것은 마이클의 안전과 복지뿐만 아니라 연구의 무결성도 위태롭게 할 수 있었다.

분석 및 권고사항

개인을 연구에 수용하는 일반적인 요건은 없다. 그럼에도 불구하고 마이클과 연구진의 관계 그리고 NIH에서 골수이식을 받는 것이 가져다줄 확실한 이득을 고려할 때, 그가 연구에 계속 참여할 수 있도록 하는 방법을 조사하였다.

윤리 자문 회의에서 논의된 바와 같이, 자문 서비스는 마이클의 기저질환을 치료할 목적으로 세 가지 표준 약물에 의한 제한적인 시험을 실시할 것을 권고했다. 그 기간 동안 마이클의 약물 복용 및 방문 일정에 대한 준수 상태 그리고 일부 추가 행동을 평가할 것이다. 이 계획을 실행하기 위해 연구진에게 마이클과 어머니를 만나 그의 행동과 준수에 대한 우려를 이야기하고, 마이클이 애초의 기대를 충족하지 못할 경우 NIH에서 이식을 받지 못할 가능성을 포함하여 다양한 단계에서 연구 참여 조건을 설정하는 행동 계약을 체결하도록 권고하였다.

저자 해설

이 사례의 분석은 사람들을 부당하게 배제해서는 안 되지만, NIH에서 수행되는 연구에 등록할 보편적인 권리는 없다는 점에 주목했다. 임상연구의 목적은 개별 연구 참여자의 이득이 아닌 인간의 건강을 증진할 수 있는 과학적 지식을 창출하는 것이다. 따라서 연구자들은 특히 그 선택이 데이터의 무결성 유지와 같은 과학적 목표를 불필요하게 방해할 수 있는 경우, 연구에 등록시킬 사람을 결정하는 데 있어 어느 정도의 재량을 가지고 있다. 상대적으로 희귀한 질병에 대한 연구들은 규모가 작고 소수의 참여자만 등록되는 경향이 있다. 그러므로 미준수자 한 명이 엄청난 자원을 소비하고 데이터를 상당히 왜곡할 수 있다. 또한 이 연구에서 사용되는 이식 절차는 이러한 맥락에서 상대적으로 검증되지 않은 것이다. 그러므로 이 연구의 첫 번째 잠재적 참여자로서 그 연구 참여자는 미지의 위험에 노출될 수 있고, 미준수는 약물을 복용하면 피할 수 있을 위험과 연구에 수반되는 위험을 분리하는 것을 어렵게 만들 수 있다.

그럼에도 불구하고, NIH의 연구 참여자들에게는 자신의 상태에 대한 좋은 치료적 대안이 없을 수 있고, 참여자와 연구자 사이에 치료적 관계가 발전할 수도 있다. 비록 이러한 종류의 연구는 궁극적으로 과학 지식의 창출을 목적으로 하지만, 연구는 또한 연구자들이 도울 수 있는 사람을 방치하지 말아야 할 강한 의무가 있다고 느낄 수 있는 치료적 지향(therapeutic orientation)을 취한다. 이것이 이 사례에서 사춘기 소년인 연구 참여자가 이식 연구에 계속 참여할 수 있도록 하는 선택지들을 모색하게 만든 주된 이면의 동기였다.

이 자문에서 제기되지 않았던 또 다른 우려는 이식 대상자가 치료 요법을 준수하지 않을 경우 골수 채취 과정에서 기증자가 정당화될 수 없는 위험에 노출될 수 있다는 점이다. 참여자의 어머니와 함께 연구계획 준수를 위한 행동양식을 확립하는 것은 동생을 도우려는 기증자의 시도를 무의미한 것으로 만들지 않고 기증자가 위험에 노출되지 않도록 보호하는 중요한 방법이다.

자문 6.3: 이득 가능성이 없는 연구에서 미준수 참여자 제외

Research Ethics Consultation

자문 요청 이유

NIH 연구자인 올리비아 슈레이더(Olivia Schrader) 박사는 연구계획 준수와 다양한 행동에 대한 우려가 한 연구 참여자와 그의 아들에 대한 연구 참여 거부를 정당화하기에 충분한지 확인하고자 자문 서비스에 연락했다.

사례 설명

한 건강한 성인 남성과 그의 6세 아들은 슈레이더 박사가 진행하는 연구에 건강한 자원자로 참여하기를 원한다. 이 연구는 뇌성마비 환자를 위한 더 나은 치료법을 개발하기 위한 신체역학(body mechanic)을 평가한다. 건강한 자원자의 경우, 이 연구에는 무시해도 될 정도의 위험이 있고 의료적 이득의 가능성은 없다.

그 부자는 연구에 참여하기로 약속했지만, 평가를 위한 방문 일정에 나타나지 않았고 연구실에 전화나 다른 연락을 하지 않았다. 약 1주일 후, 그 아버지는 일정을 조정하기 위해 연구진에게 전화해서 급한 집안일 때문에 이전의 방문 일정을 지키지 못했다고 이야기했다. 연구 코디네이터는 그 아버지에게 미리 특정 방문 일자를 정해줄 것이며, 보장할 수는 없지만 가능한 한 요청한 일자에 맞추겠다고 하면서 일정을 조정하려고 했다.

아버지는 그 다음 주에 여러 차례 연구 코디네이터에게 전화했고, 자신이 선호하는 날짜로 일정이 조정되지 않는 것에 대해 점차 조급해하고 화를 내었다. 연구 코디네이터는 그 아버지의 말투 때문에 애를 먹었고 이메일로만 의사소통하는 것이 좋겠다고 제안했다. 이때 그 아버지는 연구 코디네이터에게 이메일로 분개한 반응을 보였고 슈레이더 박사에게도 연락해 불쾌감을 표시했다. 슈레이더 박사는 연구소장과 상의하였고, 그 아버지의 요구와 연구소의 제한된 자원에 대한 우려 때문에 그 부자를 연구에서 제외하는 것이 최선이라고 결정했다. 연구소장은 이러한 결정을 어떻게 진행할지에 대해 자문서비스에 의견을 구했다.

분석 및 권고사항

예비 연구 참여자에게는 연구 등록 여부를 결정할 권리는 없지만, 선정 평가를 공정하게 받을 권리가 있다. 참여자들이 연구 참여를 위한 약속을 지키지 않았다는 점과 서로 수용 가능한 방문 일정을 재조정하기 어렵다는 점은 예비 연구 참여자를 연구 대상에서 제외할 충분한 이유가 된다. 이러한 이유로 그들을 제외하는 것은 불공정하거나 부당한 것이 아니다. 이 연구가 해당 참여자에게 의료적 혜택을 제공할 가능성이 없는 일회성 평가라는 점과 현재 연구실에 인력이 부족하다는 점은 그들을 제외하는 데 대한 또 다른 정당성을 제공한다. 자문 서비스는 이 사례에서 그들을 제외하는 것이 의무는 아니지만 허용될 수 있다고 판단했다. 자문 서비스는 이 의견을 연구진에 전달했고, 연구진은 이 예비 연구 참여자들을 연구에 등록하지 않기로 결정했다.

논의 중에 또 다른 쟁점이 제기되었다. 일정을 조정하기 어려웠던 건 아들이 소아과의 다른 연구에도 동시에 등록하려 했기 때문인 게 밝혀지면서, 그가 여러 연구에 등록되었을 가능성이 제기되었던 것이다. NIH 환자 담당자에게 문의했는데, 담당자는 그 아버지와 아들의 기록을 검토한 뒤, 아버지는 여러 연구에 등록되었지만 아들은 한 개의 다른 연구에만 등록되어 있다고 확인해주었다.

저자 해설

자문 6.2에서와 같이, 이 사례는 사람들에게 NIH에서 수행되는 연구에 임의로 등록할 수 있는 권리는 없지만, 그들을 연구에서 부당하게 제외해서는 안 된다는 것을 인정했다. 연구자는 자신이 도울 수 있는 연구 참여자를 등록해야 하는 더욱 강한 동기를 가지고 있기 때문에 청소년 참여자에게 직접적인 이득을 줄 수 있는 다른 연구에서는 또 다른 결정이 내려지겠지만, 이 사례에서 그 부자를 건강한 자원자로 이 연구에 등록하지 않은 결정은 타당해 보인다.

소아인 건강한 자원자가 여러 다른 연구에 등록될 가능성이 있다는 것은 결국 자문 서비스의 권고사항에 포함되지 않았다. 그러나 소아인 건강한 자원자가 여러 연구에 등록되는 것은 문제가 될 수 있는데, 다른 주에서 NIH로 이동해야 해서 학교에 결석을 할 수도 있기 때문이다. 또 다른 잠재적 우려사항은 여러 연구에 등록하면 연구 데이터의 품질을 훼손할 수 있다는 점이다. 한 예로, 약물의 안전성을 검증하는 시험에 등록된 사람은 다른 안전성 시험에 참여하지 않아야 한다. 그렇지 않으면, 연구자들은 어떤 약이 부정적인 효과를 나타냈는지 파악하기 어렵게 된다. 또 여러 연구에서 다양한 이유의 혈액 샘플을 수집하고 여러 연구절차를 거치면서, 일반적으로 어린이들이 연구 중에 한계치를 넘어서는 누적된 위험에 노출될 수 있다는 점도 우려된다. 소아인 연구 참여자가 여러 연구에 과중하게 등록되어 있다는 사실은,

특히 연구 참여자에게 이득이 될 가능성이 없음을 감안한다면, 해당 연구 참여자를 다른 연구에서 제외하는 추가 근거가 될 수 있다. 자문 2.5는 여러 연구에 등록된 참여자의 윤리적 함의에 대한 추가 논의를 포함하고 있다.

자문 6.4: 위험에 처한 참여자의 퇴원

Research Ethics Consultation

자문 요청 이유

연구진의 일원인 세라 리치(Sarah Rich)는 알코올 의존증으로 고통받고, 다른 연구 참여자들을 위험에 빠드리는 한 연구 참여자를 책임감 있게 돌보고 퇴원시키는 방법에 대해 논의하고자 자문 서비스에 연락했다.

사례 설명

리치에 따르면 프랜신 윈터스(Francine Winters)는 건강한 자원자로 연구에 참여하기 위해 NIH에 왔다. 그러나 선별검사 중 종양이 발견되어 이와 관련된 자연사 연구에 등록되었다. 해당 연구의 일환으로 그녀는 수술을 받았고 종양을 외과적으로 제거하였다. 윈터스는 추적 관찰을 위해 NIH를 정기적으로 방문한다. 윈터스는 NIH 외부에서 훌륭한 의사들에게 진료받을 수 있지만, 이곳의 연구진은 그녀를 계속 추적 관찰한다. 윈터스는 메티실린 내성 황색포도알균(methicillin-resistant staphylococcus aureus, MRSA) 보균자이며 알코올 의존증 환자이다.

어느 날 윈터스는 술에 취한 상태로 추적 관찰을 위해 방문했다. 그녀는 알코올 의존증을 치료하기 위해 임상센터에 입원했다. 하지만 그녀는 퇴원 이틀 전에 머물던 병실을 떠나 밖에서 럼주 세 병을 구해 왔다. 찾아보니 그녀는 골수이식 병동에서 술에 취한 채 간호사들과 이야기를 나누고 있었다. MRSA 보균자인 그녀가 격리병동 내에 머무르지 않는다면, 골수이식 병동에 있는 면역력이 취약한 환자들과 MRSA에 감염될 경우 치명적인 상태에 빠질 수 있는 다른 입원환자들을 심각한 위험에 처하게 할 수 있다고 임상센터 스태프들은 생각한다.

이제 윈터스의 알코올 의존증 치료 프로그램이 종료되어, 연구진은 윈터스가 NIH에서 퇴원할 시점이라고 생각한다. 그러나 그녀의 남자친구는 그들이 함께 지내던 집으로 그녀가 돌아오는 것을 원하지 않으며, 그녀에게 자신을 돌봐줄 다른 가족은 없다. 게다가 윈터스의 보험사는 더 이상 그녀의 알코올 의존증 치료 비용을 지불하지 않을 것이다. 비록 윈터스에게 자의로 처분할 수 있는 자산이 있다는 의구심이 있었지만, 그녀는 개인 주거 치료 시설에 대한 서비스 비용 지불을 계속 거부하고 있다.

윈터스는 정신과 자문을 받았다. 자문 당시 정신과 의사는 윈터스가 자살 충동을 느끼지는 않지만, 퇴원하면 호텔에 머물며 다시 술을 마시기 시작할 것이고 이는 잠재적으로 자살 충동을 일으킬 수 있다고 우려했다. 연구진은 이러한 정보와 윈터스의 복잡한 정신적이고 사회적인 상황을 고려해 퇴원 절차를 윤리적으로 진행할 수 있는 방법을 자문 서비스에 문의했다.

분석 및 권고사항

윈터스가 NIH에 입원 중인 다른 연구 참여자들을 위험에 처하게 한 것이 이 사례를 더욱 긴급하게 만들었지만, 자문 서비스는 처음에 윈터스를 위한 이상적인 임상 절차를 고려했고, 그 후 윈터스의 이득이 NIH의 다른 연구 참여자들의 이득과 실제로 대립하는지를 고려했다.

뚜렷한 자살사고 징후가 없는 상태에서 윈터스를 퇴원시키는 것은 다음과 같은 이유로 임상적으로 적절해 보였다. 윈터스가 알코올 의존증 치료 과정을 마쳤고 알코올 금단 증상으로 인한 의학적 위험에 처해 있지 않다는 판단에서 퇴원은 해당 질환에 대한 표준치료와 일치했다. 또한 음주 문제를 해결하기 위해 윈터스를 재활병원에 의뢰하거나 NIH에 더 머물도록 하는 것은 그녀가 아직 술을 끊겠다는 의사를 표명하지 않았다는 점에서 적절하지 않아

보였다. 윈터스가 집으로 돌아오는 것을 남자친구가 거절함으로써 이 문제가 복잡해졌고, 퇴원 후 머무를 안전한 장소를 찾는 것이 더욱 어려워졌다. 그럼에도 불구하고, 알코올 의존증 환자의 행동 패턴에 대한 정신과 의사의 평가를 고려할 때, 윈터스를 퇴원시키고 재활 절차를 따를 준비가 될 때까지 기다리는 것이 적절해 보였다.

만약 퇴원 전에 윈터스가 자살할 위험이 명백했다면, 연구진은 그녀를 NIH에 머물게 하거나 다른 시설로 옮기는 것이 적절한지를 재평가해야 했을 것이다. 연구진이 윈터스가 자살할 가능성이 있다는 근거를 확보하지 못했다면, 그녀가 퇴원해 안전하게 머무를 수 있는 장소를 찾는 것이 최선의 임상적 절차로 보였다.

두 가지 추가적인 윤리적 고려사항이 이 행동 방침을 지지했다. 첫째, 윈터스가 임상센터의 다른 연구 참여자들을 위험에 처하게 했고 NIH에는 이들을 보호할 책임이 있다는 점을 고려할 때, 윈터스를 퇴원시키는 것은 NIH가 이러한 책임을 완수하도록 한다. 둘째, 윈터스에게 알코올 의존증 치료를 제공하는 것은 그녀가 등록된 자연사 연구와는 무관하기 때문에 보조적인 치료로 간주될 것이다. NIH는 윈터스에게 알코올 의존증 치료나 안식처를 제공할 책임이 없으며, 그녀가 다른 연구 참여자들을 MRSA의 위험에 노출시켜 피해를 줄지도 모른다는 우려는 이러한 결론을 더욱 정당화한다. 만약 윈터스가 자살을 시도했다면, NIH에 보조적인 치료를 제공해야 할 책임이 있을지도 모른다. 그러나 일반적인 상황에서는 윈터스를 퇴원시키는 것이 NIH가 윤리적 책임을 다하는 방법이었다.

권고사항:

1) 자문이 끝난 오후에 윈터스를 퇴원시킬 계획을 세운다.
2) 선택에 대해 논의하기 위해 윈터스와 남자친구 그리고 사회복지사 간의 대화를 주선한다.
3) 민간 치료 시설들을 살펴보고 윈터스(또는 그녀의 남자친구)가 이들

중 하나를 사용하고자 하는지 그리고 비용을 지불할 수 있는지를 확인한다.

4) 만약 이것이 선택 가능한 대안이 아니라면, 지역 응급 주거 서비스(local emergency housing services)에 연락한다.

자문 서비스는 추후 대화가 어떻게 진행되는지에 따라 계획을 수정할 수 있음을 인정했으며, 윈터스가 추적 관찰 방문을 위해 NIH로 돌아올 가능성이 있다는 가정 하에 연구진에게 향후 대처 방안에 대해 논의할 것을 권고했다.

저자 해설

이 자문은 처음에 건강한 자원자로 연구에 참여하기 위해 NIH에 온 이유와 무관하게 다양한 문제를 지닌 연구 참여자의 사례를 다룬다. 첫 번째로 예상하지 못한 발견, 즉 종양은 다른 연구에서 수행하는 치료를 통해 비교적 쉽게 해결되었다. 다른 발견(예컨대 MRSA 감염, 알코올 의존증)은 이 치료적 연구와 무관했지만, 그럼에도 불구하고 참여자의 건강 또는 NIH에 있는 다른 참여자들의 안전에 중요한 문제였다. 이 자문은 해당 연구와 무관한 이러한 질병 상태에 대해 윈터스에게 보조적 치료를 어디까지 제공해야 하는지 연구진의 의무의 범위에 의문을 제기한다. 보조적 치료 의무에 대한 논의에서, 레아 벨스키(Leah Belsky)와 헨리 S. 리처드슨(Henry S. Richardson)은 연구 참여자가 자기 건강의 특정 측면만을 연구자에게 위탁하기 때문에 위탁은 부분적이며, 연구자가 참여자의 건강관리의 모든 측면을 책임질 의무가 없다는 점을 인정한다. 보조적 치료 의무는 연구자-참여자 관계의 강도 및 지속 기간, 참여자의 취약성 및 연구자에 대한 의존성과 같은 요인들에 의해 제한된다.[6]

NIH는 이미 윈터스보다 다른 참여자(특히 면역력이 떨어진 사람들)에게 더 위협이 되는 MRSA 감염과 관련된 보조적 치료 요구를 담당하는 시설을 갖추고 있었다. 많은 병원과 마찬가지로 NIH는 격리병동(inpatient isolation units)을 사용하여 타인에 대한 감염 위험을 관리할 수 있다. 그러나 이러한 위험을 관리하는 NIH의 능력은 윈터스의 알코올 의존증과 같은 다른 행동 문제로 인해 복잡해졌는데, 이는 직접적으로(술을 구하기 위해 병실을 벗어나고자 하는 욕구를 초래) 또는 간접적으로(위험 감수에 대한 판단력 훼손) 격리 요건을 준수하지 않는 결과를 초래했다. NIH는 치료 연구 등록과 병행하여 알코올 의존증 치료 프로그램을 통해 그 참여자를 지원하려고 했으나 그녀는 그러한 중재에 순응하지 않았다.

이러한 문제들은 NIH 외부에서 해당 참여자에 대한 사회적 지원이 부족하고, 알코올 의존증 치료에 건강보험 적용이 부족한 탓에 더욱 복잡해졌다. 이러한 요인으로 인해 그녀는 NIH에서 이용할 수 있는 무료 진료와 지원에 더욱 의존하게 되었다. 연구진은 특히 윈터스의 취약성과 의존도를 감안할 때, 보조적 치료 서비스 제공을 중단하는 것이 과연 적절한지에 대해 고심했다. 자문 서비스는 이 참여자가 종양 치료 관련 연구를 완료했고, 알코올 의존증을 치료하기 위한 노력을 하였으며, 비교적 안정적인 상태(즉, 자살 충동이 없다.)에 있다는 점 등 모든 것을 감안할 때, 연구진에게는 보조적 치료를 더 이상 제공할 의무가 없다고 결론을 내렸다. 이는 윈터스가 지속적으로 NIH의 다른 참여자들을 감염의 위험에 처하게 했다는 사실, 즉 그녀가 그들에 대한 관리를 돕는 데 협조적이지 않았다는 사실로 인해 더욱 확증되었다.

추적 관찰을 통해 우리는 자문 요청자로부터 윈터스가 NIH에서 퇴원한 후 스스로 30일 동안 알코올 의존증 재활 시설에 입원했고, 그 후 남자친구와의 관계와 이전의 삶을 회복했다는 소식을 전해 들었다. 그녀는 남자친구와 함께 시애틀로 이사했고 지금까지 술을 마시지 않고 있다.

자문 6.5: 무익한 치료

Research Ethics Consultation

자문 요청 이유

NIH의 펠로우 로널드 새뮤얼스(Ronald Samuels) 박사는 연구진과 연구 참여자의 대리 의사결정자 간에 의견이 불일치하는 상황에서, 연구진이 생애 말기 치료 결정(end-of-life care decisions)을 내리는 것에 대한 도움을 요청하고자 자문 서비스에 연락했다.

사례 설명

자문 서비스 구성원들과의 통화에서 새뮤얼스 박사는 백혈병 환자인 성인 남성, 스테펀 우턴(Stephan Wooten)의 병력을 알려주었다. 우턴은 2004년 3월에 줄기세포 이식을 받았고 표준 및 시험적 화학요법을 여러 차례 받았으나 별다른 반응이 보이지 않았다. 그는 의사결정 능력을 상실했고, 위중한 상태로 중환자실에 있으며, 연구진은 그의 죽음이 임박했다고 느끼고 있다. 우턴이 대리 의사결정자로 지정한 그의 어머니는 치료적 중재를 임종 돌봄으로 전환하는 것을 받아들일 수 없다고 생각한다.

어머니의 주장에 따라, 의료진은 정기적으로 상태를 모니터링하기 위해 채혈을 하고, 감염에 대처하고 만성적으로 낮은 혈구 수를 교정하기 위한 치료를 시행한다. 기저질환을 성공적으로 치료할 수 없기 때문에, 연구진은 이러한 중재가 무익한 치료라고 생각한다. 게다가 어머니의 요청으로 우턴은 진통제를 투여받지 못하고 있다. 그녀는 우턴의 의식을 유지하고 싶어하는데, 연구진은 이것이 그에게 최선의 의료적 이득이 아니라고 생각한다.

이 첫 통화의 말미에 자문 서비스는 새뮤얼스 박사와 의료진, 우턴의 어머니와 함께 만나서 논의해보자고 제안했다. 그러나 연구진은 자문 서비스와 별도로 대화를 요청했다. 그들은 어머니와 이야기를 나누기 전에, 자신들이 우턴의 생명을 의미 있게 연장하고 있지 않다는 점을 고려해 현 시점에서 의학적으로 부적절한 수혈 등 특정 중재를 사용하는 것에 대한 윤리적 문제를 해결하고 싶어했다. 게다가 혈액과 중환자실 병상은 모두 공급이 제한된 자원이기 때문에, 우턴에게 이 자원을 사용하면 다른 이들을 돕는 데 쓸 수 있는 자원이 소모된다.

분석 및 권고사항

환자, 연구 참여자 또는 가족 구성원이 요구한다고 해서 무익한 치료를 제공해야 할 윤리적 의무는 없다. 연구진은 적절한 완화 의료(palliative care)를 제공하면서 특정 치료를 보류하는 것과 관련해 확고한 윤리적 근거를 가지고 있다. 그러나 우리는 관련 문헌에서 무익한 치료에 대한 정의와 더 이상의 중재를 보류한다면 누가 그것을 결정할지에 대한 논쟁이 계속되고 있다는 점에 주목한다. 대부분의 사례에서 우리는 개인의 바람에 의존하는 경향이 있다. 우리는 이 쟁점이 논란이 될 수 있음을 인정하면서 여기에 우리의 분석을 제공한다.

이 특별한 사례에서, 우턴의 백혈병을 치료하려는 시도는 표준치료를 넘어서는 것이며 가족의 요구는 비현실적이다. 현 시점에서 연구진이 기저질환을 치료하기 위해 할 수 있는 모든 것을 다 했기 때문에 추가적인 중재는 무용하다는 입장을 취하는 것은 적절하다. 이제는 죽음의 과정을 가능한 한 편안하게 해주는 목표에 집중하는 것이 적절한 것이다.

자원 분배에 관한 연구진의 우려는 타당하다. 희소한 자원 사용의 윤리에 대해 논의할 수 있으며, 특히 기관이 중재를 중단하기 위한 지침을 일관되게 적용하는 경우에 이를 뒷받침할 수 있다. 기관의 정책이 없는 경우에 연구자들은 해당 참여자에게 무엇이 유익한지를 평가해 그 결과를 근거로 치료를 결정해야 한다. 연구진은 이런 경우의 표준치료가 무엇인지 고려해야 한다. 다른 참여자가 비슷한 상황에서 대우받는 것과 같은 방식으로 우턴을 대하는 것이 공정하다.

가족과 의사소통할 때에는, 가족이 상반된 메시지를 받아 상황을 악화시키지 않도록 연구진이 합의를 통해 일관적으로 접근하는 것이 중요하다. 이 시점에서 적절한 접근법은 호스피스 시설로의 전원이나 심폐소생술 거부(do-not-resuscitate order, DNR) 지시 시행처럼 갈등을 일으킬 수 있는 중요한 결정에 관해 가족과 더 이상 직접적인 논의를 하지 않고 강요하지 않는 것이다. 대신 의학적으로 권장되지 않는 치료를 보류하는 것을 포함한 치료 계획을 수립하고 그 계획을 가족에게 제시할 수 있다. 이러한 접근법을 통해, 가족들이 우턴의 기저질환을 치료하기 위해 의학적으로 유익한 모든 중재가 실행되었고, 이 시점에서는 임종 돌봄이 그에게 가장 이익이 된다는 것을 깨닫게 하여 갈등을 최소화하는 것이 바람직하다. 또한 우턴이 죽어가는 건 백혈병 때문이지 치료를 거부당해서가 아니라는 점을 가족에게 알리는 것이 바람직하다.

법률상담실(Office of Legal Counsel)과의 논의와 DNR에 관한 임상센터 정책에 따라, 연구 참여자가 말기 질환을 앓고 있으며, 두 명의 주치의가 그가 임종기(기대수명이 약 2주)에 있다고 합의한다면 연구 참여자가 임종기에 있을 때 DNR을 지시하는 것이 가능하다. 이 경우 연구진은 이제 질병을 치료하는 것에서 임종 과정을 최대한 편안하게 관리하는 것으로 목표가 전환되었으며, DNR이 마련되어 있음을 가족에게 알려야 한다. 임상센터 내에서 임종 돌봄을 제공하고 있지만 가족이 이를 받아들일 수 없다고 판단하는 경우에는 연구진이 가족에게 다른 의료기관으로 전원하는 것을 도와줄 수 있다고 알려야 한다.

저자 해설

이 사례는 생명윤리학 문헌에서 광범위하게 논의되어온 많은 쟁점을 제기했는데, 무엇이 무익한 치료인지, 의사는 언제 치료를 거부할 수 있는지 그리고 부족한 자원을 어떻게 할당할 것인지 등의 문제이다. 그 결과, 이 사례에 대한 우리의 조언은 잠정적이었고, 우리는 우리가 받아들일 수 있다고 생각한 여러 선택지를 연구진에 제시했다. 우리의 권고사항이 이 문제의 인간관계적 차원을 어느 정도 반영하는지도 주목할 필요가 있다. 허용할 수 있는 임상적 선택지를 제시하는 것뿐만 아니라 의료진이 가족에게 견해를 제시할 방법을 제안하는 것도 중요한 부분으로 고려되었다.

이 자문을 요청한 팀은 자신들의 의료적 판단에 반하는 치료를 거부하고 또 제공해야 하는 상황에 놓였는데, 한편으로 그들은 우턴에게 진통제를 투여하지 말아달라는 요구를 받았고, 다른 한편으로는 무용하다고 판단되는 치료의 제공을 요청받았다. 자문 분석은 통증 관리 문제를 명시적으로 다루지 않는다(비록 이것이 호스피스와 임종 돌봄의 개념에 함축되어 있지만). 사랑하는 사람이 최대한 의식을 유지하기를 바라기 때문에 가족이 진통제 투여를 보류하고 싶어하는 일은 드물지 않다. 불행히도 이는 환자/연구 참여자에게 상당한 고통을 줄 수 있고, 결과적으로 그들에게 고통을 주고 있다고 느끼는 의료진을 괴롭게 할 수 있다. 마찬가지로, 무의미하다고 생각되는 (그리고 실제로 고통을 연장하고 있을지도 모르는) 치료를 제공하도록 요청받는 간호사와 의사들에게 감정적 희생이 발생한다. 일부 의료 전문가는 그러한 치료의 제공을 전문직의 충실성(integrity)을 훼손하는 것으로 간주한다.[7]

이 자문의 다른 윤리적 고려사항 중 하나는 공정성이었다. 자문 보고서를 다시 보면, 공정성을 논하는 문단이 두 가지 주장을 암시하는 것으로 보이는데, 이를 구분하는 것이 도움이 될 수 있다. 첫째, 희소한 자원을 어떻게 분배해야 하는가에 대한 논쟁이 있다. 필요로 하는 모든 사람에게 제공할 수 있는 중요한 자원이 충분하지 않을 때, 누가 그것을 받아야 하는지를 결정하기 위해서는 원칙에 따른 접근법이 요구된다. 자문 보고서는 부족한 자원을 분배하는 허용 가능한 방법은 그러한 자원으로부터 이득을 얻을 수 있는 사람들에게만 제공하는 것이라고 제안한다. 둘째, 다른 참여자와 비교했을 때

이 참여자의 치료에 대한 논쟁이 있다. 사람들을 평등하게 대우해야 하는 것처럼, 병원이 일관성 있게 사람들을 치료하는 역량은 기관이 치료에 대한 지침을 가지고 있을 때 강화된다.

자문 6.6: 연구진과 참여자 가족 간의 갈등

Research Ethics Consultation

자문 요청 이유

그레터 커처(Greta Kircher) 박사는 회진 중 생명 유지 장치 사용 중단에 대한 연구 참여자의 아내와 1차 진료팀 사이에 의견이 불일치하는 문제를 제기했다. 그녀는 이를 자문 서비스에 문의하였다.

사례 설명

커처 박사는 36세의 폐암 환자인 조나단 스미스(Jonathan Smith) 사례에 대해 윤리 자문을 받고자 하였다. 스미스는 몇 달 전에 임상센터에 입원했다. 그 당시, 그는 DNR 지시와 자신의 아내를 주요 의사결정자로 지명하는 사전의료지시(advanced directive)를 했다. 그의 병세는 점차 악화되었다. 자문 약 2주 전, 그는 장출혈로 중환자실로 옮겨졌다. 스미스는 호흡부전을 일으켜 인공호흡기를 부착하였다.

스미스의 부인은 생명 유지 장치를 제거하기를 원했고, 이런 바람을 반복적으로 드러냈다. 그 결정은 남편이 이전에 바라던 바와 현재 겪는 고통 그리고 전반적으로 좋지 않은 예후에 근거한 것이었다. 연구진은 그녀의 결정에 동의하지 않았다. 그들은 스미스의 전반적으로 좋지 않은 예후에도 불구하고, 지속적으로 치료한다면 조금이나마 나아질 것이라는 희망을 갖고 있었다.

스미스의 치료에 대한 최근의 진전 상황이 논의되고 있을 때, 중환자실 의료진 회진에 자문 서비스의 구성원이 참석했다. 일부 의료진은 그의 아내와 의료진 사이에서 의견이 불일치하는 데 대해 우려를 표명했다. 윤리 자문가는 이 문제를 둘러싸고 고조되는 갈등 상황을 해결하기 위해 윤리 자문을 받아볼 것을 제안했다.

윤리 자문가는 자문 서비스, 스미스의 가족 그리고 연구진과의 회의를 주선했다. 연구진의 주의를 요하는 의학적 응급상황이 발생하여, 자문가들은 연구진 없이 스미스의 부인을 만났다. 그녀는 생명 유지 장치 제거를 확고하게 결정했고, 그 결정을 연구진에게 전달했으며, 이 문제를 다시 논의하기 위해 연구진과 만나고 싶은 마음이 전혀 없다고 설명했다.

분석 및 권고사항

윤리 지침과 현행 규정에 따르면 치료와 생명 유지 장치의 제거 문제를 결정할 권리는 환자 본인에게 있다. 스미스의 사례와 같이 개인이 능력을 상실했을 때, 지속적 대리인 자격(durable power of attorney, DPA)을 가진 사람이나 최근친(next of kin)이 적절한 대리 의사결정권자이다. DPA가 있는 사람이나 최근친이 이해충돌에 따라 행동한다고 생각할 이유가 없는 한, 그들의 결정은 존중되어야 한다. 메릴랜드주 법에 따르면 DPA가 있는 사람이나 최근친은 의사능력이 없는 환자나 연구 참여자를 대신해 의학적 결정을 내릴 자격을 가지므로 스미스의 아내가 내린 결정을 존중하는 것이 바람직하다.

저자 해설

이 사례에서 자문 서비스의 권고사항이 받아들여졌고 생명 유지 장치는 자문 당일 제거되었다. 자문 6.5는 무익한 치료와 치료에 대한 개인의 권리에 관하여 어려운 질문들을 제기하는 반면, 이 자문 보고서는 윤리 논쟁이 대부분 해결된 시나리오를 보고한다. 의사결정능력을 가진 사람이 자율성을 이유로 생명 유지 장치를 거부할 수 있듯, DPA가 있는 사람 역시 그 사람을 대신하여 그러한 거부를 할 수 있다. 또한 이 사례는 DPA가 있는 사람의 결정을 존중해야 하는 여러 가지 이유로 인해 단순화되었다. 스미스는 명확하게 선택을 내렸고, 분명히 아내를 지정하여 자신을 대신해 결정을 내리도록 했으며, 고통을 겪고 있었고, 예후가 매우 좋지 않았기 때문이다. 이러한 요소가 동시에 발생하지 않았다면, 적절한 행동 방침은 모호했을 것이다. 그러나 윤리적으로 적절한 행동 방침이 명확하다고 해서 윤리 자문이 불필요하거나 도움이 되지 않는다는 뜻은 아니다. 이 사례에서 윤리 자문가는 연구진으로부터 독립된 전문가로서 스미스 아내의 바람이 이루어지도록 하는 데 핵심적인 역할을 했다. 또한 이러한 경우 자문 서비스의 개입은 치료 중단에 대한 책임 부담을 꺼리거나 환자의 사망을 자신의 실패라고 느끼는 연구진 구성원들을 안심시킬 수 있다.

생명윤리과 임상센터 구성원들은 정기적으로 병원 내 다른 스태프와 함께 회진을 돈다. 이 자문은 한 윤리학자가 회진 중에 팀의 갈등을 목격하고 커처 박사에게 공식적으로 자문을 요청하도록 격려하여 이루어졌다. 윤리적 자문이 이렇게 비공식적인 경로로 이뤄지는 경우는 흔하며, 이는 윤리 자문이 자신들에게 어떻게 그리고 왜 유용한지에 대해 잘 알지 못하는 연구자들을 교육하고 함께 작업하는 중요한 방법이 될 수 있다.

자문 6.7: 연구진과 대리 의사결정자 간의 갈등

Research Ethics Consultation

이 사례에는 수개월에 걸쳐 진행된 네 차례의 별도 자문이 포함되어 있다.

자문 요청 이유 I

사회복지사 데버라 천(Deborah Chen)은 연구 참여자의 사전의료지시를 재고해야 하는지 또는 재작성해야 하는지를 결정하는 데 도움을 요청하였다.

사례 설명 I

데버라는 자문 서비스에 연구 참여자 퍼넬로페 롱(Penelope Long)이 중환자실에 입원해 있으며, 최근 그녀의 조카를 주요 대리 의사결정자로 지정하는 사전의료지시서를 마련했다고 설명했다. 이 결정은 중환자실에 그녀와 함께 있던 남편의 명확한 동의로 이루어졌다.

의료진에 따르면, 롱 부인의 조카가 함께 일하기가 어려워지면서 일각에서는 지속적 대리인 자격(DPA)이 발동될 경우, 그가 그녀를 위한 최선의 결정을 내리지 않을 것이라는 우려가 제기되고 있다. 롱 부인은 현재 스스로 결정을 내릴 수 있지만, 머지않아 의사결정 능력을 상실할 수도 있다는 것이 의료진의 의견이다.

분석 및 권고사항 I

자문 서비스는 특히 의료진이 롱 부인이 의사결정 능력을 곧 상실할 수 있다고 믿기 때문에, 그녀와 함께 사전의료지시서를 재검토하는 것이 합리적이라고 제안했다.

자문 요청 이유 II

데버라 천은 이후 다시 자문 서비스에 롱 부인과 관련된 진료 회의에 참석해 줄 것을 요청했다.

사례 설명 II

롱 부인은 중환자실에 두 달 동안 입원 중이다. 롱 부인은 의식이 있고 자신에 대한 치료를 결정할 수 있다. 그러나 중환자실 스태프는 롱 부인이 사전의료지시서에 주요 대리 의사결정자로 지정한 조카가 가끔 치료 결정에 의문을 제기하고, 반복적으로 중환자실 스태프의 능력에 의문을 제기하며, 그들을 상대로 법적 조치를 취하겠다고 위협하여 롱 부인에게 양질의 의료 서비스를 제공하지 못하게 방해했다고 생각했다.

데버라 천은 롱 부인과 두 차례에 걸쳐 조카를 DPA가 있는 사람으로 결정한 것에 대해 논의했다. 그때마다 롱 부인은 자신이 이를 원한다고 거듭 강조했다. 데버라는 중환자실 의료진을 대신해 자문 서비스에 연락했고, 롱 부인의 조카에게 접근하는 방법과 롱 부인을 치료할 때 발생할 수 있는 문제를 해결하는 방법에 대한 조언을 요청했다.

자문 서비스는 중환자실 스태프와 논의를 주도했다. 논의는 롱 부인의 조카가 대리 의사결정자의 역할을 할 수 있는지 여부에 초점이 맞춰졌고, 조카가 대리 의사 결정자로 역할을 할 능력이 있는지, 롱 부인이 실제로 그가 그렇게 하기를 원하는지, 조카가 그녀의 바람에 따라 또는 최선의 이익을 위해 행동할 것인지에 대해 논의했다. 자문 서비스 교수는 "까다로운 성격"을 가진 사람이 반드시 나쁜 의사결정자는 아니라는 점에 주목했다. 그러나 중환자실 스태프는 조카가 롱 부인에게 최선이 아닌 차선의 치료를 하도록 행동한다고 느꼈다.

분석 및 권고사항 II

첫째, 현재 롱 부인이 스스로 치료를 결정할 수 있음을 모든 중환자실 스태프에 분명히 밝혀야 하며, 롱 부인의 조카에게도 다시 한 번 강조해야 한다. 따라서 조카는 현재 대리 의사결정권을 가지고 있지 않으며, 롱 부인의 뜻에 부합하는 중환자실 스태프의 중재 수행 능력에 지장을 주어서는 안 된다. 중환자실 스태프는 롱 부인의 조카가 의료진에게서 그녀의 치료에 대해 간단한 설명을 받을 수 있다는 데 동의했지만, 자세한 내용은 롱 부인을 통해 듣게 될 것이다.

둘째, 롱 부인의 예후가 불확실하다는 점을 인식하여 사전의료지시서의 지시적 요소를 가능한 한 분명하게 해야 한다. 롱 부인이 더이상 스스로 의사결정을 할 수 없는 시점에 상세하게 논의된 롱 부인의 선호가 문서화되어 있다면, 치료 결정은 덜 불확실해지고 이의를 제기하기가 어려워질 것이다.

셋째, 중환자실 스태프는 롱 부인의 치료와 돌봄을 결정할 때 남편의 역할에 대해 롱 부인과 논의하고, 특히 남편(대체 의사결정자)과 조카가 치료 결정에 대해 의견이 다를 경우 어떻게 하는 게 적절하다고 생각하는지 묻기로 합의했다.

넷째, 실제로 응급 상황이 발생했을 때, DPA가 있는 사람이 결정을 내릴 수 없는 경우, 이전에 언급된 롱 부인의 바람과 일치하는 적절한 의료 서비스가 제공될 수 있다.

마지막으로, 중환자실 스태프는 의사결정 능력이 없는 사람의 특정 치료 선호에 대한 근거가 없을 때, 대리 의사결정자는 '최선의 이익 표준'에 따라야 한다는 조언을 받았다. 만약 중환자실 스태프가 판단했을 때 대리인이 롱 부인의 최선의 이익에 부합하는 (또는 환자가 밝힌 바람과 일치하지 않는) 결정을 내리지 않는다면, 대리인의 의사결정 권한에 합법적으로 도전할 수 있다.

자문 요청 이유 III

데버라 천은 롱 부인이 지정한 대리인의 결정과 행동을 우려하여 다시 전화를 걸었고, 그가 그녀의 바람과 이득에 부합하는 치료 결정을 내리고 있는지를 평가하기 위한 지원을 요청했다.

사례 설명 III

롱 부인은 지금 4개월째 중환자실에 입원 중이다. 데버라 천과의 통화에 따르면, 롱 부인과 그녀의 가족은 몇 주 전에 DNR 지시 및 삽관 금지 지시(do-not-intubate, DNI)를 의무기록에 올리는 데 합의했다. 약 일주일 후, 롱 부인은 심박조율기(pacemaker)를 제거하는 수술을 받았고, 이때 DNR/DNI 지시가 표준 관행에 따라 취소되었다. 수술 후 롱 부인은 이 문제에 대해 충분한 추가 논의를 할 수 없는 상황이었다. 자문 요청자들은 롱 부인의 조카가 DNR과 DNI 지시를 회복하는 것에 대한 논의를 거부했고 때때로 의료진에게 적대적인 태도를 보인다고 말했다.

자문 서비스는 롱 부인이 입원한 중환자실에 가서 조카와 이야기를 나누었다. 그는 롱 부인의 병실에서 자문가들과 잠깐 이야기를 나누었지만, 그들과 병실 밖에서 만나기를 거부하고 롱 부인의 DPA를 가진 사람의 역할에 관한 어떠한 논의도 하지 않으려 했다.

분석 및 권고사항 III

DPA를 가진 사람의 결정이 연구 참여자의 의사를 어느 정도 반영하는지에 대해 의문을 제기하는 것은 정당하지만, 윤리 자문팀은 DPA를 가진 사람의 의사결정 권한에 이의를 제기할 만한 설득력 있는 이유가 없다고 보았다. 롱 부인은 현재 기도 삽관 상태이고, 그녀의 치료 과정을 바꿀 필요가 있거나 혹은 바꿀 수 있게 하는 긴급한 의학적 결정은 없다. 비록 롱 부인의 조카와 의사소통하는 것이 어려울 수 있지만, 롱 부인의 치료에 대한 그의 접근법이 그녀가 사전에 밝힌 바람과 일치하지 않는다는 근거는 거의 없다.

우리는 이 시점에서 가장 좋은 접근은 롱 부인의 임상적 상태에 대한 정보를 DPA를 가진 사람과 계속 공유하고 치료 선택사항에 대해 계속 소통하려고 노력하는 것이라고 생각한다. 추후 치료 결정에 대한 논의가 필요할 때, DPA를 가진 사람이 관여하지 않는다면 그의 의사결정 권한은 도전받을 수 있고, 결정 권한은 롱 부인이 지정한 대체자인 그녀의 남편에게 양도될 수 있다.

자문 요청 이유 IV

데버라 천은 롱 부인의 치료 선택사항과 (현재 의료진과 의견이 다른) DPA를 가진 사람과의 의사소통 전략에 대해 논의하기 위한 다학제 회의에 자문 서비스가 참석해줄 것을 요청했다.

사례 설명 IV

중환자실 의사들은 이제 롱 부인이 회복될 가능성이 거의 또는 전혀 없다고 생각한다. 그녀는 인공호흡기, 위영양관, 항생제, 승압제(혈압 유지를 위한 약) 등을 포함하는 광범위하고 지속적인 의료 지원을 받고 있다. 출혈과 같은 주기적인 급성 의료 문제는 적극적으로 치료되고 있다. 의사는 지속적으로 치료받으면 롱 부인이 몇 달 동안은 살 수 있을 것이라고 한다. 그녀는 진정제를 투여받고 있으며 어떠한 고통도 느끼지 않는 것으로 보인다. 중환자실 스태프는 롱 부인이 받는 치료 중 그 어떤 것도 그녀에게 해롭지는 않다는 데 동의했지만, 치료가 어떠한 이득도 제공하지 않고 단지 죽음을 지연하고 있을 뿐이라고 생각한다. 윤리 자문가들의 질문에 일부 스태프는 현재의 치료 과정이 롱 부인의 바람 및 사전의료지시서에 어긋난다는 점에 대한 우려를 드러냈다.

그와 동시에, 롱 부인이 지정한 DPA를 가진 사람인 그녀의 조카는 모든 생명 유지 장치의 사용을 계속 요청하고 있으며, 전에 중환자실 스태프와 본인 및 여러 증인이 참석한 가운데 논의가 종결되었음에도 불구하고 롱 부인의 사전의료지시서의 정확성에 이의를 제기하고 있다. 중환자실 스태프의 보고에 따르면, 앞서 롱 부인은 기도 삽관 후 30일이 지나면 DPA가 있는 사람이 자신의 입장을 재고할 거라고 언급했다. 조카는 DPA가 있는 사람으로서 자신의 역할에 대해 윤리 자문가들과 대화하기를 계속 거부하고 있다.

분석 및 권고사항 IV

이 회의에서 롱 부인의 향후 치료를 위한 여러 방안을 논의하였다. 이 중에는 롱 부인을 다른 중환자실로 옮기는 것, 생명유지장치를 제거하는 것, 현재 수준으로 연명의료를 유지하지만 더 늘리지는 않는 것, 그리고 생명연장을 위해 필요한 모든 치료를 하는 것 등이 포함되었다. 중환자실 스태프는 그녀가 다른 시설로 옮길 만큼 안정적이지 않다고 보고하고, 의사들은 다른 시설에서 그녀를 받아줄 것 같지 않다고 생각한다.

자문 서비스 팀원들은 사전의료지시서에 롱 부인이 인공호흡기 부착을 바라지 않는다는 의사를 드러냈다고 생각하지만, 그 의사의 정확한 의미에 대해 다소 이견이 있기 때문에 DPA가 있는 사람의 동의 없이 생명 유지 장치를 제거하려면 법원의 명령이 필요하다는 점을 확인했다. 그러나 중환자실 스태프는 롱 부인의 수명을 연장하지도, 개선하지도 못하는 새로운 급성 질환에 대한 진단 검사와 치료의 중단을 고려할 수 있다는 데 동의했다.

또한 임상센터 정책[임상센터 정책 및 통신 게시판 'DNR 지시 및 제한된 치료 지시'3(d)]에 따르면, 롱 부인에게 심폐정지가 발생했을 때 의료진이 심폐소생술을 하지 않기로 결정하는 데 DPA를 가진 사람의 동의가 반드시 필요한 것은 아니다. 롱 부인의 삶의 질을 향상시키고 중환자실 밖에서 생존하도록 하는 목표는 달성될 수 없기 때문에, 롱 부인의 현재 치료 수준에서 심폐소생술과 다른 치료 확대를 포기하는 것이 합리적일 수 있다. DPA를 가진 사람에게는 치료 및 기타 절차에 대한 결정을 통보해야 한다.

회의 참석자들은 중환자실 스태프 중 소그룹을 만들어 그들이 롱 부인의 조카와 함께 치료의 목표와 적절성에 대해 논의하는 것이 최선이라고 결론지었다. 이 그룹은 그와 대립하지 않고, 갈등을 최소화하며, 롱 부인에게 무엇이 최선인지에 대한 상호 관심을 강조할 것이다. 이 그룹은 의사들이 롱 부인의 회복을 위한 모든 수단을 사용했고 롱 부인이 중환자실 밖에서 생존할 수 있는 합리적인 가능성은 없다고 거듭 이야기할 것이다. 이 그룹은 또한 조카가 모든 생명 유지 장치의 사용을 요청하기로 한 결정을 재평가하기 전에 기다리겠다고 이야기했던 30일 동안 부인의 상태가 호전되지 않았다는 점에도 주목할 예정이다. DPA가 있는 사람이 동의한다면 롱 부인의 연명치료를 중단하는 것이 적절할 것이다.

저자 해설

이 긴 자문은 자문 과정에서 몇 가지 흥미로운 특징을 보여준다. 첫째, 이것은 반복적인 과정이었다. 일정 기간 동일한 문제가 재발했고, 때로는 약간 다른 형태로도 재발했으며, 다른 전략을 시도할 수 있었다. 둘째, 상황의 변화에 따라 자문팀의 권고사항이 변화되었다. 예를 들어, 자문 초기에는 연구 참여자를 의사결정에 참여시키는 것에 중점을 두어 그녀의 바람을 사전의료지시서에 명확히 표현할 수 있도록 하고, 그녀가 지정한 대리인에 대한 의료진의 우려를 그녀가 이해하기를 바랐다. 나중에 롱 부인이 자신의 바람을 전할 수 없게 되었을 때는, 조카가 그녀의 바람에 반하는 결정을 내렸다고 판단되는 경우 중환자실 스태프와 조카 사이의 약속 그리고 스태프가 선택할 수 있는 대안에 초점을 두었다. 마지막으로, 이 자문은 개인의 치료에 관련된 모든 사람 간에 이루어지는 의사소통의 중요성과 의사소통이 달성할 수 있는 한계를 보여준다.

또한 이 자문은 DPA가 있는 사람과 의료진의 의견이 다를 때 발생할 수 있는 어려움을 생생하게 보여준다. 대리 의사결정자에 대한 일반적인 우려 가운데 하나는 그들이 올바른 기준으로 결정하지 않을 수 있다는 점이다. 비록 대리인들이 어떻게 결정해야 하는지에 대해서는 여전히 논란이 있지만, 당사자가 선택했을 것을 대리인이 선택해야 한다(대리 판정기준, substituted judgment standard)거나 당사자의 선호에 관련된 정보가 없는 경우에 대리인이 해당 개인에게 이익이라고 판단되는 것에 따라 선택해야 한다(최선의 이익 기준, best interests standard)는 것은 대체로 합의되어 있다.[8] 그러나 선의의 대리인조차 이러한 기준을 따르는 데 실패할 수 있다. 예를 들어, 대리인은 죽어가는 사람의 가치관보다는 자신의 가치관에 기초하여 임종 돌봄에 대한 결정을 내릴 수 있다. 이러한 종류의 문제를 피하기 위해서는 개인과 대리인 사이의 효과적인 의사소통과 대리 의사결정자가 되는 것이 무엇을 의미하는지에 대한 교육이 필요하다.

DPA가 있는 사람의 결정이 개인의 사전의료지시서와 일치하지 않는 것으로 보일 경우 어떻게 할 것인가에 대한 문제는 해결되지 않았다. 비용, 결과의 불확실성 그리고 이미 정신적으로 충격이 큰 시기에 있는 가족 구성원 사이의 갈등 증가 가능성을 고려할 때, DPA가 있는 사람이 삶의 마지막 순간에 있는 누군가를 대변하는 경우 DPA가 있는 사람에 대한 법적 이의제기는 드문 상황에서만 고려되어야 할 것이다.

그중에서도 특히, 이 자문은 연구윤리 관련 문제와 동떨어진 것처럼 보이는 생애 말기 치료에 대한 문제를 중심으로 진행된다. 이 사례는 다음과 같은 현실을 보여주는데, 일부 연구 참여자는 말기 환자일 가능성이 있기 때문에 생애 말기 치료의 윤리에 대한 질문은 연구 참여 중에 발생할 수 있는 윤리적 우려에서 핵심적인 부분이 될 것이라는 점이다.

자문 6.8: 의료적 신념 존중

Research Ethics Consultation

자문 요청 이유

간호사 잭슨 파인버그(Jackson Feinberg)는 자신이 함께 일하고 있는 연구진이 수술이 예정된 한 참여자의 의사결정에 영향을 미칠 수 있는 종교적 신념에 대해 인지하고 있는지 확인하고자 윤리 자문을 요청했다.

사례 설명

잭슨은 현재 부분 신장절제술을 받기 위해 임상센터에 입원한 45세의 교사 도널드 모렐(Donald Morrell)을 돌보고 있다고 설명했다. 모렐은 NIH 임상센터에 오기 전에 의사와 수술에 대해 논의했고, 잭슨의 입회 하에 연구절차 및 수혈에 대해 공식적인 사전 동의를 받았다. 그 후 모렐은 수혈을 금하는 여호와의 증인과 비슷한 자신의 종교적 신념으로 인해 수혈 가능성에 대해 내적 갈등을 겪었다고 잭슨에게 털어놓았다.

불안감을 느낀 잭슨은 자문 서비스에 전화를 걸었다. 그는 윤리 자문가에게 모렐이 혈장이나 기타 부분 혈액제제는 기꺼이 받아들이겠지만, 자신의 혈액이나 다른 사람의 전혈을 수혈하는 것은 받아들일 의사가 없다고 설명했다. 잭슨에 따르면, 모렐은 수혈 동의서 없이는 수술을 할 수 없다는 설명을 들었기 때문에 수혈 동의서에 서명하게 한 것이 "강제적"이라고 느끼고 있었다. 게다가, 잭슨은 생명윤리 자문가들에게 모렐이 수혈을 피하기를 얼마나 바라는지에 대해 외과 의사들이 제대로 이해하지 못한 것 같아서 걱정된다고 말했다.

잭슨과 이야기를 나눈 후, 자문 서비스 구성원은 모렐의 병실로 가서 그와 이야기를 나누었다. 모렐은 자문가들에게 만약 수혈을 받게 된다면 자신을 "다른 사람처럼 느낄 것"이고, 수혈 동의서에 서명한 것은 자신의 "신념에 대한 시험의 실패"였다고 말했다. 그러나 모렐은 살고 싶다는 의지를 자문 서비스에 분명히 밝혔고, 죽음을 막기 위해서는 신장절제술이 필요하다고 믿었다. 모렐은 수혈의 필요성을 낮추는 것보다 신장의 일부를 유지하는 것이 더 중요하다고 믿었기 때문에, 부분적 신장절제술보다는 근치적 신장절제술을 고려했지만 결국 거부했다고 이야기를 이어나갔다. 모렐은 자신의 신념이 외과 의사들에게 명확하게 전달되었는지 확인하고 싶다는 의사를 표명했다.

분석 및 권고사항

임상센터의 외과 의사들은 의학적으로 필요할지도 모르는 수혈을 할 수 없는 상태에서 중대한 개복 수술을 하는 것에 대해 정당한 윤리적 우려를 가지고 있다. 수혈 동의가 없는 수술은 부적절하다는 그들의 믿음에 비추어볼 때, 모렐은 종교적 신념과 건강 사이에서 균형을 잡는 매우 어려운 선택을 해야 한다. 자문 서비스는 모렐이 수혈 가능성에 동의할 수 있고 그가 선택할 수 있는 것에 대해 잘 알고 있다고 생각한다. 모렐은 자신의 결정에 대해 분명히 깊게 생각해왔다.

저자 해설

이 사례는 개인이 가진 치료 거부권의 범위를 이해하는 데 있어서 중요한 간극을 강조한다. 자율성 존중은 어떤 치료가 해당 개인에게 최선의 의학적 이득이 될 때조차도 동의 능력이 있는 개인에게 치료를 거부할 권리가 있음을 존중하는 것을 포함한다는 데 광범위한 합의가 있다. 또한 많은 이들은 특정 상황에서 의사가 개인적 혹은 전문직의 충실성을 이유로 시술을 거부할 수 있다는 것에 동의한다. 예를 들어, 일부 의사는 낙태 시술에 대해 양심적 거부권을 유지하고 있다.

이 사례의 경우, 외과 의사들은 참여자가 원하지 않은 절차(수혈)를 사용할 수 있는 선택권이 없는 한, 참여자가 원하는 절차(개복 수술)를 수행하기를 꺼렸다. 모렐의 수혈에 대한 거부를 단순히 특정 치료의 거부와 다르게 만드는 것은 절차들 사이의 연결점이다. 즉 만약 수혈이 허락되지 않는다면, 의사들은 결국 살릴 수 있는 누군가를 죽이게 될지도 모른다. 그들은 이것이 자신의 도덕적 충실성을 훼손할 거라고 느낄 것이다.

결국, 모렐은 자신의 종교적 신념과 상반되는 수혈이 필요할 수도 있다는 점을 충분히 이해하고 수술을 진행하기로 했다. 수술에 앞서, 외과 의사들은 그들이 그의 신념을 인지하고 존중하며 의학적으로 꼭 필요한 경우에만 수혈을 하겠다고 그를 안심시켰다.

NOTES

1. Given the epidemiology service's involvement in the consult, it is indeed possible that these factors were considered and simply not described in the consult report.
2. G. Marks, N. Crepaz, and R. Janssen, "Estimating Sexual Transmission of HIV from Persons Aware and Unaware That They Are Infected with the Virus in the USA," *AIDS* 20 (2006): 1447–1450.
3. B. Armbruster and M. L. Brandeau,"Cost-Effective Control of Chronic Viral Diseases: Finding the Optimal Level of Screening and Contact Tracing," *Mathematical Biosciences* 224, no. 1 (2010): 35–42.
4. The CDC now uses this term instead of "contact tracing" and "partner notification."
5. MMWR, 57(RR09), 1–63, available at: http://www.cdc.gov/mmwr/preview/mmwrhtml/rr5709a1.htm, accessed on April 2, 2010.
6. L. Belsky and H. S. Richardson, "Medical Researchers' Ancillary Clinical Care Responsibilities," *British Medical Journal* 328 (2004): 1494–1496.
7. For more on the question of futility, see P. R. Helft, M. Siegler, and J. Lantos, "The Rise and Fall of the Futility Movement," *New England Journal of Medicine* 343, no. 4 (2000): 293–296.
8. A. E. Buchanan and D. W. Brock, Deciding for Others: *The Ethics of Surrogate Decision Making* (Cambridge, England: Cambridge University Press, 1990).

CHAPTER 7

연구 종료

Ending Research

중요한 관계를 책임감 있게 마무리하려면 돌봄과 관심을 요하며, 연구도 이 일반 원칙의 예외가 아니다. 연구자가 참여자의 연구 참여를 중단시킬 때, 참여자들이 연구 참여를 철회하기로 선택한 때, 연구가 조기에 종료될 때 또는 연구가 자연스럽게 종료될 경우에도 많은 중요한 윤리적 문제가 발생할 수 있다.

연구가 종료될 때 발생할 수 있는 몇 가지 난제는 일부 연구 참여자가 연구에 참여하여 의학적인 이득을 얻었고 지속적인 의료 제공을 필요로 한다는 현실에서 비롯된다. 종종 연구 참여자는 바로 자신이 앓는 질병의 연구에 참여하고 있다. 그 질병은 만성적이거나 지속적일 수 있으며, 연구 참여자는 연구의 일환으로 제공받는 실험적 또는 보조적 치료의 혜택을 누릴 수 있다. 한편, 대다수의 연구자는 사람들이 필요로 하는 의학적 돌봄을 계속 받을 수 있도록 세심한 퇴원 계획을 세우는 데 익숙한 헌신적인 임상의사들이다. 그러나 임상연구는 윤리적으로 중요한 몇 가지 면에서 임상진료와 다르며 연구자와 임상의사의 역할 사이에는 내재된 긴장이 존재한다.[1] 연구자는 임상의사보다 참여자와 장기간의 지속적인 관계를 맺을 가능성이 낮으며, 특히 연구가 끝난 후 그들을 치료하거나 관리를 제공해야 하는 의무는 제한적이다.[2] 연구자의 주된 의무는 윤리적으로 건전하고 과학적으로 엄격한 연구를 수행하는 것이다. 한편, 연구자는 연구 참여자의 안전을 보장하고, 그들 중 일부 환자를 적절한 의료 제공자와 연결시켜줄 책임을 갖는다. 연구는 퇴원 결정에 복잡성을 가중시킨다(퇴원 결정은 임상진료 환경에서도 이미 복잡한 경우가 많다). 어느 상황에서든, 최선의 조치에 대한 환자/참여자, 가족 또는 의료 서비스 제공자 사이의 의견 차이 또는 퇴원 후 요구되는 치료에 대한 접근성 부족 등 다양한 이유로 퇴원 결정이 어려울 수 있다.[3]

놀랍게도, 비교적 최근까지 이 중요한 연구 단계에서 무엇을 해야 하는지에 관한 윤리 지침은 거의 없었다. 일부 국제 연구윤리 지침이 연구 종료 후에도 연구 참여자가 연구 중에 받았던 치료를 계속 받을 수 있는지, 연구에서 사용한 중재가 연구 종료 후 합리적인 기간 동안 해당 연구가 이루어진 지역사회에서 제공될 수 있는지 같은 연구 종료 후의 문제를 다루기 시작했다. 또한 연구 결과를 참여자 및 해당 지역사회와 공유할지 여부와 그 방법에 대한 제한적인 논의도 있었다.[4]

임상시험 종료 후 고려사항은 몇몇 문헌에서 논의되고, 일부 지침에서 성문화되었지만 아직 완전히 결정되지는 않았다. 예를 들면, 임상시험 종료 후 고려사항은 국제 연구 지침에서 비롯되었기 때문에 이러한 원칙을 국내 연구에 어떻게 적용해야 할지 불분명할 때가 많다. 우리가 조언한 일부 연구자(국내 및 국외에서 연구를 수행하는 연구자)는 연구가 종료되면 연구자의 의무도 종료되어야 하고, 참여자가 더 이상 연구에 참여하지 않는다면 다른 사람 또는 기관이 그들을 도울 의무를 져야 한다는 관점으로부터 자신들이 왜 연구 종료 후에도 의무를 감당해야 하는지 의아해했다. 또한 연구 종료 후 연구에서 사용된 중재가 지역사회의 필요를 충족하는 최선의 방법인지 또는 지역사회의 이득을 더욱 잘 보호할 다른 방법이 있는지에 대해서도 논란이 있다.[5] 무엇을 지역사회로 간주해야 하는지에 대한 합의가 거의 이루어지지 않았기 때문에 연구 종료 후에 연구자가 의무를 지는 지역사회를 어떻게 정의해야 할지 불분명할 때가 많다. 지역사회는 연구 참여자 풀(pool), 주최(host) 지역사회, 연구가 수행된 지역에 거주하는 사람들 또는 심지어 연구 중인 질병에 걸린 사람들의 인구집단 등 여러 방식으로 이해 가능하다. 한 리뷰 논문에는 심지어 1955년에 발간된 사회학 문헌 등에서 추린 지역사회에 대한 94가지의 정의가 실려 있는데,[6] 그 이후로 어떠한 합의에도 도달하지 않은 것으로 보인다. 더욱이 연구자가 참여자를 위해 임상시험 후의 치료 접근성 문제를 고려해야 한다는 데 대해 일부 합의가 있기는 하지만, 임상시험 후 접근성을 고려해야 하는 의무의 근거, 그러한 의무에 수반되는 것 그리고 연구 완료 후 얼마나 연장해야 하는지 등에 대해서는 합의가 이루어지지 않은 미해결 문제가 아직 남아 있다. 이 장의 사례들은 여러 문헌에서 논의한 문제와 현재까지 해결되지 않은 것처럼 보이는 문제를 모두 포함한다.

관련 문헌에는 한 참여자를 연구에서 탈락시키는 결정이 다른 참여자들의 관리 방식에 비추어 공정해야 하는지에 관한 논의가 많지 않았다. 그러나 대체로 미해결된 이 문제는 자문 7.1의 핵심 사항이었다. 이 사례에서 두 참여자는 머물고 있는 입원 병동의 규정을 위반하고 성관계를 가졌다. 이 참여자들이 성관계를 가진 것은 이번이 처음은 아니었는데, 그들은 이전에 연구진에게 이러한 행동을 반복하지 않겠다고 약속했다. 그 정책(입원 병동의 규정)은 부분적으로 그들의 질환을 치료하는 데 필요한 특정한 치료 환경을 유지하기 위해 만들어졌다. 여성 참여자는 이전에 자신이 받았던 치료가 더 이상 효과가 없다고 주장하며 방해를 했고, 연구에서 탈락했다. 남성 참여자는 곧 외래환자가 될 예정이었고 치료에 대한 반응도 불분명했기 때문에 연구진은 그를 연구에서 탈락시키는 것에 대해 확신하지 못했고, 이 문제를 해결하기 위해 윤리 자문을 요청했다.[7] 이 자문은 공정성과 양성평등에 대한 우려가 남성 참여자도 탈락시킬 것을 요구하는지에 대한 흥미로운 질문을 제기하였다.

자문 7.2는 심각한 질병에 걸린 소아 참여자를 NIH에서 제공되는 치료보다 열등한 치료가 제공될 가능성이 있는 다른 나라로 퇴원시키는 것이 윤리적으로 허용되는지에 초점을 맞추고 있다. 아이가 심각한 백혈병에 걸렸고 몇 달 동안 집을 떠나있었기 때문에, 아이와 그의 어머니는 집으로 돌아가 가족과 함께 있고 싶은 마음이 큰 것처럼 보였다. 그들이 가정에서 적절한 치료를 받을 가능성이 낮다는 것을 이해했는지 또는 NIH에서 지속적인 치료를 받는다 해도 아이가 나을 가능성이 높지 않다는 것을 이해했는지는 분명하지 않았다. 이 사례에서 연구진은 아이와 어머니가 위태롭게 서로 충돌하고 있는 의학적 · 개인적 이해관계를 충분히 이해하였는지에 대해 확신하지 못하였고, 비록 그것이 수명 단축을 의미할지라도 어머니와 아이의 바람을 따르는 것이 윤리적으로 허용될 수 있는지에 대한 지침을 필요로 했다.

자문 7.3은 연구에서 요구되는 사항을 넘어서 연구 참여자를 계속 치료해야 하는지에 대한 연구자 의무의 범위와 한계에 관한 것이었다. 이 경우 표준치료가 연구의 일부로 제공되었으나 이 연구는 다른 연구를 위한 연구 참여자 모집과 펠로우 수련을 돕기 위해 설계된 연구였는데, 그 연구는 치료법에 관한 특정 질문에 답하기보다는 그 자체로 NIH의 중요한 임무였다. 따라서 지역사회 기반 치료로 참여자를 전원시키는 것은 연구 목표 및 NIH의 목표와 양립할 수 있었고, 참여자 개인이 사전에 들은 것과 일치하여 비교적 쉽게 정리될 수 있었다. 그러나 연구진은 갈등을 겪었는데, 전원(transfer)은 몇몇 연구 참여자의 선호 및 기대에 맞지 않았고, 그 참여자가 전원에 필요한 역할을 하지 않으려 했기 때문이었다.

자문 7.4가 제기한 문제는 연구자의 시험 종료 후 치료 필요성에 대한 의무의 범위 및 제한에 관한 자문 7.3의 문제와 유사했지만, 이 자문에서는 연구 참여자가 건강보험이 없거나 연구 기관 밖에서 필요한 치료를 받기 어려운 경우에 연구자의 의무가 달라지는지 또는 어떻게 달라지는지에 대한 어려운 질문이 제기되었다. 이 사례와 관련된 연구진은 연구 종료 후 치료접근권이 없는 사람을 정책적인 이유로 연구 대상에서 제외할지 등의 문제를 참여자 등록 시에 처리해야 하는지 의문을 가졌지만, 이것이 불공정하다는 데 모두 동의했다. 보건의료 접근권이 없는 사람을 연구에 참여시킨다면, 연구 종료 후 그들이 지역사회에서 의료를 받도록 전환하는 것은 복잡하고, 품이 많이 드는 일이며, 결국 항상 만족스럽지는 않을 것이다. 이는 자문 5.3에서 다룬 바와 같이 다른 국가에서 NIH로 오는 연구 참여자와 (미국에서 의료개혁안이 2010년에 통과되면서 건강보험이 없는 미국 시민의 수가 줄어들 수도 있지만) 건강보험이 없는 미국의 참여자에게도 어려운 문제일 것이다.

자문 7.5에서 연구자들은 자신들의 연구 중재가 자원이 부족한 환경에서 신생아를 살리는 데 성공한다면, 연구 종료 후 치료를 제공해야 할 의무가 있는지 의문을 가졌다. 여러 가지 면에서 생존이 불가능했을 유아의 치료에 관해 고민하는 것은 훌륭한 일이지만, 이 사례는 어떤 특정 연구의 결과를 책임감 있게 고려하는 것의 중요성을 보여준다. 물론 이 문제는 연구 시작 전에 제기되었는데, 이를 통해 연구윤리 자문가와 연구자는 유아의 이득을 고려할 뿐 아니라 윤리적 고려가 연구 설계 및 방법에 어떤 영향을 미칠 수 있는지를 판단하고 사전에 연구계획의 수정을 권고할 수 있었다.

또한 자문 7.6은 연구 종료 후 발생 가능한 상황에 대한 사전 검토와 계획의 유용성을 보여준다. 이 사례에서 한 연구 참여자는 자신의 인체유래물에 대한 보관의 철회를 요구했다. 연구자들은 일부 참여자가 자신의 검체에 대한 보관을 철회할 것이라고 예상하지 못했고, 그러한 철회가 요청된 시점에 참여자의 데이터를 추출하여 삭제하는 것은 매우 어려웠다. 자문 당시 보관된 인체유래물을 사용하는 연구에 대한 지침은 거의 없었지만, 그 후에 향후 연구에 대한 동의, 데이터베이스와 뱅크의 보관, 인체유래물의 광범위한 공유와 사용 그리고 인체유래물 보관 철회와 관련된 메커니즘과 그 제한 등의 문제에 관한 논의와 지침은 계속 발달하였다. 이 사례에서 자문가들은 선택 가능한 옵션이 무엇인지 알 수 있도록 추후 연구에 대한 동의 과정에서 제공되는 정보를 개선하는 데 초점을 맞추었다.

데이터안전모니터링위원회(DSMB)는 임상시험의 안전성을 감시하는 가치 있는 역할을 수행한다고 일반적으로 인정받고 있다.[8] 연구를 중단하라는 DSMB의 결정에 연구자는 언제 이의를 제기할 수 있는가의 문제는 거의 주목받지 못했다. 자문 7.7은 연구를 모니터링하는 DSMB가 중간 데이터를 바탕으로 연구 중단을 권고할 것을 우려하는 연구자가 요청한 것이었다. DSMB는 연구 참여자의 이득과 연구의 과학적 무결성을 보호할 목적으로 진행 중인 임상시험의 결과를 모니터링하도록 의뢰자가 임명한 독립 위원회이며, 이들의 역할은 특히 상당한 위험이 수반되는 연구에서 중요하다. 중간 평가에 기초하여, DSMB는 연구의 해악, 무익성 또는 이득에 따라 시험의 조기 중단을 권고할 수 있다.[9] DSMB는 일반적으로 연구 중단 시기를 결정하기 위해 사전에 규칙을 설정한다. 이 자문에서 DSMB는 이 연구에서 적절하다고 여겨지는 효능의 임계치를 미리 설정해놓았다. 이 연구는 사전에 정해놓은 통계적 임계치를 넘어섰다. 그러나 그 결과는 연구자와 해당 분야의 임상의사들이 기대했던 것과 정반대였고, 연구자는 그 차이가 추가 참여자에서 나타날 결과와는 맞지 않을 수도 있다고 생각했다. 또한 연구자는 그 결과가 치료 관행을 바꿀 만큼 강력하지 않다고 걱정했다. 연구자는 DSMB에 연구를 계속할 수 있도록 요청하는 것이 윤리적으로 허용되는지, DSMB가 연구를 종료하도록 권고할 경우 어떤 대안이 있는지 알아보기 위해 익명으로 자문을 요청했다.

마지막으로 자문 7.8은 저자 등재 권한에 대해 연구 종료 시점에 제기된 중요한 문제를 다룬다. 보다 구체적으로 말하면, 연구에 대한 참여자의 기여는 특정 상황에서 저자 자격을 가질 만큼 충분히 실질적일 수 있는가 또는 그 개인(연구 참여자)을 저자에 포함시키지 못하는 다른 이유가 있는가? 학술 저자에 관한 지침은 시간이 흐르면서 바뀌었고 다른 학문 분야와는 달리 생의학 논문 작성에 필요한 기여의 양과 질은 항상 명확하지 않았다.[10, 11] 실질적인 지적 작업을 하지 않은 사람에게 저자 자격을 부여하는 것은 문제가 있는데, 왜냐하면 이렇게 하는 것이 실제 지적 작업을 한 저자들에게 오해를 불러일으키고 불공정할 수 있기 때문이다. 이렇게 포함된 저자는 공적 자리에서 저작에 관해 설명하거나 옹호하는 데 어려움을 겪을 수 있다. 한편, 연구 참여자가 연구계획이나 데이터 수집에 상당히 기여하는 연구가 있을 수 있고, 연구 참여자(연구 대상자)였다는 사실만으로 해당 개인이 저자로서 보상을 받을 수 있는 일에 대해 인정을 못 받는다는 것은 부당해 보인다. 이 사례에서 자문가들은 연구자들이 저자 지명으로부터 어떤 중요한 효과를 얻을 수 있는지와 연구자들이 저자 결정에 사용할 수 있는 지침을 명확히 하고자 했다.

자문 7.1: 규칙 위반 후 연구 탈락

Research Ethics Consultation

자문 요청 이유

할 프랭클(Hal Frankel) 박사는 두 연구 참여자가 특정 입원환자 치료 환경의 규정을 위반한 후 그중 한 명은 (연구에서) 탈락되고 다른 한 명은 그렇지 않은 경우 어떤 윤리적 문제가 발생하는지에 관해 자문을 요청했다.

사례 설명

자문 서비스는 프랭클 박사의 연구실에서 그를 만났다. 그는 남성과 여성 연구 참여자[헤더(Heather)와 팀(Tim)]가 임상센터에 있는 남성 참여자의 병실에서 성관계를 가진 것이 확인되었다고 설명했다. 헤더와 팀은 두 개의 다른 연구에 등록하였지만, 두 연구 모두 정신과적 치료를 포함하고 있었고 연구 참여자들은 치료의 일환으로 몇 달 동안 통제 입원 환경에서 지내야 했다. 따라서 헤더와 팀은 동일한 규칙이 적용되는 같은 입원 병동에 있었다.

프랭클 박사에 따르면, 해당 병동의 규정에는 모든 연구 참여자가 어떠한 때에도 다른 연구 참여자의 방에 머물 수 없다는 내용이 있었다. 헤더와 팀을 포함한 모든 연구 참여자의 등록 당시 배포한 안내 책자에는 다른 참여자와 성관계를 갖는 것이 허용되지 않는다고 명시되어 있다. 이러한 규정과 안내 책자에 요약된 다른 규정은 입원 기간 동안 극도로 취약한 정신 상태를 경험할 수 있는 연구 참여자를 보호하기 위해 만들어진 것이었다.

프랭클 박사는 간호사가 이전에 헤더와 팀이 성관계를 맺고 있는 것을 목격했고 이런 행동을 하지 않도록 교육했다고 설명했다. 그들이 다시 목격되었을 때, 기관 관리부의 권고에 따라 헤더는 프랭클 박사의 연구에서 탈락되었다. 헤더를 탈락시키기로 한 결정은 그녀의 행동이 연구에 지장을 주고 규정을 위반했기 때문이며, 치료 환경이 그녀의 상태를 효과적으로 돕지 못하고 있음이 본인의 행동으로 증명되었기 때문이다. 이와 별개로 우려할 만한 다른 이유도 있었는데, 헤더는 지난 1년 동안 여러 차례 자살 시도를 했고, 자살 계획을 세우지는 않았지만 프랭클 박사에게 자신이 곧 자살할지도 모른다고 이야기했다.

팀은 곧 외래환자로 전환될 시기가 되어서, 그 역시 치료 환경 규정을 위반했음에도 불구하고 그를 연구에서 탈락시켜야 하는지에 대한 의문이 생겼다. 헤더의 경우 계속 입원해야 했기 때문에 팀이 외래환자로 연구에 계속 참여하는 것은 헤더가 연구에 계속 참여하는 것보다는 연구에 지장이 덜 될 것이다. 또한 팀이 참여한 연구의 책임자는 연구진이 참여자 모집에 어려움을 겪었기 때문에 팀을 연구에서 제외하는 것에 대해 우려를 표명했다.

분석 및 권고사항

생명윤리 자문가들은 헤더를 연구에서 탈락시키는 것이 치료 목표와 일치하며 그녀의 일탈 행동에 대한 적절한 조치라는 연구진의 결정을 지지했다. 또한 팀도 연구에서 탈락시키는 것이 특히 같은 치료 환경에 있는 다른 참여자와 직원에게 공정성을 유지하는 방법이라고 판단하였다.

윤리 자문가는 논의 내용을 다음과 같이 요약하였다.

1) 자문 서비스는 두 참여자 모두 각각의 연구에서 탈락시켜야 한다는 데 동의한다.
2) 자문 서비스는 적절한 준비가 되고, 여성 참여자의 자살 문제가 해결될 때까지 두 참여자 모두 임상센터에서 퇴원시켜서는 안 되고, 남성 참여자가 (위약군에 포함되어 있지 않는 한) 시험용 약물을 계속 사용하는 것을 고려해야 한다고 권고했다.

저자 해설

그날 늦게 간호사와의 통화에서 자문가는 팀이 연구에서 탈락되었다는 이야기를 들었다. 그가 떠나기 전에 연구 참여자에 대한 맹검이 해제되었다. 그는 시판되는 활성 약물을 복용하고 있었다. 해당 약물을 복용하는 동안 상태가 호전되는 것처럼 보였기 때문에, 팀은 그 약을 공급받았고 집 근처에 있는 지역보건센터로 의뢰되었다. 지역보건센터가 그의 지속적인 치료를 감독할 수는 있겠지만, 해당 약물을 공급할 수 있을지는 확실하지 않다.

이 자문은 연구 참여자가 동일한 규칙을 위반할 경우 각기 상황이 다르더라도 동일한 처분을 적용해야 하는지에 관한 공정성 문제를 제기한다. 그들에게 동일한 처분을 내림으로써 연구 참여자를 발견 및 등록하는 것의 어려움으로 인해 연구 질문을 해결할 능력 또는 연구 참여자가 얻을 수 있는 이득 중 어느 하나를 희생시켜야 했다면 분석은 더 복잡했을 것이다. 궁극적으로 한 참여자를 연구에 계속 포함시키지만 다른 참여자는 그렇게 하지 않는 것은 불공정하다고 인식될 것이고 다른 연구 참여자와 연구진에게 부정적인 영향을 미칠 것이라고 생각되기 때문에, 윤리 자문가와 연구진은 두 참여자를 동일하게 관리하는 것이 연구의 성공을 위해 중요하다는 데 동의했다. 만약 상황이 약간 달랐다면, 이 사건을 어떻게 다르게 처리했을지 추측해보는 것은 흥미롭다. 참여자들의 성별이 바뀌었다면 어땠을까? 만약 한 명 또는 두 명 모두 희귀 질환을 앓고 있어서 연구에서 그들을 대체하는 것이 매우 어렵고 그들을 탈락시키는 것이 성공적인 연구 종료에 지장을 준다면 어떻게 될까? 마지막으로, 어느 한 참여자가 연구 중재에 의해 치료적 혜택을 받고 그것이 연구 밖에서는 이용할 수 없는 것이었다면 결과는 달라졌을지도 모른다.

또한 이러한 자문은 연구 수행에서 발생하지만, 그 핵심 질문 중 하나는 의료윤리와 관련이 있다. 치료 의존도가 높은 개인을 퇴원시킬 때 임상의사는 어떻게 치료 의무를 이행해야 하는가? 특히 그러한 기대와 그룹 활동이 치료의 중요한 부분인 치료 환경에서 정신질환에 대한 치료와 돌봄을 받는 입원환자의 경우, 참여자들의 치료 전환 메커니즘을 확립하지 않고, 지역사회 내에서 그들의 심리사회적 필요를 충족시키기 위한 적절한 의뢰를 하지 않은 채 그들을 퇴원시키는 것은 무책임하거나 심지어 해로울 수 있다.[12] 따라서 이 자문에서 논의의 상당 부분은 이 두 명의 환자-참여자를 퇴원시킬 때 발생할 수 있는 잠재적 해악을 완화하고 이들의 치료 전환 계획을 어떻게 세울 것인가에 초점을 맞추었다. 중요한 관계의 종료를 어떻게 계획할 것인가의 문제는 지속적이고 복잡하다. 이 장에서 독자는 다양한 자문들이 최근에 연구 환경에서 더 적용되고 있는 이러한 유형의 쟁점-즉, 참여자들의 치료 전환을 돕기 위해 연구자가 갖는 연구 종료 후의 의무는 무엇인가-을 제기한다는 것을 알게 될 것이다.

자문 7.2: 부적절한 치료 환경으로의 퇴원

Research Ethics Consultation

자문 요청 이유

선 우(Shen Wu) 박사는 중병에 걸린 소아 연구 참여자를 NIH 임상센터보다 좋지 않은 치료 환경으로 퇴원시키는 것이 윤리적으로 허용되는지에 대한 논의를 요청하였다.

사례 설명

우 박사는 자문 서비스에 백혈병 치료를 위해 NIH에 입원한 11세 소년 옥타비오 카보스(Octavio Cabos)에 대해 설명했다. 옥타비오와 그의 가족은 의료자원이 부족한 남미 시골에 살고 있다. 그는 간단한 영어만 구사할 수 있는 어머니와 함께 이곳에 머물고 있다.

골수이식 후, 옥타비오는 급성 이식편대숙주병(acute graft-versus-host disease, 흔히 발생하며 매우 심각한 결과를 초래할 수 있는 골수이식 합병증으로, 공여자의 면역세포가 수혜자의 세포를 '이물질'로 인식하여 공격하는 것), 기관절개술을 요하는 호흡기 장애 그리고 다제내성 감염 등을 동반하는 심각한 합병증을 겪었다. 또한 그는 만성신부전, 고혈압, 우울증을 앓고 있다. 현재 백혈병이 호전되고 있지만, 의료진은 옥타비오가 언젠가는 완전 비경구 영양(total parenteral nutrition, TPN), 보조 산소 공급, 항생제와 고용량 스테로이드 투여를 필요로 할 것이라고 생각한다. 그들은 옥타비오가 치료를 필요로 하는 한 임상센터에서 치료를 이어갈 것이다.

우 박사와 주치의는 윤리 자문가들에게 옥타비오가 항상 치료받기를 꺼렸지만, 지난 한 주 동안 표준적인 중재(예를 들어, 기관절개 흡인)에 대해 화를 내고 치료를 중단하고 집으로 돌아가고 싶다는 의사를 반복적으로 표명했다고 보고했다. 팀은 옥타비오의 어머니도 집에 돌아가고 싶어하는 것 같다고 보고한다. 이와 같은 요청을 받고 연구진은 그의 집 인근 병원에서 옥타비오를 위한 체계적인 치료의 가능성을 조사하기 시작했다. 그들은 옥타비오의 복잡한 증례를 감안할 때, NIH에서 옥타비오가 받고 있는 수준의 치료를 받기는 어려울 것이라고 걱정한다. 그들은 옥타비오의 퇴원이 그의 죽음을 재촉할 것이라는 생각에 깊이 우려하고 있다.

또한 옥타비오의 현재 상태와 예후의 심각성 및 불확실성을 고려할 때, 임상협진팀은 심폐소생술금지(do-not-resuscitate, DNR) 지시를 복원하는 것이 적절한지 의문을 제기한다. 옥타비오의 어머니는 올해 초 아들이 중환자실에 머무는 동안 그가 기계처럼 사는 것을 원치 않는다며 DNR 지시에 동의했다. 그러나 급성 호흡곤란이 발생할 경우 의료진은 옥타비오에게 임시 인공호흡기 지원을 제공할 가능성을 사전에 차단하고 싶지 않았기 때문에 옥타비오가 중환자실에서 이송되면서 DNR 지시는 부모 동의를 받아 해제되었다. 의료진은 현 시점에서 옥타비오에게 심폐소생술을 실시할 경우 그의 고통을 가중하거나 연장할 가능성이 크다고 우려하고 있다.

우 박사 및 그의 다학제 의료팀과 만난 다음 날 아침, 윤리 자문가들은 통역사를 통해 옥타비오의 어머니와 폭넓은 대화를 나누었다. 옥타비오는 의식 수준을 낮추는 약물을 투여받은 상태여서 대화에 참여하지 않았다. 옥타비오와의 만남은 다른 날짜로 조정되었다.

윤리팀과 논의를 시작할 무렵 옥타비오의 어머니는 화를 냈고 왜 윤리팀이 옥타비오와 자신이 집으로 돌아가는 것에 대해 묻는지 이해하지 못했다. 그녀는 아들에 대한 희망을 포기하고 싶지 않고, 아들이 집 근처에서 받을 치료 수준이 만족스럽지 않다면 집으로 돌아가고 싶지 않다는 뜻을 분명히 밝혔다. 윤리 자문가들은 옥타비오가 집에 가고 싶다고 이야기한 것이 무슨 의미였는지 그녀에게 물었다. 옥타비오의 어머니는 그가 형제를 보고 싶어서 그런 것 같다고 이야기했는데, 두 형제 중 단 한 명만이 NIH를 방문할 수 있었다. 자문 서비스는 옥타비오의 어머니와 그의 DNR 상태에 대해 구체적으로 이야기하지는 않았지만, 대화에서 그녀는 아들이 "기계가 되는 것" 또는 "기계에 의존하여 살아 있는 것"을 원하지 않는다고 표현했다.

분석 및 권고사항

의료진은 다음 두 가지 질문을 해결하는 데 도움을 요청했다.

1) 어떤 조건에서 옥타비오를 남미에 있는 집으로 퇴원시키는 것이 윤리적인가?
2) 옥타비오의 DNR 상태를 복원해야 하는가?

자문 서비스는 두 가지 질문에 대한 답이 옥타비오와 가족이 그가 향후 어떤 치료를 선호하는가에 달려 있다고 권고했다.

개발도상국으로의 퇴원

일반적으로 어떤 환경이 다른 환경에 비해 더 질이 낮은 치료를 제공하리라는 점을 알면서도 개인(또는 법적 권한을 부여받은 대리인)이 치료 장소를 선택하는 것은 윤리적으로 허용된다. 이 사례의 핵심 질문은 옥타비오와 그의 부모가 그를 전원시키기로 한 결정의 의미를 충분히 이해하고 있느냐는 것이다. 특히 옥타비오가 '집'으로 돌아가고 싶다고 말할 때 그것이 어떤 의미인지 구별하는 것이 중요하다. 이 요청은 형제를 만나고자 하는 모든 치료를 중단하고자 하는, 가족 간의 분리 부담을 줄이고자 하는 또는 친숙한 환경으로 돌아가고자 하는 그의 바람에서 나온 것일까? 옥타비오는 자신의 집보다는 병원으로 가게 될 것을 이해한 것일까?

만약 모국에서 비슷한 수준으로 치료받을 수 있다면, 옥타비오와 그의 어머니(그녀는 "비슷한 수준으로 치료받을 수 있다."고 믿고 있다.)는 그곳에서 계속 치료받기 위해 돌아가고자 할 것이다. 그녀는 만약 모국에서의 치료도 충분하지만, 수준이 조금 낮다면 귀국 결정은 어려울 것이라고 말했다. 만약 현지에서 이용 가능한 치료가 현재의 절반 수준이라면, 그녀는 분명히 아들이 임상센터에 머무르는 것을 선호할 것이다. 그녀는 NIH 의료진으로부터 자신의 집 주변에서 어떤 의료자원을 이용할 수 있는지에 대한 정보를 받기를 기다리고 있었다. 이 논의를 통해, 우리는 옥타비오의 어머니가 아들을 집으로 데려갈 준비가 되어 있지 않다는 결론을 내렸다. 더 많은 정보가 수집되면 이 결정은 다시 논의되어야 한다.

그녀가 옥타비오의 미래에 대한 일련의 논의를 자신과 아들이 임상센터를 떠나도록 설득하려는 노력의 일환이라고 해석할 가능성이 있으므로, 의료진은 임상센터에서 옥타비오의 치료를 계속하겠다는 의지를 보여주는 것이 중요하다. 그리고 옥타비오와 어머니가 귀국을 결정했을 경우 새로운 의사들과 긴밀하게 연락할 것이며, 만약 나중에 옥타비오와 어머니가 다시 NIH로 돌아오고 싶어할 때 옥타비오를 임상센터로 다시 데려올 것이라는 의지도 보여야 한다.

DNR 상태

임상센터 정책에는 DNR 지시가 다음과 같은 상황에 적절하다고 명시되어 있다. 이는 이 사례와 잠재적으로 관련될 수 있다.

- "환자는 DNR에 대한 선호를 표현한다."
- "환자 또는 대리인의 관점에서 소생에 대한 부담은 그것의 잠재적 이득을 능가한다."
- "환자의 삶이 고통으로 점철되거나 그 기회가 너무 제한적이라면 환자는 심폐소생술을 선호하지 않을 것이다. 삶의 질을 평가할 때에는 '삶의 질'에 대한 환자의 인식을 반영해야 한다."

이 정책에 따르면 담당 의사-연구자는 심폐소생술이 옥타비오에게 효과가 없거나 그에게 고통만 줄 것이라고 판단되면 부모의 동의 없이 DNR 지시를 작성하는 구체적인 절차를 따를 수 있다.

저자 해설

의료진과 대화를 더 나눈 후, 주말에 옥타비오의 어머니는 DNR 지시 복원에 동의했다. 슬프게도, 옥타비오의 상태는 갑자기 악화되었고 며칠 후에 사망했다. 비록 이 사례는 비극으로 끝났지만, 이 자문은 퇴원 계획과 임상시험 참여 종료에 대한 중요한 문제(즉, 참여자와 그의 가족은 최적이 아닌 치료를 받을 것으로 예상되는 곳으로 언제 퇴원할 수 있는가?)를 제기하였다. 그러나 이 문제는 연구진이 옥타비오를 퇴원시킬 이유가 있거나 외압을 느꼈기 때문이 아니라, 옥타비오와 어머니가 다른 가족과 더 가까이 있고 싶어했고 따라서 수준 낮은 치료를 기꺼이 감수할 것으로 연구진이 생각했기 때문에 발생하였다. 가장 먼저 물어야 할 중요한 질문은 그 가족이 진정으로 이러한 바람을 가지는지와 그 결과를 이해하는지였다. 따라서 이 자문의 중요한 특징은 향후 치료 계획에 대한 옥타비오, 그의 어머니 그리고 연구진 간의 의사소통을 어떻게 촉진할 것인가가 되었다.

생애 말기의 소아 환자를 치료하는 임상의에게 의사소통은 윤리적으로 중요하기도 하지만 치료 제공의 복잡한 구성요소이기도 하다.[13] 중병에 걸린 어린이에 대해 부모와 의사소통하는 가뜩이나 어려운 일을 더욱 복잡하게 만든 이 자문의 한 가지 특징은 의료진과 가족 간의 언어 장벽이었다. 소아과 간호사를 대상으로 한 조사에서 생애 말기 환자에게 적절한 치료를 제공하는 데 언어 장벽이 가장 큰 두 장애 요소 중 하나라고 밝혀졌다(다른 하나는 기계 환기를 제거/보류하는 것이었다).[14] 생애 말기 관리에 대한 중국과 멕시코 부모의 관점을 조사한 한 연구에서, 영어를 유창하게 할 수 없는 부모들은 정보가 부족했고, 몇몇은 통역사의 도움을 받을 수 있다는 사실조차 몰랐다고 말했다. 정보를 얻지 못한 결과는 심각했다. “정보를 받지 못한 부모들은 아이가 아픈 동안 더 많은 분노, 괴로움, 슬픔을 표현했다.” 그리고 적절한 정보를 받지 못한 부모들은 아이가 사망한 후에 더 강렬하고 오랜 슬픔을 경험할 가능성이 높은 것으로 나타났다.[15] 따라서 의료진이 가족과 의사소통할 수 있도록 돕고 통역사가 대화에 참여하도록 함으로써 윤리 자문가들은 가족의 바람이 전달되고, 경청되고, 존중받도록 하는 데 매우 중요한 역할을 했다.

만약 논의 후에 가족이 진심으로 옥타비오를 모국으로 다시 데려가야 한다고 확신했다면, 의료진은 여전히 어려운 입장에 처했을 것이다. 부모는 일반적으로 자녀에게 가장 이득이 되는 선택에 동의할 수 있는 법적 권한을 가진다고 인식된다. 부모가 자녀의 이득을 다르게 평가할 수 있는 중요한 종교적 또는 문화적 견해를 가지고 있다 할지라도, 어떤 결정이 자녀의 최선의 의학적 이득에 반하는 것임이 명확할 때, 부모의 결정은 법정에서 기피되거나 기각될 수 있다.[16] 일부 부모는 영적인 또는 입증되지 않은 치료를 받고자 화학요법부터 인슐린, 수혈과 같은 종래의 치료법을 거부하여 자녀가 사망했을 때 아동학대와 살인죄로 유죄 판결을 받았다.[17] 임상의사와 연구자는 부모가 자녀의 최선의 의료적 이득을 위해 행동하지 않을 때 지역 아동 보호기관에 해당 사례를 의뢰하고 개입할 책임이 있다. 그러나 기존의 치료법이 중대한 위험을 내포하거나 이득 가능성이 낮은 경우 또는 미성년자 스스로가 부모가 가지고 있는 가치관과 신념을 채택할 수 있는 나이에 도달한 경우에 이 문제는 더욱 복잡해진다.[18] 이 사례는 더 많은 문제를 보여준다. 즉 옥타비오는 예후가 나빠서 어디서든 추가 치료로 얼마나 많은 혜택을 받을지가 불분명했고, 연구에 등록되어 있었다. 이와 같이 실제 치료가 미성년자에게 최선의 이익인지 판단하기 어려운 상황에서, 법원에서는 치료를 허가하는 명령을 내릴 것인지에 대해 종종 의견이 갈리며, 어린이가 삶의 마지막을 어떻게 보낼 것인가에 대한 다른 관심사항을 고려할 수 있다.[19]

자문 7.3: 참여자의 연구 종료 후 기대에 대한 관리

Research Ethics Consultation

자문 요청 이유

에드워드 코마로프(Edward Komarov) 박사는 평가 및 치료 연구에서 개인에 대한 치료 의무 범위를 이해하는 데 도움을 청하기 위해 생명윤리과에 찾아왔다.

사례 설명

'대사질환이 있는 잠재적 연구 참여자를 위한 평가 및 치료 연구'는 두 가지 목표를 충족하도록 설계되었다. (1) 향후 연구를 위해 대사질환에 걸릴 가능성이 있는 연구 참여자 풀 유지하기, (2) 의사-연구자를 위한 임상교육 제공하기. 일반적으로 연구 참여가 종료되면 참여자는 치료를 재개할 것으로 예상되는 외부의 의사에게 의뢰된다. 연구 참여자는 NIH 외래환자 클리닉에 정기적으로 방문해 추적 관찰, 치료(필요할 경우)를 받고 수행 중인 연구(active research)에 등록할 수 있다. 이 연구에 대한 참여는 보통 당사자가 다른 연구에 등록되면 종료된다.

이 연구 설계의 개요를 설명하면서, 코마로프 박사는 이 연구에서 참여자 치료에는 고가의 생물학적 요법 사용이 포함될 수 있다고 설명했다. 연구 참여자가 NIH 밖에서 치료를 받도록 하는 조치는 종종 이 연구의 모든 참여자에게 한정된 기간 치료를 제공할 수 있도록 예산을 절약하기 위해 이루어진다.

73세의 연구 참여자 크리스토퍼 앤드루스(Christopher Andrews)는 지난 18개월 동안 강력한 생물학 제제를 투여받는 치료를 받았고 치료에 잘 반응하고 있다. 연구진은 지난 6개월 동안 앤드루스 씨가 지역사회에서 연구자가 아닌 의사에게서 약물을 투여받을 수 있도록 노력하였다. 그는 개인 보험에 가입하였고 메디케어(Medicare) 혜택도 받을 수 있기 때문에 몇 가지 치료적 대안을 가지고 있었다. 그러나 앤드루스 씨는 NIH 밖에서 치료를 받기를 거부하고 연구진에게 자신을 치료할 윤리적 의무가 있다고 주장한다. 코마로프 박사와 연구진은 앤드루스 씨의 주장이 맞는지(즉, 투여받는 약을 중단하는 것이 비윤리적인지) 확신이 서지 않아, 이 상황을 어떻게 해결해야 하는지 알고 싶어한다.

분석 및 권고사항

코마로프 박사와의 논의는 생물학적 제제로 앤드루스 씨를 계속 치료해야 할 윤리적 의무가 없다는 네 가지 이유에 초점을 맞추었다.

1) 이 연구의 목표는 참여자에게 가능한 모든 치료를 제공하는 것이 아니라 참여자 모집과 교육이다. 연구에 참여하는 초기 동의 과정에서 앤드루스 씨는 그러한 설명을 들었다. 의사-연구자들은 해당 약물을 계속 제공하겠다고 약속하지 않았다.
2) 문제의 특정 약물은 앤드루스 씨의 대사질환에 대한 표준 치료의 일부이고 연구 환경 밖에서도 구할 수 있는 것이다. 앤드루스 씨는 치료를 받을 수 있는 개인 보험을 가지고 있다. NIH 외부에서 해당 약물을 받을 수 있음을 감안하면 NIH에서 그를 계속 치료해야 할 분명한 실질적인 이유는 없다.
3) 이 기관에는 평가 및 연구 참여자에 대한 치료를 지원하는 자원이 한정되어 있다. 이러한 자원은 모든 연구 참여자에게 공정하게 분배되어야 한다.
4) 의사-연구자들은 앤드루스 씨가 이 약물을 계속 투여받을 수 있는 예방 조치를 취했다. 그들은 지난 몇 달 동안 앤드루스 씨에게 NIH 밖에서 치료를 받기 위한 준비가 필요하다고 재차 설명했고 이러한 변화를 준비하는 데 도움을 주었다(예: 진료 예약, 개인 보험회사와의 연락, 메디케어 신청 지원).

자문 서비스는 앤드루스 씨와 직접 그리고 서면으로 이러한 문제를 다시 논의하고 해당 약물의 투여 중단 계획을 세울 것을 권고한다. 또한 앤드루스 씨의 다음 외래 진료소 방문 시에 임상센터 환자 대변인을 참여시키는 것을 권고하였다. 환자 대변인은 연구 참여자의 옹호자 역할을 하며 연구 참여자들이 임상센터의 복잡한 연구 관련 사안을 다룰 수 있도록 돕는다. 또한 자문 서비스는 앤드루스 씨가 원하면 그와 대화를 하겠다고 제안했다.

자문 과정에서 윤리학자는 윤리적으로 우려스러운 다른 문제를 발견했다. 해당 연구의 동의서 양식은 연구 참여자에 대해 연구에서 의도했던 것보다 더 광범위한 치료를 시사하고 있었다. 예를 들어, 동의서에는 확정적이지 않은 치료(open-ended treatment)를 의미할 수 있는 문구("필요하면 당신은 검사를 받고 그 질병에 대한 치료를 받게 될 것이다.")가 포함되어 있었다.

따라서 자문 서비스는 향후 오해를 방지하기 위해 연구 동의서의 수정을 권고한다. 치료와 서비스의 한계를 명확하게 하도록 이러한 구절을 수정해야 한다. 자문 서비스는 연구 동의서의 모호함에도 불구하고 앤드루스 씨의 약물 투여 중단을 어려움 없이 권고하였다. 왜냐하면 약물 투여 중단의 필요성을 몇 달 동안 그와 논의하였고, 앤드루스 씨는 NIH 밖에서 이 약물을 투여받을 수 있기 때문이다.

저자 해설

코마로프 박사는 앤드루스 씨의 다음 외래 방문 후 자문 서비스에 후속 보고를 했다. 코마로프 박사에 따르면, 앤드루스 씨는 방문 기간 내내 침착했고 NIH 밖에서 투약을 받아야 할 필요성을 받아들였다. 연구진은 앤드루스 씨를 환자로 받아들여 다음 예정된 투약을 제공할 수 있는 지역사회 의사와 예약을 잡는 것을 도왔다. 코마로프 박사는 앤드루스 씨에게 현재 상황을 설명하고 외래에서 그를 계속 추적 관찰하는 것에 관심이 있다는 편지를 작성할 계획이다.

이 자문은 연구와 연구자의 의무의 한계, 임상연구와 임상진료의 차이에 대한 중요한 의문을 제기한다.[20] 연구자들은 만성 질환에 대한 무기한의 치료를 약속할 수 없는데, 그렇게 하는 것은 인적 · 물적 자원을 주 목적이 아닌 다른 곳에 쓰도록 하기 때문이다.[21] NIH의 사명은 인간의 건강에 대한 이해와 질병 예방 및 치료에 대한 이해를 증진하는 연구를 수행하거나 지원하는 것이다. 흥미롭게도, 앤드루스 씨가 등록한 특정 연구의 전반적인 목적-

교육 및 훈련–은 아슬아슬하게 연구와 관련이 있지만, 연구 자체는 특정 연구 질문에 답하기 위해 고안되지는 않았다. 생명윤리 자문가들은 앤드루스 씨에 대한 지속적인 치료를 연구자의 의무로 보지 않았다. 왜냐하면 그렇게 하는 것은 중요한 과학적 질문 해결에 기여하지 않고 연구에 참여하는 다른 이들에게 쓰일 자원을 전용하는 것이기 때문이다. 그와 동시에 연구진은 앤드루스 씨에게 지속적인 치료를 약속하지 않았다. 또한 이 경우 그는 연구 밖에서 특정한 생물학적 치료법을 이용할 수 있고, 건강보험이 이를 보장할 것이며, 그는 그 약을 투여할 수 있는 의사에게 치료를 받을 수 있었다.

그럼에도 불구하고, 이 사례는 연구 참여자의 기대와 연구 종료 후 유익한 중재에 대한 접근성과 관련된 중요한 문제를 제기한다.[22] 앤드루스 씨의 대사질환은 생물학적 제제의 투여에 반응하고 있었고 그는 임상적으로 이득을 보고 있었다. 그러므로 가능하다면 계속 해당 약물을 투여받는 것이 그의 관심사였다. 도움이 되는 치료를 계속 받아야 한다는 기대는 당연한 일이다. 이 사례에서 연구진은 여러 차례에 걸쳐 앤드루스 씨와 연구의 목적 및 한계에 관해 논의한 바 있지만, 아마도 연구 초기에 앤드루스 씨에게 무기한의 치료를 제공할 계획이 없음을 더욱 분명히 알려야 했다. 또한 자문 서비스는 모든 참여자에 대해 동의서 양식을 변경하고 연구의 한계를 보다 명시적으로 알려서 참여자의 치료에 대한 기대를 더 현실적으로 만들 것을 권고하였다. 앤드루스 씨의 경우, 연구진이 외부 의료 제공자에게 전원하는 것을 도왔다. 이러한 노력에 근거하여, 연구자들은 연구 후 의무를 적절하게 이행한 것으로 보인다. 다음 자문에서 예시된 바와 같이, 개인이 연구 밖에서 합리적인 치료를 받을 수 없거나 보험에 가입하지 않은 경우에 이러한 문제는 훨씬 더 복잡해진다.

자문 7.4: 연구 종료 후 비보험 참여자에 대한 의무 이행

Research Ethics Consultation

자문 요청 이유

사회복지사인 퍼트리샤 낸터칸(Patricia Nantakarn)은 NIH가 보험이 없는 참여자들에게 지고 있는 연구 종료 후 관리의 의무와 퇴원 계획을 분명히 하고자 도움을 요청했다.

사례 설명

낸터칸은 합병증이 있으며 건강보험이 없는 연구 참여자를 위한 관리 의무와 퇴원 계획에 대해 논의하고자 자문 서비스를 찾았다. 그녀는 연구 참여자인 짐 랜돌프(Jim Randolph)가 뇌졸중을 앓은 후 외부 병원에서 수술을 받고 NIH로 복귀한 사례를 설명했다. 랜돌프에게는 건강보험이 없었다.

자문 서비스의 구성원은 랜돌프와 관련 다학제 팀원 및 낸터칸과의 사전 준비 회의에 참석했는데, 이 회의에서 랜돌프의 의학적 합병증이 설명되었고 장기요양과 관련된 문제가 명확해졌다. 두 번째 회의에서는 연구진이 더 참석하여 랜돌프 사례 및 유사한 다른 사례에 대해 논의할 예정이었다.

두 번째 회의 참석자들은 장기요양의 필요성이 있고 보험이 없는 연구 참여자가 최근 증가하고 있음을 인정했고, 그들에 대한 치료의 제공이 많은 점에서 곤란함을 확인했다. 몇몇 사람은 참여자의 보험 가입 여부가 이러한 우려를 제거하는 자격 요건으로 사용될 수 있다고 제안했다. 낸터칸은 사회복지사들이 조기에 참여하여 이 연구에 등록된 참여자들을 돌보는 데 기여할 수 있는 가능성을 제시했다.

분석 및 권고사항

보험 가입 여부에 따른 참여자 선별 가능성이 제기되었지만, 자문 서비스의 구성원 및 다른 이들은 보험이 없는 사람들을 연구에 포함시키는 것이 공정성을 유지하는 데 중요하다고 강조했다. 연구는 참여자의 보험 가입 여부와 무관하게 다양한 조건을 갖춘 개인들이 포함되어야 풍성해진다. 보험에 미가입한 사람들을 배제하는 것은 연구 참여자의 풀을 왜곡하고 NIH가 연구를 통해 보건의료에 제공할 수 있는 기여를 감소시킬 수 있다.

그럼에도 불구하고, 보험이 없는 사람들의 복지를 보호하기 위해 필요한 추가 안전장치를 고려하는 것이 적절하다. 연구 등록 과정 중에 사회복지사의 지원을 받아 참여자의 보험 가입 상태를 확인하고 향후 참여자에게 도움이 될 수 있는 자원을 찾아볼 수 있다. 연구진은 이 연구를 위한 참여자 선별 과정에서 사회사업과와 협의하기로 합의했다.

참석자들은 또한 사전 동의 과정에서 연구 밖의 의료에 대한 NIH 의무의 한계를 분명히 하기 위해 더 많이 노력해야 한다고 결정했다. 연구 참여와 관련된 합병증이 광범위한 조치를 필요로 하는 경우, 연구진은 필요한 치료에 대한 자금 조달을 돕기로 약속할 수 있다.

요약하면, 자문 서비스는 다음과 같은 사항을 권고했다.

1) 이 연구에 등록하기 전에 사람들의 보험 가입 상태를 파악하는 것은 가치가 있다. 이 연구에 관련된 연구자는 참여자가 처음 연구에 등록하였을 때 사회복지사가 조기에 개입하도록 노력할 것이고, 이에 따라 사회복지사는 참여자들이 퇴원 시에 필요로 할 것으로 예상되는 자원을 찾아보기 시작할 수 있다.
2) 참여자가 자신의 의료에 대한 NIH 책임의 한계를 완전히 이해할 수 있도록 더욱 노력하여 연구에 참여할 때 충분한 정보에 의한 결정을 내릴 수 있도록 해야 한다.
3) 참여자 연구 등록을 위한 선별 과정에서 보험 가입자만 적격으로 기준을 정하는 것은 부당하고 잠재적으로 편향을 발생시킬 수 있기에 거부한다.

저자 해설

임상연구에 참여하는 것은 종종 연구 범위 밖의 치료에 접근성이 제한된 사람들에게 환영받을 수 있는 치료 및 돌봄의 이득을 제공할 수 있다. 제2장 '연구 참여자 등록'에서 논의한 바와 같이, 연구의 이득에 대한 참여자의 접근은 연구의 부담으로부터 참여자를 보호하고, 연구에 참여하려는 의지를 부당하게 이용하여 의료접근성이 제한된 이들을 착취할 가능성을 최소화해야 한다는 우려와 균형을 이루어야 한다. 가난하거나 보험이 없는 사람을 차별하지 않으면서 어떻게 착취를 피할 것인가의 문제는 종종 참여자 선정과 등록 단계에서 발생한다. 자문 2.1, 5.4 그리고 5.5는 다른 예를 제시한다.[23] 또한 연구가 종료될 때 중요하고 복잡한 문제가 발생하며, 연구 참여가 완료될 때 연구 참여자는 질병에 대한 지속적인 치료와 관리를 요구할 수도 있다.

비록 몇몇 문헌에서 연구 종료 후의 의무를 논하였지만, 이러한 의무의 이론적 근거는 확립되어 있지 않으며, 이 분야에서 더 많은 연구가 수행되어야 할 필요가 있다.[24] 앞의 사례에서 논했듯이 연구자가 연구 종료 후 계속해서 사람들을 치료해야 하는 의무는 연구를 수행할 의무에 의해 제한되지만, 연구자는 참여자가 연구 밖에서 관리를 받을 수 있도록 도울 의무가 있다.[25] 이 장의 도입부에서 언급한 바와 같이, 연구자의 연구 종료 후 의무의 근거와 범위에 대해서는 논란이 있다.

연구 참여자를 연구에서 일반 의료로 전환하는 것을 돕는 일은 일부 개인이 건강보험이 없거나 필요한 의료 서비스를 충분히 이용할 수 없다는 사실 때문에 더 복잡해진다. 이러한 이유로 그런 사람을 잠재적으로 이득이 되는 연구에 참여하지 못하도록 막는 것은 부당하게 보이는데, 어떤 경우에 그들을 제외하는 것은 치료를 받는 고마운 선택권을 제거하는 것일 수 있기 때문이다. 연구자의 책임과 치료 옵션의 한계에 대해 연구 참여자에게 알리는 것은 필요한 일이지만 그것만으로는 불충분해 보인다. 연구자가 참여자와 의미 있는 관계를 형성한 경우 관리를 전환하는 것은 특히 어려운 일이며, 참여자는 적어도 특정 유형의 의료 서비스가 자신이 받을 수 있는 유일한 서비스이기 때문에 연구에 의존하게 될 수 있다(자문 5.7과 6.2의 예를 참조).[26] 윤리적으로, 개인이 외부의 의료자원을 찾을 수 있도록 자원을 투입하는 것 또는 건강보험이나 공적원조를 신청할 수 있도록 돕는 것은 중요하다. 모든 바람직한 퇴원 계획과 마찬가지로, 이 분야에 전문성을 가진 사회복지사 및 기타 사람들이 각 개인의 연구 참여에 일찍부터 관여하는 것이 요구된다. 연구자나 연구기관이 최선의 노력을 기울였음에도 불구하고 개인이 접근 가능한 연구 밖의 의료 서비스를 찾을 수 없는 경우 무엇을 해야 하는지는 훨씬 더 불분명하다. 이런 상황에서는 개인을 지원하는 기금을 찾는 것이 바람직하지만, 항상 실현 가능한 것은 아니다. 연구자는 불공정하고 불완전한 세상에서 그런 일이 극도로 어려울 수 있음을 인식하면서, 참여자를 다른 치료 자원으로 전환하는 일에 책임감을 가지고 모든 방법을 시도해야 한다.

이 사례에서 랜돌프가 겪었던 합병증에 대한 세부사항은 분명히 드러나지 않았지만, 합병증은 연구가 아닌 수술에 의한 결과로 보였다. 하지만 '합병증'의 존재는 또 다른 논란거리와 미해결의 문제를 발생시킨다. 즉, 연구 관련 상해에 대한 보상 문제이다.[27] 많은 사람이 연구 참여로 인해 참여자가 입은 상해에 대해 보상해야 할 도덕적 의무가 있다고 주장해왔다. 그럼에도 불구하고 미국에 연구 관련 상해에 대해 보상하기 위한 표준적인 메커니즘이나 요구사항은 없으며, NIH의 양식을 포함한 많은 동의서 견본 양식에는 단기적인 의료 서비스를 제공하겠으나 보상이나 장기적인 관리는 제공하지 않을 것이라고 기술되어 있다. 이는 연구 의뢰자들이 연구에 의해 상해를 입은 참여자에게 보상하거나 이를 위해 보험에 가입하도록 하는 정책을 가진 다른 많은 나라와 극명한 대조를 이룬다.[28]

자문 7.5: 연구 중재 종료 후 후속 영향을 위한 계획의 수립

Research Ethics Consultation

자문 요청 이유

연구자인 플로렌스 랭글리(Florence Langley) 박사는 자신이 수행하는 연구에서 조산아에 대한 진료 또는 외부 진료 의뢰를 제공해야 하는 윤리적 의무가 있는지 여부를 평가하기 위해 자문 서비스에 연락했다.

사례 설명

개발도상국의 여성과 어린이의 질병과 사망의 주요 원인을 해결하고, 의료자원이 제한된 환경에서 의료와 연구 역량을 구축하기 위한 연구 네트워크가 만들어졌다.

랭글리 박사 팀은 심각한 모성 감염 유병률을 증가시키지 않으면서 조산아의 사망률을 감소시키기 위한 약물 중재의 효과를 조사하는, 다국적 무작위 대조 시험을 후원하고 있다. 이 연구는 조산 위험이 있는 임산부를 식별하고, 연구 약물의 가용성을 높이고, 1차 의료 수준에서 조산사들에게 연구 약물을 투여할 수 있도록 교육하는 방법을 시험했다. 선진국의 병원에서 시행한 많은 연구는 조산아 사망률을 감소시키는 연구 약물의 효과를 보여주었지만, 가정 출산의 비율이 높고 신생아 중환자실이 없는 등 의료자원이 제한된 상황에서 이러한 중재의 효과를 보여주는 데이터는 한정되어 있다.

연구 약물은 때로 생존율을 높일 수 있기 때문에 연구자들은 조산아로 태어나 생존하는 아기(연구 중재가 없었다면 생존하지 못했을 아기)들을 만나게 될 것이다. 그러나 이 연구가 수행되는 의료자원이 부족한 환경에서는 조산아 돌봄에 한계가 있어 생후 1개월 이상의 생존이 불확실하다. 조산아에 대한 적절한 보살핌이 없다면, 연구 중재는 죽음을 예방하는 것이 아니라 단지 지연시킬 가능성이 있다.

이 연구에 참여한 일부 기관은 농촌 지역에서 출산 질식(birth asphyxia)

신생아 소생술 교육을 제공하는 연구를 최근에 실시하였다.[29] 그 연구는 봉투와 마스크를 이용한 소생 기술을 의료기관에 있는 지역 의료인에게 전수하였고 신생아 필수 관리(essential newborn care, ENC) 교육을 모든 기관에 제공하였다. ENC는 산모(또는 다른 사람)와의 지속적인 피부 접촉을 통한 체온 조절, 모유 수유, 젖 짜기, 아기가 아직 젖을 빨 수 없는 경우 다른 방식으로 영양을 공급하는 것 등에 대한 자문을 포함한다. 효과가 있으려면 일부 ENC 자문을 하고, 출생 후 몇 시간 이내에 ENC가 실행되어야 한다. 또 다른 연구인 응급 산과 및 신생아 돌봄 시험은 많은 현장에서 곧 시작될 예정이다. 이 연구는 산모와 신생아가 응급치료를 필요로 하는 시기를 인지하고 지역사회에서 응급치료가 필요한 산모와 신생아를 가까운 병원 및 클리닉으로 이송하는 서비스를 개발하도록 하는 데 초점을 맞추고 있다(많은 현장이 가장 가까운 의료시설로부터 상당히 먼 거리에 위치한다).

분석 및 권고사항

자원이 부족한 환경에서 조산에 의한 신생아 사망률을 줄이기 위해 효과적이고 실행 가능한 전략을 개발하는 것은 훌륭한 목표다. 만약 연구 약물이 생애 첫 달 동안 사망률을 감소시키는데 효과적이고 실현 가능하다 해도, 여전히 이러한 조산아의 건강을 위협하는 많은 요소가 남아 있다. 연구 중재의 효과만 따로 떼어 보는 데 필요한 과학적 엄격함과 영아 치료의 전반적인 결과에 대한 우려 사이에서 균형을 잡기란 어려울 수 있다. 첫 호흡 연구(First Breath study)가 이러한 환경에서 ENC 도입의 타당성과 가치를 입증했고, 세계보건기구(WHO)는 곧 자원이 제한된 환경에서 조산아 관리 기준으로 ENC 권고안을 발표할 예정이며, 이러한 소아 중재가 저비용이면서 잠재적으로 생명을 구할 수 있다는 점을 감안할 때 자문 서비스는 이 연구가 참여 영아에게 이러한 중재에 대한 접근성을 보장해야 할 윤리적 의무가 있다고 믿는다. 한편, 엄격한 신생아 관리의 제공은 연구 결과를 왜곡시킬 수 있고,

더 큰 표본 크기가 필요하며, 연구진에게 상당한 노력을 요구할 수 있으므로 자문 서비스는 연구진이 다음 단계를 고려할 것을 권고한다.

- 첫째, 표본 크기에 따른 차이를 예측하기 위해 ENC를 제공하고 산모와 아기에게 의뢰를 제공할 수 있는 효과적인 표본 크기를 계산해보는 것이 중요하다.
- 둘째, 연구 결과의 왜곡을 최소화하기 위해 연구진은 표준 관리 패키지가 모든 현장에서 가능하면 동일하게 적용되도록 보장해야 한다. 연구계획서에 따르면, 산모와 아기를 돌보는 모든 연구기관의 의료 제공자는 가정이나 보건소에서 태어난 저체중 및 조산아 관리를 위한 최소한의 근거 기반 요소를 사용(또는 다른 사람이 사용하도록 장려)하는 교육을 받게 된다. 선택된 중재는 다음과 같다. (1) 산모와 피부 접촉을 통한 체온 조절, (2) 모유 수유 그리고 (3) 필요하거나 가능한 경우 (전문적인 도움을 받을 기관으로) 의뢰하기. 이 중재 패키지는 모든 참여 현장에 명시되고 표준화되며 통합되어야 한다. 치료 패키지를 표준화하는 것은 과학적 무결성에 유익할 수 있다. 조산아를 위한 이 치료 패키지를 명시하지 않으면, 참여자들은 다양한 현장에서 매우 다른 중재를 받을 수 있다. 따라서 모든 참여자를 돌보는 표준적이고 엄격한 접근법을 제공하는 것은 과학적으로나 윤리적으로 타당하다. 중요한 것은, 이것이 연구의 목적을 바꿀 수 있다는 것이다. 이러한 수정으로 연구용 약물이 표준 ENC 패키지를 적용하고 지역 병원에 의뢰하는 것과 함께 자원이 제한된 환경에서 신생아 사망률을 줄일 수 있는지 여부를 물을 수 있다. 약물 투여만으로는 사망률을 줄이기보다 단지 지연시킬 수 있다는 점을 고려할 때, 연구용 약물과 표준 ENC 패키지 및 병원 의뢰의 조합의 효과를 조사하는 것이 지역사회에 가장 적절하고 의미 있는 질문일 수 있다.
- 셋째, 지역사회 건강 역량을 향상하기 위해 노력하고, 적절한 경우 참

여자를 지역의 의료기관에 의뢰함으로써 연구자의 부담을 줄이고 나아가 지역 보건 공무원 및 지역사회와 파트너십을 공고화할 수 있을 것이다. 출생 후 즉시 ENC 자문을 해야 하고, 현장이 의료시설과 거리가 멀 수 있으므로 출생 후 처음 몇 시간 동안 체온 관리와 신생아 수유 자문을 할 수 있도록 연구 스태프를 훈련하는 것이 필수적이다. 그러나 출생 직후에 시행할 필요가 없는 보다 집중적인 중재는 지역 의료시설로 의뢰하는 것이 더 적절할 수 있다.

- 고려해야 할 문제는 참여자를 1개월 이상 추적 관찰할지 여부이다. 게다가, 어떤 아기들은 너무 미숙아라서 약 10주 동안 모유를 먹일 수 없을지도 모른다. 만약 그렇다면, 그렇게 조산아로 태어난 신생아가 자원이 제한된 환경에서 생존 가능한지는 이 연구가 다루어야 할 중요한 질문이다. 이러한 우려를 해결하는 한 가지 방법은 사망률 평가를 위해 연구에 60일 또는 그 이상의 시간을 추가하여 추적 관찰 기간의 연장을 고려하는 것이다.

저자 해설

신생아 사망률을 줄이는 중재를 시험하기 위해 설계된 이 연구의 연구자들은 신생아 시기를 넘어 생존할 수 있도록 도움을 받은 조산아가 자원이 부족한 환경에서 다른 흔한 사망 원인에 특히 취약할 수 있다는 비극적인 현실에 직면했다. 연구자들은 그들의 연구가 신생아 사망률에 관한 중요한 질문에 답하기 위해 고안되었기 때문에 연구 후에 일어나는 일은 다른 누군가의 걱정거리라고 주장할 수 있었다. 그러나 이 연구자들은 그 연구 중재가 단순히 사망 시기를 지연할 가능성 때문에 난관에 빠졌고, 이 영아들이 생존하도록 돕기 위해 헌신했다. 그들은 취약한 출생 직후의 삶에서 생존하기 위해 영아들이 필요로 하는 다른 종류의 돌봄을 예측해야 하는 것이 윤리적 의무인지 궁금해했다. 자문 서비스 윤리학자들은 이 연구진이 연구 중재에 수반되는 이러한 요구를 해결하고, 연구 기간 이상으로 영아의 생존 가능성을 높이기 위한 전략을 계획하는 데 합리적인 노력을 기울일 의무를 갖는다고[30] 생각했다. 연구자들은 ENC 패키지에 익숙했고 그것을 선택사항으로 설계했다. 연구자와 자문가들은 함께 연구에서 영아들에게 ENC를 제공하는 것의 의미를 생각해보았다. 그리고 그들은 과학적 무결성을 보호하면서 영아들의 이득에 기여하는 노력의 일환으로, ENC의 통합, 훈련과 구성요소의 표준화 그리고 영아의 추적 관찰 기간 연장 등의 방법에 합의했다.

이 사례는 연구가 시작되기 전부터 가능한 결과에 미리 대비하고 연구 종료 이후를 계획하는 것의 윤리적 중요성을 보여준다. 이 사례에서 중재를 추가하라는 권고사항을 통해 영아의 이득이 증진되면서 연구의 과학적 타당성을 유지하기 위한 연구 설계의 중요한 수정도 이루어졌다. 다음 자문에서도 연구 종료 시 발생하는 상황에 대해 미리 계획을 세우는 것이 쟁점이었다.

자문 7.6: 조직 샘플 철회 요청

Research Ethics Consultation

자문 요청 이유

연구간호사인 퀸 라이언(Quinn Ryan)은 연구 동의를 철회한 연구 참여자의 조직 샘플 처리와 관련하여 윤리적 우려가 있는지 자문하기 위해 자문 서비스에 연락했다.

사례 설명

라이언은 NIH에 있는 조직 · 혈액 샘플 보관소에 샘플을 보관하는 연구의 코디네이터다. NIH 보관소는 NIH뿐 아니라 여러 기관의 임상연구자들의 기여를 통해 여러 해에 걸쳐 구축되었다. 일반적으로 다양한 연구의 일환으로 수집된 조직은 보관소에 추가되며, 여기서 샘플은 수집된 원래의 연구와 직접 관련이 있거나 없는 다양한 진행 중인 연구에 사용될 수 있다. 샘플은 조직 기증자의 연구 참여 도중 또는 이후에 기증될 수 있다.

라이언은 소피 슐츠(Sophie Schultz)가 현재 NIH 연구에 참여하고 있다고 설명했다. 슐츠는 최근 연구 참여를 중단하고 싶다는 의사를 밝혔다. 게다가 그녀는 자신의 샘플로 더 이상 연구를 하지 못하도록 연구진에게 자기 샘플을 조직 보관소에서 없애달라고 요청했다.

분석 및 권고사항

첫 번째 단계는 문제의 연구 참여자인 슐츠 씨가 서명한 동의서 원본을 검토하는 것이었다. 동의서에는 샘플의 채취, 보관 또는 철회에 대해 기재되어 있지 않았다. 생명윤리 자문가는 슐츠 씨 및 관련 연구 책임자와 이야기하여 슐츠 씨의 선호를 명확히 할 것을 제안했다.

자문 중, 자문 서비스는 또 다른 윤리적 문제를 발견했다. 즉, (1) 여러 기관에서 채취한 샘플들을 관리하는 방법 그리고 (2) 참여자가 연구에 등록할 때 서명하는 동의서 양식에서 조직의 보관 및 사용에 대해 전향적으로 안내하는 방법.

조직 보관 및 향후 사용에 대한 정보를 새로운 동의서 양식으로 제공하기 위한 전략을 논의하였다. 보관된 조직에 대한 정보를 동의서 양식에 통합하려면 그 중요성에 관해 연구 책임자와 IRB를 교육하고 설득하는 단계적인 과정이 필요할 수 있다. 보관된 샘플의 사용 목적에 관한 정보와 함께, 참여자가 샘플 처리에 대한 선호도를 표시하는 체크리스트를 제공할 수 있다. 이러한 체크리스트를 사용한다면 참여자의 선호를 추적하는 실행계획을 고려할 필요가 있을 것이다.

마지막으로, 이러한 문제를 심도 있게 논의하는 참고자료를 제공하였다–특히 1995년부터 클레이튼(Clayton) 등이 작성한 논문,[31] NBAC 연구소의 인간 조직 사용에 관한 보고서(http://bioethics.gov/hbm.pdf) 그리고 보관된 조직에 대한 동의서 양식을 포함하는 유방암 국가행동계획(National Action Plan for Breast Cancer) 웹사이트.

저자 해설

인체 조직 샘플은 특정 질병과 관련된 단일 연구자, 병원 병리과, 대규모 공공 또는 민간 기관, 정부 기관의 샘플 보관소 등에서 오랫동안 수집 및 보관되어왔다. 보관된 생물학적 시료는 연구자들에게 종종 특정 임상 정보와 상관관계가 있는 인체 조직을 연구할 기회를 제공한다. 보관소의 샘플은 유전자 연구와 기법이 널리 활용되면서 그 가치가 더욱 높아졌다. 미국에는 2억 7천만 개 이상의 조직 샘플이 저장되어 있으며, 매년 약 2천만 개의 샘플이 추가되는 것으로 추정된다.[32]

지난 20년 동안, 보관된 샘플을 윤리적으로 연구에 사용하는 것에 관한 규범과 정책에 상당한 관심이 집중되었고 주목할 만한 발전이 있었다. 중요한 고려사항으로는 누구로부터, 어떤 상황에서 샘플을 수집하는지, 향후 연구 사용과 관련하여 샘플 기증자로부터 획득한 사전 동의의 종류와 범위, 샘플에 접근할 수 있는 사람 그리고 특히 샘플의 소유권 및 지적 재산권 등의 문제가 있다. 이번 사례의 자문은 이러한 발전의 비교적 초기에, NIH 정책이 개발되기 이전에 이루어졌는데, 이는 연구자가 참여자에게 보관된 샘플을 활용한 연구에 대해 어떻게 알릴 것인가를 고민하지 않았다는 점에서 드러난다.

이 사례에서 두 가지 사안이 고려되었다. 슐츠 씨가 자신의 샘플을 폐기해달라는 특별 요청을 처리하는 방법 그리고 다른 참여자에게 그들의 샘플을 향후 연구에 사용할 가능성에 대해 알리고 향후 연구에 샘플 사용을 허락할지에 대한 결정을 촉진하는 방법이다. 이 자문 보고서는 특정 개인의 요구에 대한 적절한 윤리적 대응을 주로 다루어서 내용이 짧다. 기관의 정책이 부재한 상황에서 보관소 내 샘플 폐기에 대한 개인의 요청은 현실적으로 가능한 범위 내에서 존중되어야 한다. 그러나 실제 그녀의 샘플은 이미 다른 연구 프로젝트에 사용되었거나 어떤 방법으로 변경되어(예컨대 비식별화되어) 폐기가 불가능할 수 있다. 여러 기관의 철회 정책을 검토한 한 논문은 익명화에서 샘플의 폐기에 이르는 선택지를 제공한다는 점에 주목한다.[33] 자문팀은 연구자에게 참여자의 요구를 수용하고 가능한 한계를 설명하기 위해 할 수 있는 모든 일을 하라고 조언했어야 했다.

자문팀은 또한 다른 연구 참여자에게 향후 연구 목적의 사용 가능성에 대해 사전에 알리고 선택할 수 있는 선택권을 제공하도록 동의서를 개정할 것을 권고했다. 당시 여러 비평가는 참여자가 향후 연구에서 자신의 샘플을 사용하기 원하는지를 선택하고, 해당하는 경우 한계를 명시할 수 있도록 선택 메뉴를 사용하라고 권고했다.[34] 다른 이들은 선택 메뉴를 제공하고 참여자의 선호를 따르는 일의 실효성을 우려하면서, 그 대신 향후 샘플 사용에 대한 보다 일반적인 동의를 권고했다.[35] 이 자문 후에, 사전 동의뿐만 아니라 연구 목적 인체 조직의 수집과 이용에 관한 기관의 정책과 지침이 개발되었다.[36] 미국 보건국(DHHS)의 인간연구보호국(Human Research Protections)에서 제공하는 이러한 지침[37]은 샘플에 대한 동의 철회에 대해 다소 모호한 상태로 남아 있다. 참여자는 샘플이 수집될 때 샘플이 향후 연구에 사용될 수 있는 상황, 샘플에 대한 동의를 철회할 수 있는 상황 그리고 향후 연구에서 샘플 사용 동의를 철회할 수 있는 후속 결정을 알릴 방법에 대한 설명을 들어야 한다. 이 정보는 익명화되었거나 이미 사용된 샘플에 대한 동의를 철회하는 것의 실질적인 한계를 명확히 해야 한다.

자문 7.7: 데이터안전모니터링위원회(DSMB)의 연구 중단

Research Ethics Consultation

자문 요청 이유

한 연구자가 진행 중인 두 가지 치료법을 비교하는 시험과 관련하여 생명윤리과의 한 구성원에게 연락했다. 그는 공식적인 자문에 참여하는 데 동의했지만 익명을 요구했다. 그 연구자는 미리 정한 효능 판정 경계를 넘었음에도 데이터안전모니터링위원회(data safety monitoring board, DSMB)에 시험의 지속을 고려하도록 요청할 정당한 윤리적 이유가 있는지 판단하고자 도움을 요청했다.

사례 설명

A 치료법과 B 치료볍은 모두 현재 비교적 희귀하지만 심각한 질병 X를 치료하기 위해 임상에서 사용되고 있다. 비록 많은 임상의사가 A가 B보다 우수하지는 않아도 적어도 B만큼 좋다고 믿고 있지만, 무작위 통제 시험을 통해 질병 X의 치료에 있어 A와 B의 효능을 직접 비교하지는 않았다. A 치료법은 직접 비교했을 때 다른 병을 치료하는 데 B보다 우수한 것으로 나타났다.

익명의 요청자를 포함한 NIH 연구자들은 현재의 연구를 설계하여 A가 질병 X를 치료하는데 B보다 우월하다는 가설을 시험했다. 놀랍게도 중간 분석 결과 연구의 현 단계에서 B에 대한 반응률이 A에 대한 반응률보다 통계적으로 유의하게 높은 것으로 나타났다. 실제로 이러한 통계적 유의성은 예측과는 반대였지만 효능 판정을 위해 사전에 설정한 중단 경계를 넘어섰다.

연구자들은 이 연구가 전체 참여자를 계속 등록한다고 해도 B에 대한 A의 우월성을 확립할 개연성은 낮을 것이라고 확신하고 있다. 그러나 그들은 A가 B에 대한 상대적 효능과 무관하게 현재 임상에서 사용되는 이유에 주목한다. 예를 들어, A가 더 저렴하고, 다른 질병에 대한 임상시험에서 더 효과적이었으며, 독성이 더 적을 수 있다. 비교적 적은 수의 사례 또는 중간 분석에 기초하여 종료된 연구 결과를 발표 및 배포하는 것은 A에 대한 B의 우월성을 입증하지 못할 뿐만 아니라 그 상대적 효능에 더 많은 의문을 제기할 수 있고 따라서 임상 관행을 바꾸지 못할 것이다. 더 가능성이 큰 문제는, 그 결과가 의료계를 혼란스럽게 하고 임상 실무에서 무엇을 해야 할지를 불확실하게 만들 것이라는 점이다.

이 단계에서 중간 데이터는 A에 대한 B의 우월성을 확립하기에 충분히 견고하지 않다. 중간 데이터가 제시하는 결과(즉, B가 실제로 A보다 우월하다)에 대한 확신은 임상 실무에 영향을 미칠 수 있다. 연구자들에 따르면 이 질환에서 A에 대해 유일하게 발표된 연구(소규모 파일럿 연구)는 매우 높은 반응률을 시사했다. 따라서 소수의 무작위 참여자로부터 데이터를 수집한 것이라면, 그 데이터는 두 치료법이 사실상 비슷하고 A에 대한 B의 우위로 기울지 않음을 보여줄 가능성(현재 연구에서 A에 대한 반응률이 비정상적으로 낮음을 감안할 때)이 있다.

분석 및 권고사항

문제는 지금 시험을 중단하는 것이 윤리적인가 또는 계속 참여자를 등록하는 것이 윤리적인가 하는 것이다.

한편으로 시험을 지금 중단하고 중간 분석 결과를 발표하는 것은 중요한 문제('B가 A보다 우월한가?')를 해결하지 못한 채 문제 제기만 하는 것일 수 있다. 만약 이 문제가 시험을 계속하여 해결될 수 있다면, 연구의 가치와 현재까지 참여자들이 기여한 가치가 현저히 향상될 것이다. 그러나 시험을 지속하는 것이 윤리적으로 수용될 수 있는지를 판단하기 위해서는 등록할 미래의 참여자에게 발생할 수 있는 해악을 심각하게 고려해야 한다. 중간 분석 자료에 따르면 B가 A보다 우수하므로 추가 참여자를 등록하는 것은 A에 무작위 배정된 사람이 자신의 질환에 더 효과적인 치료를 받지 못하게 하는 것이 될 수 있다. 연구의 지속이 그 연구의 사회적 가치를 높인다는 사실은 참여자들에게 해악을 끼치거나, 불필요한 해악을 방지하지 못하는 것을 정당화하지 못한다.

자문 서비스는 연구를 계속하는 것이 윤리적으로 정당한지를 판단하기 위해 다음과 같은 몇 가지 요소를 고려해야 한다고 권고했다.

1) 참여자가 치료에 반응하지 않을 경우 발생하는 해악의 정도와 심각성. 이는 중재 자체에서 발생할 수 있는 해악/독성뿐만 아니라 효과적인 중재에 접근하지 못한 경우 발생할 수 있는 해악도 고려할 수 있

다. 접근하지 못할 때의 해악은 상황의 심각성과 반응의 임상적 중요성에 따라 달라진다.

2) 치료 효과의 명백한 차이의 크기. 한 치료법이 다른 치료법보다 훨씬 효과적인 것처럼 보이는가?

3) 명백한 차이에 대한 근거의 강도.

해악의 정도가 무시할 수 있거나 매우 낮은 경우, 효능에서 명확한 차이가 상대적으로 크고 이 차이를 뒷받침하는 근거의 강도가 상대적으로 크더라도 연구의 지속이 정당화될 수 있다. 이와 대조적으로 해악의 정도가 높다면, 효과의 작은 차이에 대한 미미한 근거도 연구를 지속하는 것을 정당화하지 않을 수 있다.

독성에 관한 중간 데이터로는 A가 그 자체로 B보다 더 해롭다는 것을 시사하지 않기 때문에 이 문제는 제쳐둘 수 있다. 조기 사망률과 장기 생존률에 대한 중간 데이터는 현재 연구를 중단하도록 하기에는 불충분하다. 그러나 중간 데이터는 환자들이 B에 비해 A에 반응할 가능성이 상당히 낮다는 것을 보여준다. 그렇다면 치료에 반응하지 않는 것이 얼마나 심각한 것인가? 그 답은 그 질병의 심각성과 치료에 대한 반응의 임상적 중요성에 달려 있을 것이다. 질병 X는 심각하므로 치료에 대한 측정된 반응이 상태의 현저한 호전으로 이어진다면, 환자에게 더 효과적인 치료를 박탈하는 것은 그들에게서 많은 것을 빼앗는 것이다. 이는 질병 X에 대한 충분한 지식과 반응의 의미를 아는 사람들이 내려야 할 판단이다.

그러나 보다 효과적인 치료법으로 보이는 것을 보류하여 환자에게서 많은 것을 빼앗을 수 있다고 하더라도, 근거가 A와 B의 효능에서 약간의 차이만을 나타내거나 A보다 B를 선호하는 근거가 약하고 환자에 미칠 수 있는 해악을 최소화하기 위한 조치를 취할 수 있다면 연구를 지속하는 것은 여전히 정당화될 수 있다. 현 상태에서는 중간 데이터가 A보다 B가 상당히 효과적이라는 것을 나타내지만, 이용 가능한 근거(예를 들어, A 및 B 반응률에 대한 이전의 데이터, 이 코호트에서 A에 대한 비정상적으로 낮은 반응률 및 B에 대한 높은 반응률)의 총합을 고려하면, 중간 데이터가 시사하는 것처럼 A만큼 B가 우월한지 또는 심지어 B가 A보다 우월한지가 상당히 불확실할 수 있다. 참여자의 임상적 결과를 검토하기 위한 면밀하고 정기적인 안전성 모니터링 추가, 반응 측정 시간의 단축(예를 들어, 6개월 대신 3개월), 반응을 보이지 않는 사람에 대한 '구제' 계획 명시 등의 조치는 연구를 지속할 수 있도록 참여자에 대한 해악을 적절히 완화하는 역할을 할 수 있다.

이 연구가 참여자를 정당하게 지속적으로 등록할 수 있는지에 대한 답변은 이러한 요소를 고려하여 정보를 제공하는 판단을 요구한다. 이 판단은 그 질병과 연구의 세부사항(통계 포함)에 관한 전문지식을 갖춘 이들이 해야 한다. DSMB는 환자에 대한 효과적인 치료의 가치와 한 치료법을 지지하는 증거의 중요성을 평가할 수 있는 좋은 위치에 있다. 만약 DSMB가 이러한 요소에 비추었을 때 미래의 참여자에게 그 위험이 과도하다고 판단한다면, 그들의 판단은 연구자들과 달리 시험의 지속 여부에 대한 이해관계가 없으므로 존중되어야 한다.

자문 서비스의 구성원들은 합리적인 사람이 관련 위험이 과도하다는 데 동의하지 않을 수 있으므로 연구자들이 그 연구를 지속하기 위해 DSMB에 사례를 설명할 기회를 가져야 하지만 결정은은 DSMB에서 내려야 한다고 생각한다.

저자 해설

이 자문은 과학적 질문이 여전히 미해결 상태일 때, 종종 임상적 등가상태(clinical equipoise)의 맥락에서 설명되는 논쟁적이고 어려운 주제를 중심으로 진행되었다. 임상적 등가상태는 "시험에서 어떤 한 편(arm)도 다른 편(arm)보다 더 큰 해악이나 이득임이 알려져 있지 않다"는 판단을 요구한다.[38] 임상적 등가상태가 윤리적 연구[39]를 위한 필수 요건인지, 임상연구의 윤리와 임상진료의 윤리 사이의 혼돈의 결과인지에 관해 활발한 논쟁이 있었다.[40] 등가상태는 논쟁의 여지가 있는 사안이지만, 가치 있는 연구 질문이 없다면 참여자들이 연구의 위험과 부담에 노출되어서는 안 된다는 것에는 논란의 여지가 없다.

이 자문은 이러한 문제들을 다소 특이한 방식으로 고려했고, 여기서 등가상태가 사실상 불안정하다는 것을 의사에게 납득시키기 위해 얼마나 많은 근거가 필요한지에 대한 의문을 제기했다. 또한 어떤 중재가 현저하게 저렴하지만 효과가 덜하다고 생각되는 경우 등가상태가 아닌 상황이더라도 시험을 지속하는 것이 윤리적일 수 있는가? 이 자문은 궁극적으로 임상연구의 감독에 중요하고 연구자들에게 실질적으로 혼동을 일으키는 문제에 초점을 맞추었다. 즉, 등가상태가 불안정한지 여부를 누가 판단해야 하는가? 그냥 DSMB에 맡겨야 하는가, 아니면 연구자가 DSMB의 결정에 도움을 줄 수 있는가?

DSMB는 연구진으로부터 독립되어 있기 때문에 연구 참여자를 보호하기 위한 연구 중단 시기를 보다 객관적으로 판단할 수 있다. 객관성을 더욱 높이기 위해 많은 DSMB는 사전에 연구가 중단되어야 하는 시기에 대해 미리 정해진 임계값 또는 중단 규칙을 설정한다. 이는 임상에 통보하기 위해 필요한 데이터와 같은 정확한 외부 요인을 고려해야 한다는 규칙이다. 이러한 보호는 압력에 저항하는 데 매우 중요한데, 이 압력은 특히 연구자에게 큰 부담이 될 수 있는 것으로 원하는 결과나 출판 가능한 더 나은 데이터를 얻기 위해 연구를 계속하도록 하는 것이다.

이러한 이유로 연구자는 시험을 종료시키는 데 대한 DSMB의 결정에 이의를 제기해서는 안 된다. 이상적으로는, B가 A보다 미미하게 낫다는 결과가 임상 관행을 변화시킬 가능성이 거의 없다는 우려와 같이, 연구자가 여기서 우려하는 사항을 고려하여 DSMB의 중단 규칙이 세심하게 조정될 것이다. 그러나 어떤 규칙도 완벽할 수 없으므로 DSMB는 검토 중인 특정 데이터에 중단 규칙을 적용해야 하는지를 결정할 때 해당 분야를 충분히 숙지해야 한다.

그러나 연구자의 관점에서 DSMB가 어떠한 절차를 밟았고 연구 중단의 결과를 충분히 고려했는지가 항상 명확하지는 않다. 뿐만 아니라, 구성원이 관련 전문지식을 가지고 있는 DSMB는 올바른 결정을 내렸다고 확신한다면 연구자 및 다른 사람들로부터 어떠한 외부 압력을 받더라도 견딜 수 있을 만큼 충분히 강해야 한다. 이 사례와 같이 연구자가 DSMB에 정중하게 접근하여 DSMB에 (자신의) 주장을 제시하는 것이 타당한 경우가 있을 수 있다. 이 사례에서 DSMB는 연구자의 주장을 수용하여 궁극적으로 연구가 계속되도록 허용하기로 결정했다. 이 연구가 완료되었을 때, 결과는 A가 B보다 우월하다는 것을 보여주었다. 만약 DSMB가 연구 중단을 결정했다면, 이 사례가 연구자들이 DSMB의 결정에 이의를 제기하지 않는다는 일반 규칙에 예외로 작용했을지를 고려하는 것은 흥미롭다.

이 자문에서 짚어야 할 마지막 요점은 연구자가 상황이 민감하다고 느껴 익명의 자문을 요청했고 자신이 선을 넘은 것인지에 대해 확신이 없었다는 점이다. 이 자문은 칭찬할 만하면서도 어려운 질문으로 익명 자문 요청을 하는 것의 가치를 잘 보여주는 사례이며, (자세한 내용은 익명으로 처리했지만) 이제 이 책에 실릴 만큼 그 연구자가 편안하게 느끼고 있다. 정당한 윤리 문제에 대한 불편함 때문에 자문을 요청하기 어렵다면, 익명화는 윤리 자문가가 자문 요청자의 의사를 존중하기 위해 사용할 수 있는 중요한 도구이지만 조언의 형태를 바꿀 수도 있다. 여기서 주어진 조언은 이 사안의 가치에 대한 판정이 아니었다. 즉, 자문팀은 이 연구자가 옳다고 판단하지 않았다. 대신 자문팀은 연구자가 이 문제를 숙고할 수 있도록 도왔고, DSMB가 시험을 계속하거나 중단하는 윤리에 대해 최종 결정을 할 수 있는 권한을 갖고 연구자가 DSMB에 접근하여 대화를 시작하는 것이 적절하다고 생각했다.

자문 7.8: 저자 등재 권한

Research Ethics Consultation

자문 요청 이유

서친 두브(Sachin Dube) 박사는 연구 참여자에게 저자 등재 권한을 부여하는 것이 윤리적으로 적절한지 조사하기 위해 생명윤리 자문을 요청했다.

사례 설명

두브 박사는 유전질환이 있는 가족들을 연구하고 있다. 그 연구에 참여한 한 대가족의 구성원인 젊은이는 의대생이다. 이 청년은 가족을 연구자들에게 데려오고, 그들을 연구에 등록시키고, 가계도를 작성하는 등 연구에 어느 정도 기여했다. 이 청년은 두브 박사에게 이 연구에서 나온 논문에 자신을 저자로 포함해달라고 요청하는 편지를 썼다. 이는 그의 향후 진로에 도움이 될 수 있다. 두브 박사는 이 청년이 이 분야의 다른 연구자들과 접촉하고 있다고 보고하였으며, 이 연구자들이 이 참여자에게 저자 등재 권한을 요청하도록 부추겼다고 믿고 있다.

두브 박사는 이 청년이 주장한 기여가 다소 과장되었다고 느끼지만, 호의의 표시로 저자로 등재해주고 싶어한다. 두브 박사는 이 청년이 자기 연구실 소속이었다면, 그의 기여분만으로는 저자로 포함되기에는 불충분했을 거라고 말했다. 두브 박사는 만약 이 학생에게 저자 등재 권한을 부여한다면, 다른 가족들에게 그들의 사생활이 침해되지 않았음을 보증해야 할 것이라고 우려한다.

분석 및 권고사항

1. 첫 번째 질문은 이 참여자에게 저자 등재 권한을 주어야 하는가이다. 자문 서비스는 통상적으로 적용되는 개인의 기여와 저자 등재 기준에 따라 이 특정인에 대한 저자 등재 권한을 관례적으로 결정해야 한다고 생각했

다. 연구자는 외부 압력과 무관하게 연구실에서 사용하는 일반적인 표준에 기초하여 참여자를 공동저자로 할 것인지 여부를 판단해야 한다. 이를 근거로 판단할 때, 그의 기여는 저자의 자격을 보장하는가?

자문 서비스의 한 윤리위원회 위원은 그의 기여가 공동저자로서 등재될 권리를 보장하지 않으며, 그 요청을 받아들여서는 안 된다고 확신했다. 저자 등재 권한을 두고 다양한 의견이 나왔기 때문에, 우리는 더 많은 논의를 위해 두브 박사를 윤리위원회 회의에 참석시키자고 제안했다. 추가로 자문 서비스는 NIH 옴부즈맨이 저자 등재 논의를 중재할 수 있고, NIH 과학 행동 윤리위원회(Committee on Scientific Conduct and Ethics)는 이러한 문제를 담당할 책임이 있으며 또한 이 두 곳 중 어느 한 곳이 접근할 수도 있다고 강조했다.

2. 자문 서비스는 저자 등재 권한을 부여할 경우 다른 고려사항이 중요하다고 권고했다. 첫째, 그 청년이 공동저자가 된다면 그는 자신의 가족에 대한 임상 데이터에 접근할 수 없어야 한다. 이 점을 그에게 분명히 밝혀야 한다. 다른 가족들은 공동저자인 그가 자신들에 대한 민감한 의학 또는 유전 정보에 접근한다고 의심할 수 있다. 이러한 이유로, 출판 전에 이 연구의 모든 다른 참여자들에게 공동저자와 공동저자의 데이터 접근 제한에 대해 통보해야 한다.

추가 분석 및 권고사항

자문팀원 사이에 저자 문제에 대한 의견이 다양하게 나왔기 때문에, 이 사례를 윤리위원회에 상정하여 논의하였다. 두브 박사가 이 사례를 제시한 후, 자문 서비스 교수는 개략적으로 자문 과정과 권고사항을 제시했다.

윤리위원회 위원들은 다음과 같은 다양한 견해를 표명했다.

- 청년이 데이터 수집을 도왔다고 해서 저자 등재 권한을 부여받아서는 안 된다.

- 참여자의 편지에 대한 두브 박사의 설명에 따르면, 해당 분야에서 두브 박사의 경쟁자를 들먹이는 청년의 전략은 강압적이라고 볼 수 있다.
- 참여자의 의견을 듣지 않고 저자 등재 요청을 기각하는 것은 공정하지 않을 것이다.
- NIH의 저자 등재 지침은 이 참여자가 한 일보다 더 많은 것을 요구하며, 그 정당성에 대해 알려줄 수 있도록 그에게 편지를 쓰는 것은 허용 가능한 전략이다.
- 이 참여자가 더 많은 연구에 관심이 있다면, 감사의 글에 표시하고, 향후 연구에 대한 후속 저자 등재 권한을 받을 수 있다.

또한 부 옴부즈먼(deputy ombudsman)은 개인적으로 저자 등재 권한 부여를 권고하지 않지만, NIH 연구실은 저자 결정에 관한 다양한 관행을 가지고 있으며 일부 연구실은 참여자가 주장한 기여도에 근거하여 저자 등재 권한을 주기도 한다고 언급했다.

요약하면, 윤리위원회의 다수-그러나 전부는 아닌-의 위원들은 그 참여자가 저자 등재 권한을 받을 자격이 없다고 생각했다. 그러나 이 위원회는 이러한 관점에 도달하는 데에 있어 그 청년의 의견을 듣지 못했다.

저자 해설

이 책의 다른 많은 자문과 달리, 이 자문은 연구 출판물과 관련된 윤리적 우려를 다룬다. 비록 연구 출판물을 둘러싼 많은 중요한 윤리적 문제가 있지만 NIH 옴부즈맨 사무국(Office of The Ombudsman)은 일반적으로 이러한 문제들을 해결하기 위해 노력한다. 그럼에도 불구하고, 특히 자문 서비스가 내부적으로 유사한 문제를 다루어야 하는 경우 또는 연구 참여자가 저자 등재 권한을 요청하는 이번 사례처럼 특이한 경우에는 윤리 자문 서비스가 특별히 동원되어 저자 문제를 생각할 수 있도록 돕기도 한다.

회의 후, 두브 박사는 저자 등재 권한에 대한 공정한 기준과 가족 구성원 모두에게 사생활 보장을 약속했던 최초 제안에 따라 저자 등재 권한을 주기로 결정했다고 보고했다. 이 사례는 자문 서비스의 대상이 윤리학이든 심장학이든 모든 자문 서비스는 자문 역할에 그친다는 사실을 잘 보여준다. 자문 요청자는 자문가의 조언을 따르거나 따르지 않을 수 있다. 여기서 자문 서비스는 윤리위원회 위원 다수의 견해를 반영한 견해를 제시했지만, 모든 위원의 견해를 반영한 것은 아니었기 때문에 자문 내용은 합리적인 사람이라도 동의하지 않을 수 있는 견해였을 수도 있다. 연구자는 소수가 선호하는 접근법을 택했지만, 연구 참여자에게 저자 등재 권한을 부여할 때 발생할 수 있는 문제를 해결하기 위해 노력했는데, 이는 지극히 정당한 대응으로 보인다.

이 자문에서 제기된 한 가지 흥미로운 문제는 추가 논의를 위해 윤리위원회에 이 자문 사례를 상정해야 하는 시점이다. 윤리위원회에 상정하여 추가 검토하는 것의 장점에는 복잡한 문제에 대해 더 많은 전문지식이나 경험을 모을 수 있고, 어떤 문제에 관한 다양한 견해 또는 모든 사람이 동의하는 경우 강한 합의를 연구자에게 제공할 수 있으며, 윤리 자문을 통해 새로운 윤리위원회 구성원을 교육하는 기회가 될 수 있다는 것 등이다. 단점에는 윤리위원회 위원들의 관점이 다양하고 일상적인 윤리 자문에 대한 경험 수준이 다르기 때문에 자문 요청자가 받는 조언이 혼란스럽거나 희석되거나 심지어는 모순될 수도 있다는 점이 포함된다.

일부 윤리 문제에 대해서, 합리적인 사람이라면 동의하지 않을 수 있고 연구자가 선택할 수 있는 방어 가능한 선택 방안의 범위가 있을 수 있으므로 윤리위원회의 참여는 연구자가 활용할 수 있는 선택사항의 전체 범위를 식별하는 데 매우 도움이 될 수 있다. 보다 명확한 윤리적 판단을 할 가치가 있거나 신속하고 확실한 결정이 필요한 상황에서 많은 자문가의 견해를 구하는 것이 바람직하지 않을 수 있다. 이 사례에서 어떤 일이 발생했는지는 불분명하지만, 전체 위원회를 참여시키는 경우 요청자에게 과도한 부담을 주거나 너무 다양한 조언을 제공하여 도움이 되지 않는 경우가 있으므로, 자문가는 이러한 가능성을 염두에 두는 것이 중요하다.

그러나 흥미롭게도, 연구자의 결정과 자문 서비스가 제공한 조언은 저자 등재 권한에 대한 영향력 있는 밴쿠버 지침(Vancouver guidelines)을 직접 참고하지 않았을 수도 있다. 현재 이 지침에는 데이터 수집만으로는 저자 자격이 없으며 각 저자는 세 가지 조건을 충족해야 한다고 명시되어 있다. 세 가지 조건은 "(1) 데이터의 개념과 설계, 획득 또는 분석과 해석에 대한 상당한 기여, (2) 중요한 지적 내용에 대해 글을 작성하거나 비판적으로 수정하기 그리고 (3) 출판된 버전의 최종 승인"이다.[41] 그럼에도 불구하고, 지적 · 논리적 작업에 상당한 기여를 했다는 등의 다양한 이유로 인해 사의의 뜻으로 저자 등재 권한을 부여하는 경우가 드물지 않다. 이러한 전통적 관행은 논문을 방어할 책임을 부과하거나 명성이 당연히 가야 할 곳에 가기 어렵게 한다는 비판을 받아왔다. 그렇기는 하지만, 종종 규칙이 무너지고, 윤리의 비중이 상대적으로 낮을 때 연구자가 그 규칙을 따르기란 쉽지 않을 것이다.

물론 연구 책임자는 연구 프로젝트에 관련된 사람들이 저자 등재 권한을 받을 정도로 기여할 기회를 어느 정도나 갖는지를 결정하는 강력한 위치에 있다. 만약 연구자와 의대생이 그 연구를 수행할 때 더 일찍 대화를 나누었다면, 그 학생은 분명히 저자 등재 권한을 받을 만한 방식으로 기여할 수 있었을 것이다. 이 자문을 요청한 시점이 너무 늦어서 이 특정 연구 참여자의 참여의 성격을 바꾸지는 못했지만, 자문팀은 연구자와 이 가능성을 논의하여 향후 연구 참여자와의 상호작용이 다르게 진행될 수 있도록 할 수 있었다. 그러한 가능성을 언급함에 있어, 윤리 자문가는 연구 참여자가 의학 훈련을 받았거나 그에 준하는 적절한 훈련을 받아 기술을 가진 이 특별한 사례와 같은 경우 연구 과정에 더욱 적극적으로 참여할 수 있는 가능성을 재고할 수 있다.

NOTES

1. H. Brody and F. Miller, "The Clinician–Investigator: Unavoidable But Manageable Tension," *Kennedy Institute of Ethics Journal* 13, no. 4 (2003): 329–346.
2. National Bioethics Advisory Committee, *Ethical and Policy Issues in International Research: Clinical Trials in Developing Countries* (Rockville MD: U.S. Government publisher, 2001), chap. 4.
3. Swidler, Seastrum, and Shelton, "Difficult Hospital Inpatient Discharge Decisions," *American Journal of Bioethics* 2007.
4. World Medical Association Declaration of Helsinki, Ethical Principles for Medical Research Involving Human Subjects, paragraph 33 (2008 revision), available at: http://www. wma.net/en/30publications/10policies/b3/index.html), accessed on May 14, 2010; National Bioethics Advisory Commission (NBAC), Ethical and Policy Issues in International Research: Clinical Trials in Developing Countries 1 (April 2001); Nuffield Council of Bioethics, *The Ethics of Research Related to Health Care in Developing Countries*, at 103 (2004), available at: http://www.nuffieldbioethics.org/go/ourwork/developingcountries/publica– tion_309.html, accessed on July 16, 2008.
5. Moral Standards for Research in Developing Countries: From "Reasonable Availability" to "Fair Benefits," *Hastings Center Report* 34, no. 3 (2004): 17–27.
6. George A. Hillery, Jr., "Definitions of Community: Areas of Agreement," *Rural Sociology* 20 (1955): 111–122.
7. Joseph Millum, "Post–Trial Access to Antiretrovirals: Who Owes What to Whom?" Bioethics 25, no 4 (2011; 145–154); Seema Shah, Stacy Elmer, and Christine Grady, "Planning for Posttrial Access to Antiretroviral Treatment for Research Participants in Developing Countries," American Journal of Public Health 99, no. 9 (2009): 1556–1562; Christine Pace, Christine Grady, David Wendler, Judith D. Bebchuk, Jorge A. Tavel, Laura A. McNay, Heidi P. Forster, Jack Killen, and Ezekiel J. Emanuel, "Post–trial Access to Tested Interventions: The Views of IRB/REC Chair, Investigators, and Research Participants in a Multinational HIV/ AIDS Study," *AIDS Research and Human Retroviruses* 22, no. 9: 837–841.
8. Food and Drug Administration, Department of Health and Human Services, "Guidance for Clinical Trial Sponsors: Establishment and Operation of Clinical Trial Data Monitoring Committees, Non–Binding Recommendations (OMB

Control No. 0910–0581)," March 2006, available at: http://www.fda.gov/downloads/RegulatoryInformation/Guidances/UCM126578. pdf; Holly A. Taylor, Lelia Chaisson, and Jeremy Sugarman, "Enhancing Communication among Data Monitoring Committees and Institutional Review Boards," *Clinical Trials* 5 (2008): 277; J. V. Lavery et al., "In Global Health Research, Is It Legitimate to Stop Clinical Trials Early on Account of Their Opportunity Costs?" *PLoS Medicine* 6, no. 6 (June 2009).

9. T. R. Fleming, S. Ellenberg, and D. L. DeMets, "Monitoring Clinical Trials: Issues and Controversies Regarding Confidentiality," *Statistics in Medicine* 21 (2002): 2843–2851, at 2844.
10. A. Flanagin, L. A. Carey, P. B. Fontanarosa, et al., "Prevalence of Articles with Honorary Authors and Ghost Authors in Peer–Reviewed Medical Journals," *Journal of the American Medical Association* 280 (1998): 222–224.
11. International Committee of Medical Journal Editors, "*Uniform Requirements for Manuscripts Submitted to Biomedical Journals*:
Ethical Considerations in the Conduct and Reporting of Research: Authorship and Contributorship," available at: http://www.icmje.org/ethical_1author.html (2010).
12. L. Calvocoressi, C. I. McDougle, S. Wasylink, W. K. Goodman, S. J. Trufan, and L. H. Price, "Inpatient Treatment of Patients with Severe Obsessive–Compulsive Disorder," *Hospital and Community Psychiatry* 44, no. 12 (1993): 1150–1154.
13. Institute of Medicine, "When Children Die: Improving Palliative and End–of–Life Care for Children and Their Families" (2003).
14. R. L. Beckstrand, N. L. Rawle, L. Callister, and B. L. Mandleco, "Pediatric Nurses' Perceptions of Obstacles and Supportive Behaviors in End–of–Life Care," *American Journal of Critical Care*, 2010 Nov;19(6):543–52.
15. B. Davies, N. Contro, J. Larson, and K. Widger, "Culturally–Sensitive Information Sharing in Pediatric Palliative Care," *Pediatrics* 125: 2010 Apr;125(4):e859–65 .
16. Jeffrey D. Hord, Waqas Rehman, Patricia Hannon, Lisa Anderson–Shaw, and Mary Lou Schmidt, "Do Parents Have the Right to Refuse Standard Treatment for Their Child with Favorable–Prognosis Cancer? Ethical and Legal Concerns," *Journal of Clinical Oncology* 24, no. 34 (2006): 5454–5456.
17. Jennifer L. Hartsell, Comment: "Mother May I··· Live? Parental Refusal of Life-Sustaining Medical Treatment for Children Based on Religious Objections," 66 *Tennessee Law Review* 499 (1999).

18. Jessica A. Penkower, Comment: "The Potential Right of Chronically Ill Adolescents to Refuse Life-Saving Medical Treatment-Fatal Misuse of the Mature Minor Doctrine," 45 *DePaul Law Review* 1165 (1996).
19. Hord, supra note 13; C. Dyer, "Trust Decides against Action to Force Girl to Undergo Transplant," *British Medical Journal* 337 (2008): 1132.
20. P. Litton and F. G. Miller, "A Normative Justification for Distinguishing the Ethics of Clinical Research from the Ethics of Medical Care," *Journal of Law, Medicine, and Ethics* 33, no. 3 (2005): 566-574.
21. M. W. Merritt, H. A. Taylor, and L. C, Mullany, "Ancillary Care in Community-Based Public Health Intervention Research," *American Journal of Public Health* 100, no. 2 (2010): 211-216.
22. World Medical Association Declaration of Helsinki, *Ethical Principles for Medical Research Involving Human Subjects*, paragraph 33 (2008 revision).
23. C. Pace, F. Miller, and M. Danis, "Enrolling the Uninsured in Clinical Trials: An Ethical Perspective," *Critical Care Medicine* 31, no. 3 (Suppl. 2003): S121-S125.
24. See S. Shah, S. Elmer, and C. Grady, "Planning for Posttrial Access to Antiretroviral Treatment for Research Participants in Developing Countries," *American Journal of Public Health* 99, no. 9 (2009): 1556-1562; J. Millum, "Post-trial Access to Antiretrovirals: Who Owes What to Whom?" *Bioethics* 25, no. 4 (2011): 145-154.
25. C. Grady, "The Challenge of Assuring Continued Post-trial Access to Beneficial Treatment," *Yale Journal of Health Policy, Law, and Ethics* 5, no. 1 (2005): 425-435; Nuffield Council of Bioethics, "The Ethics of Research Related to Health Care in Developing Countries," 2004, available at: http://www.nuffieldbioethics.org/go/ourwork/developingcountries/publi- cation_308.html.
26. National Bioethics Advisory Commission, *Ethical and Policy Issues in International Research: Clinical Trials in Developing Countries*, published April 1, 2001, available at: http:// bioethics.georgetown.edu/nbac/clinical/Vol1.pdf.
27. IOM Responsible Research.
28. See Sabina Gainotti and Carlo Petrini, Insurance Policies for Clinical Trials in the United States and in Some European Countries, *Journal of Clinical Research and Bioethics* 1, no. 7 (2010), available at: http://www.omicsonline.org/2155-9627/2155-9627-1-101.pdf; National Bioethics Advisory Commission, "Ethical and Policy Issues in Research Involving Human Participants" 123 (2001), available at: http://bioethics.georgetown.edu/nbac/ human/over-

vol1.pdf.

29. W. A. Carlo, S. S. Goudar, I. Jehan, et al. for the First Breath Study Group, "Newborn Care Training and Perinatal Mortality in Developing Countries," *New England Journal of Medicine* 362, no. 7 (2010): 614–623.
30. The consultation service believes that this obligation is not unlimited but is currently not well defined.
31. E. Clayton, K. Steinberg, M. Khoury, et al., "Informed Consent for Genetic Research on Stored Tissue Samples," *Journal of the American Medical Association* 274 (1995): 1786–1792.
32. S. Haga and L. Beskow, "Ethical, Legal, and Social Implications of Biobanks for Genetics Research," *Advances in Genetics* 60 (2008): 505–544.
33. Ibid.
34. National Bioethics Advisory Commission (NBAC), "Research Involving Human Biological Materials: Ethical Issues and Policy Guidance (volume 1)," 1999, available at: http://www.georgetown. edu/research/nrcbl/nbac/hbm.pdf; Clayton op cit # 29; American Society of Human Genetics (ASHG) (1996),"Statement on Informed Consent for Genetic Research," *American Journal of Human Genetics* 59: 471–474.
35. D. Wendler, "One–Time General Consent for Research on Biological Samples," *British Medical Journal* 332 (2006): 544–547.
36. "NIH Requirements for the Research Use of Stored Human Specimens and Data," available at: http://ohsr.od.nih.gov/info/sheet14.html.
37. Guidance on Research Involving Coded Private Information or Biological Specimens, available at: http://www.hhs.gov/ohrp/humansubjects/guidance/cdebiol.htm.
38. Priscilla Alderson, "Equipoise as a Means of Managing Uncertainty: Personal, Communal and Proxy," *Journal of Medical Ethics* 22 (1996): 135–139.
39. P. B. Miller and C. Weijer, "Rehabilitating Equipoise," *Kennedy Institute of Ethics Journal* 13, no. 2 (2003): 93–118.
40. Franklin G. Miller and Howard Brody, "Clinical Equipoise and the Incoherence of Research Ethics," *Journal of Medicine and Philosophy* 32, no. 2 (2007): 151–165.
41. International Committee of Medical Journal Editors, *Uniform Requirements for Manuscripts Submitted to Biomedical Journals*, updated 2009, available at: http://www. icmje.org.

부록

부록 1. 주제별 자문 사례

쟁점	사례
Ancillary care 보조적 치료	1.5, 4.6, 5.1, 5.2, 5.3, 5.7, 6.4, 7.3, 7.5
Coercion 강압	2.7
Confidentiality 비밀 보호	2.3, 3.5, 6.1, 7.8
Discharge obligations 퇴원 의무	5.3, 6.4, 7.1, 7.2, 7.3
Duty to warn 경고 의무	3.5, 6.1
Exploitation 착취	2.1, 5.4
Family dynamics 가족 역동	3.5, 3.6, 4.2, 4.3, 4.4, 4.5, 4.6, 5.3, 6.1, 6.4, 6.5, 6.6, 6.7
Genetic research 유전자 연구	1.3, 1.5, 1.7, 3.5, 4.5, 7.8
HIV/AIDS	1.1, 1.5, 5.1, 5.7
Incidental findings 의도하지 않은 발견	5.2, 5.4
Inclusion and exclusion from research 연구 선정 및 제외	1.3, 1.7, 2.1, 2.2, 2.3, 2.5, 3.2, 3.3, 3.4, 3.6, 5.4, 5.7, 6.2, 6.3, 7.1, 7.3, 7.4
Informed consent 충분한 정보에 의한 동의	1.5, 1.6, 2.3, 2.4, 2.6, 2.7, 3.2, 4.3, 4.4, 4.5, 5.2, 6.8, 7.3, 7.4, 7.6
IRBs	1.3, 1.6, 1.7, 2.4, 3.1, 3.3, 3.4, 7.5
Medical error 의료 과실	3.4
Noncompliance 미준수	5.7, 6.2, 6.3
Placebo use 위약 사용	1.4, 1.5, 3.2, 5.6
Recruitment methods 모집 방법	2.1, 2.4, 2.5, 2.7, 4.5
Research in developing countries 개발도상국 내 연구	1.2, 1.5, 5.1, 7.5
Risks 위험	1.1, 1.2, 1.4, 1.5, 1.6, 1.7, 2.4, 2.5, 3.1, 3.2, 3.3, 3.4, 3.6, 4.1, 5.2, 5.3, 5.5, 5.7, 6.1, 6.2, 6.4

쟁점	사례
Scientific validity 과학적 타당성	1.1, 1.3, 1.4, 1.5, 1.6, 1.7, 2.5, 5.4, 5.5, 6.3, 7.5, 7.7
Social value 사회적 가치	1.1, 1.3, 1.5, 2.4, 2.7, 7.7
Special populations–Pregnant women 특수한 집단–임산부	3.3
Special populations–Children and adolescents 특수한 집단–아동과 청소년	1.4, 1.5, 1.7, 2.1, 3.2, 4.1, 4.2, 5.1, 6.2, 6.3, 7.2, 7.5
Special populations–Cognitively impaired 특수한 집단–인지장애인	4.2, 4.3, 4.4, 6.5, 6.6, 6.7
Special populations–Terminally ill 특수한 집단–말기 질환자	1.6, 4.5, 6.5, 6.6
Special populations–Uninsured 특수한 집단–보험 미가입자	2.1, 4.6, 5.4, 5.5, 7.4
Special populations–Employees 특수한 집단–직원	2.3
Standard of care 치료 표준	1.5, 1.7, 2.1, 5.4, 5.5, 6.5, 7.3, 7.5
Surrogate decision making 대리 의사결정	3.2, 3.4, 4.3, 4.4, 4.5, 6.3, 6.5, 6.6, 6.7, 7.2
Therapeutic misconception 치료적 오해	5.2, 5.5
Trial design 시험 설계	1.2, 1.4, 1.5, 1.6, 1.7, 3.2, 4.5
Undue inducement 부당한 영향	2.1, 2.5, 2.7, 5.5, 5.7

부록 2. 생명윤리 자문 서비스에 대한 평가

벤 챈(Ben Chan), 매리언 대니스(Marion Danis)

이 사례집은 특별히 관심이 있을 만한 자문에 초점을 맞추고 있지만, 독자는 자문 서비스부가 전반적인 서비스의 품질을 어떻게 보장하는지가 궁금할 것이다. 이 부록은 윤리 자문 서비스의 평가 기준을 염두에 두고 윤리 자문의 품질 평가에 있어 몇 가지 과제들을 강조하여 자문 서비스가 사용하는 평가 체계를 설명한다.

연구윤리 자문 서비스의 표준은 임상윤리 자문에 비해 개발이 덜 되었다. 그러나 연구윤리 자문가 공동체 내에서는 의사소통과 품질 향상 촉진을 위한 표준화된 데이터 수집 관행을 개발하는 데 상당한 노력을 기울이고 있다.[1] 실제로, 이 책의 발간은 1999년 이후 자문 서비스가 표준화된 데이터베이스에 사례를 등록하면서 가능해졌다.

미국 생명윤리 및 인문학회(American Society for Bioethics and Humanities, ASBH) 보고서 「의료 서비스 윤리 자문을 위한 핵심 역량」은 현재 윤리 자문 서비스를 평가하는 기준점(benchmark)이다.[2] ASBH 보고서의 권고사항들은 전반적으로 의료 서비스 자문을 위해 개발되었지만, 연구윤리 자문과도 관련이 있다. 이 보고서는 자문 서비스를 평가해야 하는 3가지 주요 차원들로 품질, 접근성 그리고 효과를 구분한다.

품질 평가

ASBH의 권고사항은 서비스의 품질 평가를 강조한다. ASBH 보고서는 의료 서비스의 품질 향상을 위해 도나베디안 모델(Donabedian's model)을 일반적으로 따르고 있으며, 품질 평가를 구조, 과정 그리고 결과의 세 부분으로 나누고 있다.[3] 윤리 자문 서비스의 "구조"란 기관의 조직 구조, 구성원 자격, 재정, 정책 등 "서비스의 항구적 특성"을 의미한다. "과정"이란 자문 서비스와 제공되는 서비스(예: 환자, 의료 종사자, 연구자) 간의 실제 상호작용을 의미한다. "결과"란 당연히 자문의 결과를 의미한다.

구조

ASBH는 자문 서비스의 구조 평가에 대해 두 가지 주요 권고사항을 제시한다.[4] 첫째, ASBH 보고서는 기관이 자체 평가에서 다루어야 할 주요 질문을 강조한다. 예를 들면, 기관 내 윤리 자문 활동의 품질 검토를 통해 수행한 활동의 책임을 지는 사람이 지정되어 있는가? NIH에서 자문 서비스는 임상센터 윤리위원회에 보고하고, 윤리위원회는 다시 임상센터 의료집행위원회에 보고한다. 자문 서비스의 대표는 책임자로 지정된 사람이다. 대표는 윤리위원회에 보고되는 월례 및 연례 보고를 감독한다.

두 번째 권고사항은 기관이 집단 의사결정을 촉진하는 능력과 임상윤리에 대한 지식 등 윤리 자문가들이 가진 능력을 평가해야 한다는 것이다. 이러한 평가를 수행하는 방법은 다양한데(예: 자체평가, 제삼자 평가), 보고서는 어떤 방법이 더 바람직하다고 주장하지는 않는다. 생명윤리과는 자문 서비스부의 스태프인 펠로우의 기술 개발과 교수의 기술 유지를 위한 여러 전략을 추진한다. 자문 서비스부에서 본격적인 활동을 하기 전에 펠로우들은 연구윤리 지식을 쌓기 위하여 수많은 교육 활동에 참여한다. 이러한 교육 활동에는 연구윤리에 주안점을 두고 1년 동안 진행되는 생명윤리 세미나가 포함된다. 또한 펠로우들은 NIH의 임상센터 윤리위원회와 IRB의 회의에 참석하며, 자문 요청에 응하기 위해 자문 서비스의 구성원과 함께 움직이며 배운다. 상담 서비스에 참여하기 직전에 그들은 자문 서비스의 기능과 책임을 습득하기 위한 오리엔테이션을 받는다. 우리는 자문 기술에 대한 공식적인 평가를 하지는 않지만, 경험이 풍부한 교수들이 펠로우를 감독하는 것은 그들에 대한 관찰, 피드백 그리고 그들의 기술 발전을 가능하게 한다. 임상센터 윤리위원회 위원에게는 집중적인 생명윤리 교육 과정에 참석할 기회가 제공된다. 교수들은 학회 동료와의 교류, 학회 및 워크숍 참여, 전문위원회 회원 활동, 윤리 자문 관련 문헌 검토 등의 과정을 통해서 지속적으로 지식을 갱신하고 있다.

과정

윤리 자문 과정을 평가하기 위해 ASBH는 각 기관이 영향을 받는 이해관계자들에 대한 통보, 자문의 문서화, 자문가들이 의무기록을 검토해야 하는지와 같은 사항에 대해 자체 기준을 명시적으로 수립하고 시행할 것을 권고한다.[5] 자문 서비스는 윤리 자문가들이 사용하는 핸드북에 명시적으로 기술된 자문 과정의 기준을 가지고 있다. 예를 들어, 이 핸드북은 상기 쟁점과 관련하여 자문가들이 다음 사항을 수행해야 한다고 명시하고 있다:

- 적절한 경우 요청자와 면담을 하고, 요청자와 협의 후 다른 이해관계자들의 참여를 요청
- 서비스 모니터링에 필요한 기타 행정 데이터와 함께 자문 요청 이유, 사례의 배경, 윤리 분석과 권고사항을 포함하는 구조화된 개요를 사용하여 전자 데이터베이스에 자문 내용을 기록
- 사례별로 의무기록(해당되는 경우)에 자문 보고서를 입력

결과

자문 권고사항의 윤리적 건전성은 주요 관심사안으로서, 윤리위원회 또는 (내부 또는 외부) 동료 검토에 의한 후향적 사례 평가를 통해 평가할 수 있다.[6] ASBH는 자문 서비스가 최소한 자문 참여자의 만족도를 일상적으로 측정할 것을 권고한다. 이를 위해 자문이 완료된 후 자문 요청자에게 평가서(표 1)를 발송한다. 이러한 피드백 양식은 매년 수집되어 임상센터 윤리위원회에 제출된다.

표 1. 자문 후 평가 양식

1. In my opinion, the consult helped: 자문은 다음의 사항에 도움이 되었다.	Not at all As much as possible
a. address my concerns 나의 우려를 해소해주었다.	O 1 O 2 O 3 O 4 O N/A
b. clarify ethical issues 윤리적 쟁점을 명료하게 해주었다.	O 1 O 2 O 3 O 4 O N/A
c. reduce conflicts among involved persons 관련자들 간의 충돌을 감소시켜주었다.	O 1 O 2 O 3 O 4 O N/A
d. provide an opportunity to improve communication 의사소통 향상 기회를 제공해주었다.	O 1 O 2 O 3 O 4 O N/A
e. make me feel comfortable with the situation 해당 상황에 대해 마음을 편하게 해주었다.	O 1 O 2 O 3 O 4 O N/A
f. improve quality of the patient-subject's care 환자-대상자에 대한 치료의 품질을 향상시켜주었다.	O 1 O 2 O 3 O 4 O N/A
g. lead to a more ethical decision 보다 윤리적인 결정을 내리도록 해주었다.	O 1 O 2 O 3 O 4 O N/A
2. Overall, how satisfied were you with the ethics consult? 당신은 윤리 자문에 대해 전반적으로 만족하십니까?	O 1 O 2 O 3 O 4 O N/A
3. What was the most helpful about the consultation? 자문에서 가장 도움이 된 점은 무엇입니까?	
4. Do you have any suggestions for improving the consultation process? 자문 과정 개선에 대해 제안하고 싶은 사항이 있습니까?	
5. Do you have any other comments? 기타 의견이 있습니까?	
6. What was your role in the consult? 자문에서 당신의 역할은 무엇이었습니까? (Check as many as applicable)	
[ ] Patient / Research Participant 환자/연구 참여자	[ ] Attending Physician 참여 교수
[ ] Family Member 가족 구성원	[ ] Fellow 펠로우
[ ] Principal Investigator 연구 책임자	[ ] Requestor of the Consult 자문 요청자
[ ] Nurse 간호사	[ ] Social Worker 사회복지사

또한 자문 서비스 대표는 윤리위원회와 함께 매월 후향적 사례 검토를 수행한다. 보다 상세한 검토와 논의를 위해 선택한 한 사례와 더불어, 전월에 시행한 각 자문을 간략하게 설명한다. 마지막으로 임상센터 윤리집담회를 통해 연간 4, 5건의 자문이 해당 사례에 대한 외부(즉, NIH 이외) 전문가의 의견과 함께 NIH 커뮤니티 전체에 공지된다.

접근성과 효율성 평가

ASBH는 자문 서비스에 대한 접근성 평가와 관련하여, 각 서비스가 접근성의 차이를 식별하고 해결하기 위해 목표 집단을 명확히 설명하고 자문 요청의 출처를 검토할 것을 권고한다.[7] 자문 서비스의 대상 집단은 NIH 임상센터 연구 공동체에 내의 누구라도 대상이 되는데, 여기에는 NIH 내 연구에 등록된 환자-참여자, 그들의 가족, 연구자와 기타 연구원, 간호사와 사회복지사와 같은 임상 스태프, IRB 위원 그리고 NIH 내 프로그램에 참여하는 사람들이 포함된다. 자문 서비스는 사례 데이터베이스에 있는 자문 요청의 출처-요청자의 역할(예: 연구 코디네이터)과 기관(예: 국립 정신건강연구소)-를 문서화하여 접근성을 평가한다. 이러한 데이터는 서비스 연간 검토의 일부로 수집 및 제시되며, 여기서 접근성의 잠재적 차이를 식별하고 해결한다.

마지막으로 효율성 평가를 위해, ASBH 보고서는 서비스가 다룰 질문의 범위를 명확히 기술하고, 자문 내용을 문서화하고, 업무량을 추적할 것을 권고한다.[8] 자문 서비스의 업무량은 전자 데이터베이스에서 추적되며, 데이터베이스에 각 자문에 소요된 시간이 기록된다. 데이터베이스에 기록된 다른 정보(예: 자문 요청 이유, 확인된 윤리적 쟁점들, 의사결정 과정)와 결합한 경우, 자문 서비스부는 수행하는 업무의 성격과 범위에 대한 정확한 윤곽을 그릴 수 있다.

윤리 자문 서비스 평가의 어려움

우리는 ASBH 보고서를 윤리 자문 서비스 평가의 기준점으로 언급했지만, 윤리 자문의 효과를 적절하게 측정하는 방법에 대한 몇 가지 해결되지 않은 질문이 있음을 알고 있다.

윤리 자문 평가의 결정은 표준화된 평가가 바람직한지에 대해 상당한 견해차가 존재하는 골치 아픈 쟁점이다.[9] 사망률이나 환자 만족도 등 친숙한 의료 서비스 품질 지표들은 윤리 상담의 핵심 목표인 윤리적 의사결정을 위해서는 불완전한 대용물임이 분명해 보인다. 어떤 이들은 자문의 권고사항이 해당 임상진료(또는 임상연구)와 기존 의료윤리 입장 간의 불일치를 얼마나 감소시키는지에 따라 해당 자문의 실효성을 대신 판단할 수 있을 것이라는 의견을 제시했다.[10] 이 의견의 한 가지 어려운 점은 이 책의 사례들이 보여주듯, 많은 사례가 기존의 윤리적 입장의 범위를 벗어난다는 것이다. 그리고 이는 해당 쟁점 사례에 대해 합의된 사항이 없거나 또는 부득이한 상황으로 인해 기존의 합의가 해당 사례에 적용될 수 없기 때문이다.

자문 서비스 평가하에 있어 또 다른 난제는 윤리 자문의 다른 특징들이 결과에 어떤 영향을 미치는지를 아직 모른다는 점이다. 자문 과정에서 덕목이라고 널리 인정받는 여러 특징들(예: 투명한 문서화, 접근성 그리고 적시성)이 있다. 그러나 이러한 특징들이 윤리 자문의 결과에 어떤 영향을 미치는지에 대한 체계적인 조사는 거의 또는 전혀 이루어지지 않았다.[11] 마찬가지로, 윤리 자문가들이 소속되어 일하고 있는 기관에 대한 재정적 의존성이 그들의 윤리적 객관성을 저해할 수 있다는 타당한 구조적 우려에 대해, 이를 확인하거나 부정할 수 있는 데이터도 거의 없다.

그럼에도 불구하고, 앞에서 언급한 덕목–참여자에 대한 민감성, 접근성, 제도적 감시, 투명성 등–은 윤리 자문의 다른 중요한 목표, 즉 기관 내 도덕적 숙고를 위한 공간의 조성에 기여한다.[12] 비록 윤리적 의사 결정에 있어 분명한 조치를 하는 것이 불가능할지라도, 자문 서비스는 우리가 봉사하는 공동체의 변화하는 요구들에 부응하고, 과거의 사례들을 비판적으로 검토하고, 연구윤리의 기준들을 준수하며 그리고 우리의 활동을 공지함으로써 서비스의 품질을 지속적으로 향상한다고 믿는다.

NOTES

1. M. Kelley, K. Fryer-Edwards, S. Fullerton, T. Gallagher, and B. Wilfond, "Sharing Data and Experience: Using the Clinical and Translational Science Award (CTSA) 'Moral Community'to Improve Research Ethics Consultation,"*American Journal of Bioethics* 8, no. 3 (2008): 37-39.
2. American Society for Bioethics and Humanities, *Core Competencies for Health Care Ethics Consultation* (Glenview, IL: American Society for Bioethics and Humanities, 2010).
3. A. Donabedian, *The Definition of Quality and Approaches to Its Assessment* (Ann Arbor, MI: Health Administration Press, 1980).
4. Op. cit., note 2, 38-40.
5. Ibid., 41-42.
6. Ibid., 44.
7. Ibid., 47-48
8. Ibid., 49-50
9. Compare, for example, the pessimistic view of standardization in Bishop, J., Fanning, J., and Bliton, M. "Of Goals and Goods and Floundering About: A Dissensus Report on Clinical Ethics Consultation."*HEC Forum* 21, no. 3 (2009): 275-291 with the optimistic view in Dubler, N., Webber, P., Swiderski, D., and the Faculty of the National Working Group for the Clinical Ethics Credentialing Project. "Charting the Future: Credentialing, Privileging, Quality, and Evaluation in Clinical Ethics Consultation." *Hastings Center Report* 39, no. 6 (2009): 23-33.
10. Op. cit., note 2, 44.
11. Lo, B., "Answers and Questions about Ethics Consultations," *The Journal of the American Medical Association* 290, no. 9 (2003): 1208-1210.
12. Walker, M.,"Keeping Moral Space Open," *The Hastings Center Report* 23, no. 2 (1993): 33-41.

부록 3. 임상센터 정책 M 77-2: 충분한 정보에 의한 동의

배경

윤리적 고려사항들과 미국 연방 규정(45CFR46, "인간대상자 보호")은 연구자가 연구절차를 시작하기 전에 대상자의 법적 권한을 부여받은 대리인(legally authorized representative, LAR)으로부터 충분한 정보에 의한 동의나 승인(permission)을 얻도록 요구한다. 이 요건은 국립보건원의 준수 확약[다중 프로젝트 확약(Multiple Project Assurance, MPA)]에 명시되어있으며, 인간연구 대상자 보호를 위한 미국 보건부(DHHS) 규정(45CFR46)과 일관되며, M93-1 "임상센터의 인간연구 대상자를 포함하는 연구"에도 수록되어 있다.

인간 존중의 윤리 원칙은 의사결정 능력이 있는 개인이 연구 참여 여부를 결정할 것을 요구한다. 이는 충분한 정보에 의한 동의 과정을 통해 이루어진다. 충분한 정보에 의한 동의에는 다음 사항들이 필요하다. (1) 연구에 대한 관련 정보를 예비 연구 대상자에게 공개해야 한다, (2) 예비 연구 대상자들이 관련 정보를 이해해야 한다, (3) 예비 연구 대상자들이 강압과 부당한 영향력이 없는 상태에서 자발적으로 연구 참여에 동의해야 한다. 일반적으로 동의서는 승인된 동의 문서에 동의하는 대상자 또는 법정대리인(LAR) 그리고 연구자가 서명을 한다. 대상자의 연구 참여와 관련된 새로운 정보를 이용할 수 있게 된 경우, 해당 정보도 대상"자에게 적절하게 제공해야 한다.

정의

- 성인은 18세 이상의 모든 사람이다. 동의 제공을 위해서는, 결혼한 미성년자 또는 부모도 임상센터에서 성인으로 간주될 수 있다.
- 충분한 정보에 의한 동의는 다음과 같은 사람이 제공한 연구 참여에

대한 적극적 합의이다.

- 동의할 수 있는 법적 능력이 있는 자
- 자유로운 선택권을 행사하는 자
- 연구의 성격, 예상되는 위험, 잠재적 이익, 대안 그리고 연구에서 요구되는 사항에 대한 충분한 지식과 이해를 갖추어 정보에 입각한 결정을 내릴 수 있는 자

• 연구는 일반화할 수 있는 지식을 개발하거나 이에 기여하도록 설계된 연구 개발, 시험 그리고 평가를 포함한 체계적인 조사를 의미한다[45CFR46.102(d)].

• 인간연구 대상자는 연구를 수행하는 연구자(전문가 또는 학생)가 그로부터 다음을 획득하는 살아있는 개인을 의미한다.

- 개인과의 상호작용 또는 개인에 대한 중재를 통한 데이터
- 식별할 수 있는 개인정보[45CFR46.102(f)].

• 결정적으로 (동의) 능력이 있는 성인은 제공된 정보를 이해하고, 해당 정보가 자신의 상황과 어떻게 관련되는지 인식하며, 연구에 참여할 것인지에 대해 이성적인 결정을 내릴 수 있는 충분한 정신적 능력을 가진 성인이다.

• 법정대리인은 해당 법률에 따라 연구와 관련된 절차의 참여에 대해 예비 대상자를 대신하여 동의하도록 승인된 개인, 사법 또는 기타 기관을 의미한다[45CFR46.102(c)].

• 대리인(surrogate)은 해당 법률에 따라 비연구절차에 동의하도록 승인된 개인을 의미한다. 비연구절차는 임상적으로는 권고되지만, 연구의 일부로 수행되는 것이 아닌 절차이다.

정책

- NIH 임상센터에서 연구 활동에 참여하기 위하여 각 성인 또는 법정대리인은 연구 참여를 시작하기 전에 "임상연구 참여 동의서"에 서명함으로써 동의를 제공해야 한다(NIH−2514−1). 연구 참여 자격을 결정하기 위해 수행되는 선별 절차에 대해서는 NIH−2514−1에 동의사항이 문서화되어야 한다. 일부 사례들에서, 선별 절차가 최소 위험 이하이고 IRB의 승인을 받은 경우 일반 참여 동의 양식[General Admission Consent form(NIH−1225−1)]을 사용할 수 있다. 서명된 동의서는 환자의 의무기록 중 "연구계획 동의서" 메뉴에 보관된다. 일부 사례들에서, IRB는 45CFR.46.116(c)와 일치하는 동의서에 대한 변경 또는 동의 면제를 승인할 수 있다.
- 연구자는 연구의 성격, 연구의 위험과 이익, 연구 참여 외의 대안, 그리고 대상자가 참여 결정을 고려하는데 필요한 기타 모든 정보를 예비 연구 대상자에게 알려야 할 책임이 있다. 연구자는 연구 대상자가 제공된 정보를 이해하고, 강요나 부당한 영향 없이 자발적인 동의를 하는지를 평가할 책임이 있다.
- **미성년자.** 미성년자가 연구에 참여하기 위해서는 부모, 후견인(guardian) 또는 법정대리인으로부터 허락을 받아야 하고, [IRB가 결정한 바와 같이 당사자가 찬성(assent)할 수 있는 경우] 해당 어린이로부터 찬성을 받아 "미성년 환자의 임상연구 참여 찬성"으로 문서화해야 한다(NIH−2514−2). 연구자는 부모 또는 후견인에게 연구에 대해 알리는 것은 물론, 이 정책에 설명된 그들의 이해와 자발성에 대해 평가할 책임이 있다. 어린이 대상 연구에 대한 추가 요건 및 절차는 MAS 92−5 "어린이를 포함하는 연구와 연구에 대한 어린이의 찬성"을 참조한다.

- 최소 위험이거나 최소 위험보다 크지만, 어린이에게 직접적인 이득이 될 가능성이 있는 연구의 경우, IRB가 승인하였다면 일반적으로 부모 중 한 명의 허락과 서명으로 충분하다.
- 어린이를 대상으로 하며 IRB의 승인을 득한 연구의 경우(즉, 직접적인 이익의 가능성은 없는 최소 위험 이상의 연구), 부모 중 한 명이 사망 혹은 누구인지 알 수 없거나, 법적 능력이 없거나, 적절한 이성적 판단을 할 수 없거나 또는 부모 중 한 명만이 자녀 보살핌과 양육에 대한 법적 책임을 가진 경우가 아니라면, 양부모의 허락과 서명이 필요하다[45 CFR.46.408(b)].

• **동의 무능력자.** 스스로 동의를 할 수 없는 성인을 대상으로 한 연구는 법정대리인으로부터 연구 참여 허락을 받아야 한다. NIH-200 사전의료지시 또는 기타 유효한 사전의료지시를 통해 의료에 대한 지속적 대리인 자격(durable power of attorney)을 받은 사람 또는 법원이 지정한 보호자는 법정대리인으로 인정된다. 연구자는 이 정책에 기술된 바와 같이 법정대리인에게 연구 관련 정보를 제공해줄 뿐만 아니라 법정대리인의 이해와 자발성을 평가야 할 책임이 있다. 스스로 동의를 할 수 없다고 보이는 연구 대상자들에게도 이러한 정보를 알려줘야 한다. 동의 능력이 제한된 성인에 대한 요건은 MAS 87-4 "동의 능력을 상실했거나 상실할 수 있는 성인을 포함하는 연구"를 참조한다.

절차

I. 충분한 정보에 의한 동의 과정

A. 충분한 정보에 의한 동의는 다음 사항을 포함하는 과정이다:

- 연구 책임자 및 기타 연구원은 연구 대상자의 이해능력과 제공된 연구 정보에 대한 대상자 또는 법정대리인의 이해를 적

절히 평가하기 위해 연구 대상자가 이해할 수 있는 언어로 연구에 대한 정보를 설명하고 논의해야 한다. 이때, 강압이나 부당한 영향 없이 연구 참여 여부를 고려할 수 있는 충분한 시간과 기회를 제공해야 한다.

- 서면 동의 양식에 서명해야 한다(특정 상황 하에서 구두동의가 허용됨, 이 정책의 섹션 Ⅳ 참조).
- 동의 양식에 서명 후, 연구 대상자 또는 법정대리인과의 지속적인 논의 및 연구에 대한 교육을 제공해야 한다.

B. 충분한 정보에 의한 동의는 개인이 NIH 스태프와 NIH 내 연구프로그램(NIH Intramural Research Program, IRP) 참여에 관한 논의를 할 때부터 시작되며, 개인이 연구 참여를 완료하거나 동의를 철회하거나 연구에서 탈락될 때까지 계속된다.

II. 서면 동의서 양식(written informed consent document)

- NIH 동의서 양식 2514-1, "임상연구 참여 동의서"는 임상센터에서 수행되는 모든 연구에서 사용된다. 양식 2514-1은 IRB 행정간사(coordinators), 전자적으로는 임상센터 홈페이지(http://www.cc.nih.gov/), 또는 연구계획 조정 서비스센터를 통해 이용할 수 있다.
- 동의서 양식에는 45CFR46.116에서 요구하는 모든 요소들과 개인이 연구 참여에 대한 완전한 정보를 얻는데 필요한 기타 정보들이 포함되어야 한다.
- 동의서는 일반인이 이해할 수 있는 비전문적인 용어로 작성되어야 하며, 연구 대상자의 교육 수준에 상응해야 하며, 최소한 부록 1에 열거된 요소들을 포함해야 한다.

- 또한 NIH 양식 2514-1은 첫 페이지와 마지막 페이지의 상용구에 대한 정보를 포함한다. 임상센터에서 사용되는 동의 문서의 경우, 상용구에 대한 변경은 IRB의 승인뿐만 아니라 연구대상자보호국(Office of Human Subjects Research, OHSR) 또는 법무국(Office of General Counsel, OGC)의 승인을 받아야만 한다. 다른 장소에서 이루어지는 NIH 내 연구 프로그램에서는 때때로 다른 상용구가 사용된다.
- 동의 절차와 동의 문서에는 대상자의 법적 권리를 포기하도록 하거나 이를 암시하는 표현 또는 연구자, 연구 의뢰자, 기관의 책임을 면제하거나 이를 암시하는 표현이 포함되어서는 안 된다.

III. 동의에 대한 승인

- 서면 동의서는 연구계획서와 함께 IRB의 승인을 받아야 한다. 충분한 정보에 의한 동의에 영향을 미칠 수 있는 승인된 연구계획서의 개정사항 또는 기타 변경사항은 개정된 동의 문서에 통합되어 IRB의 사전 승인을 받아야 한다. 사소한 변경은 때때로 신속심의를 통해 승인 가능하다. 동의서는 최소 연 1회 이상 IRB의 검토와 승인을 받아야 한다.
- 이온화 방사선을 사용하는 연구의 동의서와 연구계획서는 또한 방사선안전위원회(Radiation Safety Committee)와, 해당하는 경우 방사성약물연구위원회(Radioactive Drug Research Committee)의 심의를 거쳐야 한다. 의료 행정 시리즈 MAS 93-1, "임상센터의 인간대상자를 포함하는 연구: 구조와 과정"을 참조한다.
- 연방 규정(45CFR46)에 의해 규정된 특정 상황들에서 IRB는 사전 동의 획득 요건을 면제하거나, 상기 요소들의 일부를 변경 또는 포함하지 않는 동의 절차에 대해 승인을 할 수 있다. 자세한 내용

은 NIH 다중 프로젝트 확약 F.3 또는 45CFR46.117(b)와 (c)를 참조한다.

- IRB는 IRB 위원으로 하여금 동의 과정을 감시하게 하거나 공정한 제삼자에게 동의 과정을 모니터링하도록 요구할 권한을 가진다.
- IRB 최종 승인(NIH-1195의 IRB 위원장 서명으로 표시) 후 그러나 연구자가 사용하기 전에, 연구계획서와 동의서는 연구계획 조정 서비스 센터(Protocol Coordination Service Center, PCSC)의 검토와 임상센터의 임상연구 부 책임자의 검토 및 승인을 위해 전송된다. 그런 다음 PCSC는 NIH 스태프들이 접근할 수 있는 인트라넷에 동의서와 찬성 양식을 게시한다. 승인된 양식의 사용 가능 날짜는 이러한 양식들에 포함되어 있다.
- 연구계획서에 대한 승인된 동의서 사본은 IRB 파일과 PCSC의 임상센터 의무기록부 파일에 보관될 것이다. 동의서의 사용가능 기간은 제한되어 있으며, 문서의 마지막 페이지에는 설명 및 동의된 날짜에 대상자, 부모 또는 법정대리인이 서명하고 날짜를 기재해야 한다.

Ⅳ. 구두동의: 내용과 기록

특정 상황(예: 문맹인 연구 대상자, 시각장애가 있는 연구 대상자)에서 IRB는 구두 동의 절차를 승인할 수 있다[FDA 규제 연구에 대해서는 45CFR46.117(b)(2) 및 21CFR50.27(b)(2) 참조]. 이 과정에서 IRB는 다음 사항을 검토 및 승인해야 한다.

- 연구 책임자(또는 동의 획득 권한을 부여받은 자)가 대상자 또는 그의 법적 권한을 가진 대리인에게 어떤 설명을 할 것인지에 대한 서면 요약 문서. 서면 요약 문서에는 구두설명을 통해 동의를 득하는 자와 참관인이 서명해야 한다.

- 연구 책임자는 45CFR46.116에 따라 요구되는 동의 관련 요소들을 명시한 약식 서면 동의서를 연구 대상자에게 구두로 설명한다. 연구 대상자와 정보에 대한 설명 제공을 지켜본 참관인은 이 약식 동의서에 서명해야 한다. 문맹 연구 대상자의 경우 "고유 표식"을 만들어 서명을 하는 것이 적절하다. 약식 서면 동의서는 "스태프 정보"에 따라 연구계획 서비스 또는 임상센터 웹사이트에서 구할 수 있다("영어 및 비영어권 연구 대상자를 위한 약식 서면 동의 양식" 참조).

두 문서의 사본은 연구 대상자 또는 그 대리인에게 제공하고 임상센터 의무기록에 보관한다. 가능할 때마다, 이러한 문서의 정보는 연구 대상자 또는 권한을 부여받은 법정대리인이 검토 및 이해할 수 있는 방식으로 제공해야 한다(예: 테이프 녹음, 점자 문서).

V. 비영어권 연구 대상자

- **예상된 비영어권 연구 대상자의 연구 등록:** 일부 연구계획에서 연구 책임자는 비영어권 연구 대상자들이 연구에 등록할 것을 예상한다. 예를 들어, 연구계획이 비영어권 대상자들의 참여를 유도하기 쉬운 질병이나 상태를 연구하고 있거나, 연구 책임자가 적극적으로 그들을 모집하고 있기 때문이다. 연구 대상 집단에 비영어권의 사람들이 포함되거나 연구 책임자 및 IRB가 영어 이외의 언어로 동의 관련 논의가 이루어질 것으로 예상할 때, IRB는 번역된 동의서가 준비되도록 요구해야 한다. 번역이 정확하다는 것을 확인하기 위해서 IRB는 IRB 위원 또는 해당 언어에 유창한 다른 사람이 해당 문서를 역번역하거나 검토하도록 할 수 있다. 비영어권 연구 대상자들이 연구에 등록되면, 그들은 번역된

동의서의 사본을 받는다.

- **예상되지 않은 비영어권 대상자의 연구 등록:** 비영어권 사람이 예기치 않게 연구 대상자 선정기준에 부합하는 경우, IRB가 승인한 동의서의 번역본이 존재하지 않을 수 있다. 연구자들은 언어적 장벽이 있는 연구 대상자를 연구에 등록하는 것의 윤리적, 법적 영향을 신중히 고려해야 한다. 연구 대상자가 동의서 서명 시 또는 이후 논의 시 제시된 정보를 명확하게 이해하지 못한 경우, 해당 연구 대상자의 동의는 충분한 정보에 의한 것이 아닐 수 있고, 따라서 해당 동의의 효력은 없어질 수 있다.

연구 책임자가 예상 연구 대상자의 언어로 IRB가 승인한 동의서가 없는 연구에 해당 연구 대상자를 등록하기로 결정한 경우, 연구 책임자는 섹션 Ⅳ에 설명된 절차들에 따라 IRB의 승인을 받아야 한다. 동의서의 영문 버전은 서면 요약으로 사용할 수 있다(위의 Ⅳ 참조). 임상센터에서 사용되는 가장 일반적인 언어로 번역된 임상센터 표준 약식 서면 동의 양식은 "스태프 정보"에 따라 연구계획 서비스나 임상센터 웹 사이트에 문의하여 구할 수 있다(번역 및 역번역은 "영어 및 비영어권 연구 대상자를 위한 약식 서면 동의 양식" 참조). 다른 모든 언어들에 대해서는 연구 책임자가 약식 서면 동의 양식에 대해 번역을 받을 책임이 있다.* 이러한 문서들이 IRB에 제출되면, 위원장은 신속심의 절차를 사용할 것인지를 결정한다.

- 동의 과정에서의 통역사 활용: 연구 책임자가 예비 연구 대상자가 사용하는 언어를 유창하게 구사하지 않는 한, 원활한 의사소통을 위해 통역사가 필요할 것이다. 가급적 연구 대상자와 독립

---

* 약식 서면 동의 양식에 대한 번역은 NIH 도서관에 문의하여 받을 수 있다.

적인 사람(즉, 가족이 아닌 자)이 대상자에게 정보를 제공하고 동의를 획득하는데 도움을 주어야 한다. 통역사는 사회사업부를 통해 찾을 수 있다. 통역사는 가능하면 대상자에게 동의 관련 설명이 이루어지기 전(가능한 24~48시간 전)에 동의서의 사본을 제공받아야 한다.

통역사는 동의서에 참관인으로 서명할 수 있으며(위의 Ⅳ 참조) 서명란 아래에 "통역사"라고 기재해야 한다.

연구 책임자(또는 위임받은 자)는 통역사의 이름을 포함하여 이 동의 과정을 연구 대상자 의무기록의 경과기록지에 기록해야 한다.

Ⅵ. 동의 획득에 대한 책임

- 충분한 정보에 의한 동의가 이루어지도록 하는 것은 연구 책임자의 책임이다. 이 책임에는 연구 대상자가 의사결정을 할 수 있는 능력이 있는지와 연구의 잠재적 위험과 이득을 적절히 설명했는지를 확인하는 것이 포함된다. 일부 사례에서는 IRB가 연구 대상자의 역량에 대한 독립적인 평가가 이루어지도록 요구할 수 있다.
- 서면 동의는 연구 책임자 또는 연구계획에 대한 지식이 있고 연구 책임자로부터 위임을 받은 연구원이 받아야 한다. 연구 책임자 또는 연구원이 아닌 다른 사람이 동의를 득하기 위해서는 IRB의 승인을 받아야 한다.
- 예비 연구 대상자 또는 법정대리인의 의사결정 능력에 대해 의문이 있거나 충분한 정보에 의한 동의 과정에 대해 우려가 있는 임상진료팀 또는 연구팀의 구성원은 연구 책임자와 해당 우려에 대해 논의하고 적절한 자원 제공 부서들과 협의하는 등의 추가 조치

들을 취할 의무가 있다. 정책 MAS 87-4 "동의 능력을 상실했거나 상실할 수 있는 성인을 포함하는 연구"에 제시된 절차들은 스스로 동의할 수 없는 성인 대상자들을 위해 준수되어야 한다.

- 동의서에는 (a) 연구 대상자 또는 그의 LAR, (b) 동의를 득하는 연구 책임자 또는 위임자 그리고 (c) 동의의 타당성이나 품질이 아닌, 서명의 타당성(즉, 연구 대상자가 실제로 동의서에 서명함)을 증명하는 참관인이 서명 및 날짜를 기재해야 한다. 동의를 얻거나 제공하는 사람 이외의 성인은 서명에 대한 증인이 될 수 있다.
- 동의 문서의 각 페이지에는 대상자의 이름과 병원 등록번호를 표시해야 한다. 대상자에게는 서명된 동의서의 사본을 제공해야 한다. 서명된 동의서의 원본은 "연구계획 동의서"섹션에 따라 대상자의 의무기록에 보관된다.

Ⅶ. 수술적 또는 침습적 절차에 대한 추가 동의

- 수술 절차 및 기타 침습적인 단일 절차의 경우, NIH-2626 "마취와 수술 및 기타 절차의 수행에 대한 요청"은 절차가 이루어지기 30일 전에 완료되어야 한다. 이전에 동의를 받았지만 동의서 서명 후 30일 이내에 시작되지 않은 절차는 다시 새로운 동의를 얻을 때까지 수행되어서는 안 된다. 동의한 시간 및 날짜는 동의서에 기록되어야 한다. 모든 수술 환자의 경우, 수술 전 약물을 투여받기 전에 NIH-2626을 완료해야 한다. 환자들은 병동을 떠나기 전에(입원환자의 경우), 또는 수술 클리닉 방문 중에(외래환자의 경우) 동의하고 서명해야 한다. 침습적 절차를 수행하는 담당의사는 NIH-2626의 완료가 필요한 모든 절차에 대한 동의 과정을 책임진다. 담당 의사 또는 절차에 대해 잘 알고 있는 위임받은

자는 절차의 성격, 목적, 위험과 이익 그리고 대안에 대해 상세히 설명해야 한다. 이 설명은 대상자가 이해하는 언어로 설명한다. 사전동의 논의에 대한 자세한 요약은 환자 의무기록의 경과 기록지 또는 NIH-2626 관련 섹션에 기록해야 한다. NIH-2626의 완료를 요구하는 현재의 절차 목록은 의료 스태프 안내서를 참조한다.

- 특수한 상황에서 스스로 동의할 수 없고 대리인이 참석하지 않은 연구 대상자의 경우, 그의 임상적 필요를 충족시키는 비연구 절차에 대해서는 대리인으로부터 전화 동의를 득할 수 있다. 전화로 동의를 받을 때는 제3자가 대화를 모니터링해야 한다. 동의를 득한 상황과 방법, 동의를 제공한 사람의 이름은 환자 의무기록의 경과 기록지에 기록해야 한다.

Ⅷ. 특정 절차에 대한 추가 동의서 사용

절차가 연구계획의 직접적인 부분인지와 무관하게, 연구계획의 동의서 또는 NIH 2626 양식 외에 별도의 서면 동의서 양식이 확보되어야 한다(정책 문서에 나열된 기타 동의서 양식의 예는 내용의 간결성 위해 여기에서 삭제하였다).

Ⅸ. 사후 검사에 대한 동의

임상센터에서 사후 검사(부검)와 연구 대상자 신체에 대한 처분은 해당 법률에 부합하는 책임이 있는 자의 서면 동의를 통해 허용된다. 책임이 있는 자가 임상센터에 없는 경우, 임상센터 입원담당부서가 제공하는 지침에 따라 팩스나 텔레그램(telegram)을 통해 책임이 있는 자에게 동의를 득할 수 있다. 이러한 목적을 위해서는 다음의 양식들을 활용해야 한다.

- 부검을 위한 SF-523 허가증

• 신체 처분에 관한 NIH-1286 지침

과학적 이유로 사후 검사가 요구되는 연구계획이 있을 수 있다. 이러한 경우 동의 관련 논의는 부검에 대한 고려를 포함해야 한다. 적절한 경우, 동의서에는 대상자가 사후 검사에 대한 선호도를 표시할 수 있는 항목(예: 체크 박스)이 제공되어야 한다. 그러나 사후 검사에 대한 동의는 법적 책임이 있는 개인에게 받아야 한다.

장기 또는 조직 기증에 대한 동의는 정책 MAS 94-6 "장기 및 조직 기부"에 명시된 절차에 따라 법적 책임을 지는 개인에게 받아야 한다.

Ⅹ. 임상센터에 있지 않은 사람으로부터의 동의 획득

사람이 직접 받는 것이 아니라 기술 및 전자적 과정을 통해 동의를 득하게 되는 연구 또는 연구 목적을 위해 수행되는 절차의 경우, 정보의 전송 및 문서화 방법 그리고 누가 이러한 작업을 하는지 등을 포함한 동의 획득 절차를 연구계획서에 자세히 기술해야 한다. 이에 대한 검토와 승인은 우선 임상 책임자와 관련 IRB로부터 받아야 한다.

Ⅺ. 응급 절차에 대한 동의

응급상황의 경우, 일반적으로 동의가 필요한 의학적으로 권장되는 중재나 절차에 관해 연구 대상자의 동의를 받아야 한다. 대상자가 의학적으로 권장되는 응급 절차에 동의를 제공할 수 없다면, 대리인에게 허락을 받아야 한다. 전화로 허락을 받을 때는 제3자가 그 대화를 모니터링해야 한다. 허락을 받는 상황과 방법 그리고 허락하는 사람의 이름을 의무기록의 경과 기록지에 기록하고 서명 및 날짜를 기입해야 한다. 임상적 응급상황에서 동의를 제공할 수 있는 사람이 없는 경우에는 표준 임상실무에 따라 치료를 할 수 있다.

연구의 응급 절차는 연방 규정에 따라 관련 IRB가 검토하고 승인한 연구계획의 일부가 되어야 한다.

동의서에 포함되어야 하는 정보

1. 연구를 목적으로 수행된다는 사실
2. 연구의 목적, 참여자 모집, 대상자 선정 이유, 연구 대상자의 참여 예상 기간에 대한 설명
3. 연구 대상자가 준수해야 하는 절차에 대한 설명과 어떤 절차가 시험적인 것이고, 다른 환경에서 대상자에게 표준치료로 제공될 수 있는지에 대한 설명 무작위배정과 위약 대조군과 같은 연구 방법의 사용에 대해 설명해야 한다.
4. 연구 대상자에 대한 예측 가능한 위험이나 불편, 그것의 발생 확률과 규모에 대한 추정, 이를 예방하거나 최소화하기 위해 어떤 조치를 취할 것인지에 대한 설명 그리고 잠재적으로 예측할 수 없는 위험에 대한 인정
5. 연구로부터 연구 대상자 또는 다른 사람들에게 주어질 수 있는 합리적으로 예상 가능한 이익에 대한 설명과 그 가능성의 추정
6. 연구 대상자에게 이득이 될 수 있는 적절한 대체 절차나 치료방법의 공개
7. 병원 직원, FDA, 의약품 후원자 등 연구 기록에 접근할 수 있는 사람의 예를 포함하여 기록을 어느 정도까지 비밀로 보호할 것인지에 대한 설명
8. 최소 위험을 초과하는 연구의 경우, 연구 참여로 인해 연구 대상자가 상해를 입은 경우 이용할 수 있는 보상 및 치료방법에 대한 설명과 어디서 추가 정보를 얻을 수 있는지, 관련 부상이 발생한 경우에 누구에게 연락해야 하는지에 대한 설명

9. 연구와 연구 대상자의 권리에 대해 문의하기 위해 누구에게 연락해야 하는지에 대한 설명(연구 책임자의 이름과 전화번호, 임상센터의 환자 대표자의 전화번호 포함)
10. 연구 참여는 자발적이며, 참여를 거부하거나 언제든 동의를 철회하더라도 연구 대상자에게 어떠한 불이익이나 이익의 손실을 주지 않는다는 설명
11. 연구 대상자가 연구 참여를 결정했으며, 그의 서명은 그가 제시된 정보를 읽고 논의한 후 연구에 참여하기로 결정했음을 표시한다는 결론

적절한 경우 또는 IRB가 요구하는 경우, 다음 요소 중 하나 이상이 동의서에 포함된다.

1. 연구 대상자가 임신 중이거나 임신할 수 있는 경우, 특정 치료나 절차가 대상자 또는 태아(또는 배아)에게 예측가능하거나 현재 예측할 수 없는 위험을 초래할 수 있다는 설명
2. 연구 대상자의 동의 없이 연구 대상자의 연구 참여를 종료할 수 있는 상황에 대한 설명
3. 연구 참여로 인해 연구 대상자에게 발생할 수 있는 비용
4. 연구 대상자의 연구 참여 철회 결정으로 발생할 수 있는 결과와 참여 종료를 위한 절차
5. 연구 책임자가 연구 대상자에게 영향을 주고 참여 지속 여부에 대한 의지에 영향을 미칠 수 있는 연구 과정 중에 새롭게 발견된 중요한 정보들을 연구 대상자에게 알릴 것이라는 설명
6. 연구에 참여하는 대략적인 연구 대상자 수
7. 연구자가 연구 대상자에게 연구 결과를 알릴 계획이 없다면, 비공

개 계획에 대한 이유가 기술되어야 하고, 비밀 보호법에 따른 정보 에 대한 연구 대상자의 권리를 인정하는 설명이 포함되어야 한다. NIH 법률상담실이 권고하는 표현은 다음과 같다.

본 연구를 수행하는 연구자는 귀하와 관련된 의학적 검사, 평가 또는 기타 정보, 기타 연구 데이터 또는 결과를 귀하에게 제공할 계획이 없습니다. 이는 (결과가 임시적이기 때문입니다), (결과는 추가 분석이 필요하기 때문입니다), (결과는 가족 관계에 대한 원치 않는 정보를 노출할 수 있기 때문입니다), (결과가 유의미하기 전에 추가 연구가 필요할 수 있기 때문입니다). (만약 이 연구를 통해 당신의 건강에 중요할 수 있는 의미 있는 정보를 발견하게 된다면, 그 정보를 이용할 수 있게 될 때 당신에게 알릴 것입니다)

"이 연구에 참여하는 데 동의한다고 하여 당신은 관련 기록의 접근 및 공개와 관련하여 가지게 되는 어떠한 권리도 포기하지 않습니다. 그 권리에 대한 자세한 정보는 의사(연구 책임자)_____에게 문의하십시오."

부록 4. 임상센터 정책 M92-7: 사전의료지시서*

배경

의료, 연구 참여 그리고 임종에 대한 사람들의 선호는 매우 중요한 사안이다. 환자들 스스로가 말을 할 수 없을 때 그들의 선호에 대한 충분한 인식 없이 의료와 삶의 종결에 관한 중요한 결정들이 너무나 빈번하게 이루어진다. 의료 전문가는 환자와 이러한 쟁점을 논의하여 추후 환자의 바람에 따라 임상적 치료를 제공할 책임이 있다. 임상센터에서 연구자들은 연구 참여에 대한 연구 대상자의 선호를 조사하고 존중해야 하는 추가적인 책임이 있다.

목적

이 정책의 목적은 연구 대상자에게 사전의료지시서(advance directives)에 관해 통지하는 절차와 스태프의 책임을 기술하고, 의료 및 연구 참여에 대한 그들의 선호도를 명확하게 표현할 수 있도록 도우며, 그러한 선호를 존중하는 것이다. 이 정책은 1990년 제정된 연방 법률인 "환자 자기결정법"을 충족시키는데, 이 법은 의료기관이 사전의료지시를 시행하여 환자들에게 자신의 의료에 참여하고 지시할 수 있는 권리를 알리도록 하고 있다. 이 정책은 의료 행정 시리즈 정책 M87-4 "동의 능력을 상실했거나 상실할 수 있는 성인을 포함하는 연구"와 M91-7 "DNR 지시 및 제한된 치료 명령"을 보완한다.

---

* 우리나라에서는 "사전의료의향서"라고 하지만, 이는 "호스피스 완화의료 및 임종과정에 있는 환자의 연명의료결정에 관한 법률(연명의료법)"에서 정한 말기와 임종기 환자 연명의료결정을 위한 특정 문서를 지칭하는 것으로 의미가 축소되어, 원래의 의미대로 "사전의료지시서"라고 옮겼다. 예를 들어, 우리나라에서는 지속적 식물상태에 빠졌을 때는 사전의료의향서가 효력이 없다.

정의

A. 성인 연구 대상자

성인은 (1) 18세 이상 또는 (2) 결혼했거나 (3) 자녀가 있는 사람을 의미한다. 이 정책에서 "연구 대상자"란 임상센터에서 보이는 성인 환자들 및 임상연구 자원자들을 의미한다.

B. 사전의료지시서

사전의료지시서는 개인이 자신에 대한 의료 및 연구 참여에 관한 선호를 미리 명시할 수 있도록 하는 문서들이다. 사전의료지시서는 해당 개인이 스스로 의사결정을 내리거나 의사소통을 할 수 없을 때 발효된다. NIH 사전의료지시서(하단의 섹션 C 참조)와 NIH 양식이 아닌 사전의료지시서는 언제든지 변경할 수 있으며, 연구 대상자에 의해 변경 또는 취소되지 않는 한 계속 유효하다.

사전의료지시서의 두 가지 주된 유형은 "의료에 대한 지속적 대리인 지정"과 "생전유언(living will)"이다. "의료에 대한 지속적 대리인 지정"는 개인이 그렇게 할 능력이 없게 된 경우 대리인을 지정하여 의료 결정을 내리게 하는 사전의료지시이다. 생전유언은 개인이 식물인간 상태가 지속되거나 말기 질환을 진단받은 경우 그리고 이러한 결정을 내릴 수 없게 된 경우에 어떤 의료적 중재를 시행, 지속, 보류 또는 철회하기를 원하는지 명시하는 사전의료지시이다.

C. 의료 및 의학연구 참여를 위한 NIH 사전의료지시서(NIH 200 양식)

의료 및 의학연구 참여를 위한 NIH 사전의료의향서 양식은 의료에 대한 지속적 대리인 지정과 생전유언 그리고 연구 참여에 대한 필수 구성요소들을 결합한 것이다. 양식의 PART 1은 연구 대상자가 대리 의사결정자(대리인)를 지명할 수 있도록 한다. PART 2는 연구 대상자가 자신의 연구 참여에 관한 특정 선호를 문서화할 수 있도록 한다. PART 3은 연구 대상자가 의료에 관한 특정 선호를 문서화할 수 있도록 하는데, 이 부분은 생전유언과 비슷하다. 그러나 생전유언과 대조적으로 NIH-200 양식은 작성 대상을 지속적 식물 상태에 있는 사람이나 말기 환자로 국한하지 않는다. 의료 및 의학연구 참여를 위한 NIH 사전의료지시서는 임상센터에서만 사용하도록 만들어졌다. 단, 이는 해당 개인이 임상센터를 떠날 때 그의 선호에 대한 지침을 제공해줄 수 있다. 이 양식과 양식에 대한 사용 지침은 생명윤리과에서 받을 수 있다.

정책

A. 모든 성인 연구 대상자들은 임상센터에 처음 입원할 때 사전의료지시서에 관한 서면 정보를 받게 된다.

B. 입원한 모든 성인 연구 대상자들은 각 간호 입원 평가에서 사전의료지시서에 대한 질문을 받게 된다.

C. NIH의 독특한 연구 환경을 고려하여, 사전의료지시서가 없거나 NIH 양식이 아닌 사전의료지시서가 있는 연구 대상자들은 그들의 연구와 의료에 대한 선호를 다루기 위해 의료 및 의학연구 참여를 위한 NIH 사전의료지시서(NIH-200 양식)의 작성을 권고 받는다.

D. 연구 참여와 임상센터의 의료 서비스 제공은 사전의료지시의 실행에 의해 좌우되지 않는다. 단, 의료 행정 시리즈 정책 M87-4 "동의 능력을 상실했거나 상실할 수 있는 성인을 포함하는 연구"에서 요구되거나 IRB가 규정한 특정 연구계획은 예외가 된다.

E. 사전의료지시서(NIH 양식 및 NIH 양식이 아닌 것 모두)는 연구 대상자가 입원해 있는 동안 사전의료지시 섹션의 연구 대상자 기록에 보관되며, 퇴원 후에는 의무기록에 보관된다.

F. 의료 서비스 제공자는 자신이 돌보는 연구 대상자의 사전의료지시서를 숙지한다.

G. 주치의는 연구 대상자와 사전의료지시서의 함의를 논의하고 그들의 선호를 존중한다.

H. 생명윤리 자문은 연구 대상자의 사전의료지시서에 대한 의견 불일치, 불확실성 또는 갈등이 있을 때마다 이루어질 것이다.

절차

A. 임상센터 입원

1. 초기 입원

연구 대상자가 처음 입원할 때, 입원 행정 담당자는 그에게 입원 관련 서류를 제공할 것이다. 이 서류에는 사전의료지시서 실행 권한을 포함하여 의료와 관련된 결정을 내릴 수 있는 연구 대상자의 권리에 대한 서면 정보들이 포함되어 있다.

2. 평가

a. 입원 담당 간호사는 각 입원 평가의 일환으로 연구 대상자에게 사전의료지시서가 있는지, 있다면 임상센터에서 그것이 계속 유효하기를 원하는지에 대해 질문할 것이다.

1) 연구 대상자가 사전의료지시서를 가지고 있고 그것이 계속 유효하기를 원한다면, 입원 담당 간호사는 사전의료지시 섹션의 연구 대상자 기록에 사전의료지시서의 사본을 게시한다. 해당 환자는 의료 및 의학연구 참여를 위한 NIH 사전의료지시서(NIH-200 양식)를 작성 완료하도록 권고받을 것이다. 입원 담당 간호사의 교대 종료 시까지 의무기록에 사전의료지시서가 게시되지 않으면, 임상연구정보시스템(CRIS)에서 사회사업팀에 의뢰 요청을 보낼 것이다.

2) 연구 대상자의 사전의료지시서가 의무기록에 있는 경우, 해당 기록에서 사전의료지시서가 삭제되고 환자와 함께 확인한 후 현재의 입원환자 기록에 게시된다. 사전의료지시서가 의무기록에 없는 경우, 임상 스태프는 연구 대상자가 사전의료지시서를 작성하는 데 도움을 줄 것이다. 그 동안에 환자는 의료 및 의학연구 참여를 위한 NIH 사전의료지시서(NIH-200 양식)를 작성 완료하도록 권고받을 것이다. 입원 담당 간호사의 교대 종료 시까지 의무기록에 사전의료지시서가 게시되지 않으면, 임상연구정보시스템(CRIS)에서 사회사업팀에 의뢰 요청을 보낼 것이다.

3) 연구 대상자에게 사전의료지시서가 없고 이를 작성하는 데 보다 많은 정보나 도움을 필요로 하는 경우, 임상 스태프가 그들을 돕거나 입원 담당 간호사의 교대 종료시까지 해결되지 않았다면 사회복지사에게 의뢰할 수 있다.

4) 연구 대상자의 입원환자 기록에 사전의료지시서가 없으나 연구 대상자가 주치의에게 자신의 의사결정자를 지명하거나 선호에 대해 진술하는 경우, 이 진술은 반드시 제삼자의 입회 하에 이루어져야 한다. 이 정보는 해당 의사가 기록하고 입회인이 서명하며, 의료 및 의학연구 참여를 위한 NIH 사전의료지시서(NIH-200-1 양식) 첨부문서에 기록될 것이다. 이 진술서는 "구두 사전의료지시" 제목을 포함해야 하고, 문서는 입원환자 기록의 사전의료지시 섹션에 보관되어야 한다. 이 첨부문서는 NIH-200 없이 단독으로 보관될 수 있다.

5) 연구 대상자에게 사전의료지시서가 없고, 연구 대상자가

사전의료지시서의 실행을 원하지 않으며, 더 나아가 구두로 자신의 의사결정자를 지명하거나 선호도에 대해 표현하는 것도 원하지 않는 경우, 이에 대한 기록 외에 추가 조치는 필요하지 않다.

b. 사회복지사와 생명윤리과 구성원은 임상 스태프가 사전의료지시에 대해 연구 대상자에게 조언을 해주고, 사전의료지시서를 작성 및 실행하는 데 있어 도움을 줄 수 있다.

c. 사전의료지침서를 작성한 개인은 의료진에게 해당 연구 대상자의 사전의료지시서의 존재를 알릴 것이다.

3. 재평가

모든 연구 대상자의 사전의료지시서는 연구 대상자의 임상적 상태에 중대한 변화가 있을 때마다 재평가한다.

B. 기록

1. 입원 시마다, 입원 담당 간호사는 각 연구 대상자의 사전의료지시 상태를 CRIS 또는 승인된 의무기록 양식에 기록한다. 또한 간호사 및 사회복지사는 연구 대상자의 사전의료지시 상태에 변화가 발생했을 때 이를 기록한다.
2. 의료 및 의학연구 참여를 위한 NIH 사전의료지시서(NIH-200 양식)가 작성 완료되면, 원본은 현 의무기록의 사전의료지시 섹션에 보관된다. 사본은 양식에 지명된 바에 따라 배포된다. 의무기록팀은 연구 대상자 퇴원 후 의무기록의 사전의료지시 섹션에 사전의료지시서를 유지한다.
3. NIH 양식이 아닌 사전의료지시서도 입원 중 입원환자 기록의 사전의료지시 섹션에 보관하고, 퇴원 후에는 의무기록에 보관한다.
4. 연구 대상자가 현재의 사전의료지시서를 수정하고 싶어할 경우,

연구 대상자에게 새로운 NIH 사전의료지시서를 작성하도록 요청해야 한다. 연구 대상자가 새로운 NIH 사전의료지시서를 작성할 수 없는 드문 상황에서는 위에서 설명한 바와 같이 의사에게 구두로 사전의료지시를 제공할 수 있다. 새로운 사전의료지시는 연구 대상자 기록에 있는 이전 지시를 대체해야 한다. 유효한 사전의료지시가 있는 연구 대상자가 더이상 해당 사전의료지시의 효력이 유지되는 것을 원하지 않는다고 결정하는 경우, 이는 명시적으로 문서화되어야 한다. 임상센터 스태프는 해당 연구 대상자가 NIH 사전의료지시 첨부문서에 이러한 변경사항을 표시하고 날짜를 기입하는 데 도움을 준다.

C. 특별한 우려

사전의료지시 과정은 심도 있는 고려가 필요한 윤리적 또는 법적 쟁점을 초래할 수 있다. 여기에는 이미 존재하는 사전의료지시의 해석과 적용, 또는 사전의료지시 실행을 위한 연구 대상자의 인지 능력에 관련된 질문들이 포함될 수 있다. 또한 의료 서비스 제공자는 인지적 이유로 사전의료지시를 실행할 수 없는 개인은 연구 참여도 동의할 수 없음을 알아야 한다(의료 행정 시리즈 정책 M87-4 참조). 이 쟁점에 대한 자문은 임상생명윤리과를 통해 가능하다.

교육

A. 의료진

임상센터는 임상생명윤리과를 통해 임상 스태프를 대상으로 정식 교육, 교육 자료, 지속적인 지도 및 지원을 제공할 것이다.

B. 지역사회 교육

의료집행위원회의 지시에 따라, 임상센터 윤리위원회, 임상센터 의사소통국 그리고 기타 적절한 부서가 사전의료지시에 대한 지역사회 교육 지원 활동을 조정해나갈 것이다.

감독

이 정책의 시행과 평가에 대한 책임은 의료집행위원회에 있으며, 이는 여러 분과위원회, 특히 임상센터 윤리위원회의 지원을 받는다.

부록 5.

의료 및 의학연구를 위한 NIH 사전의료지시서

NIH는 당신의 의료와 연구 참여에 대한 바람을 존중할 것을 약속합니다. 당신이 스스로 의사결정을 할 수 있는 한, 우리는 당신과의 대화를 통해서 당신이 원하는 것을 결정할 것입니다. 하지만 당신 스스로 결정을 내릴 수 있는 능력을 상실할 수도 있습니다. 그 시점에는 당신이 어떤 돌봄을 원하는지 우리가 판단하기 어려울 수 있습니다. NIH 사전의료지시서는 당신의 의료와 연구 참여에 대한 바람들을 사전에 지시할 수 있게 함으로써 이러한 어려움을 해결해 줍니다. 이 양식은 당신이 스스로 결정할 수 있는 능력을 상실해야 효력이 발생합니다. 당신이 이 양식을 작성하고, NIH에 머무는 동안 NIH 양식이 아닌 사전의료지시서가 효력을 발휘할 수 있도록 하려면, NIH 양식이 아닌 사전의료지시서의 사본을 이 양식에 첨부해야 합니다.

NIH 사전의료지시서는 NIH 임상센터에서 사용하도록 만들어졌습니다. 또한 이것은 임상센터 밖에서 당신이 원하는 바에 대한 근거를 제공할 수 있습니다. 당신은 언제든지 이 양식을 변경할 수 있습니다. 당신은 원하는 만큼 많이 또는 적게 내용을 기입해도 됩니다. 이 양식은 반드시 서명되고 증명되어야 합니다. 당신은 금색 용지의 사본을 보관하고, 분홍색 용지의 사본은 PART 1에 기재한 사람에게 주어야 합니다. 질문이 있거나 추가 정보를 원할 경우에는 의료진에게 문의하거나 임상생명윤리과에 문의하시기 바랍니다.

PART 1 대리 의사결정자 선택: 이 섹션은 의료를 위한 지속적 대리인 지정(Durable Power of Attorney, DPA)과 유사합니다. 이는 당신이 스스로 이러한 결정을 내릴 수 없게 된 경우, 당신을 위해 의료와 연구에 관한 결정을 내릴 누군가를 지명할 수 있게 해줍니다. 당신이 지명한 사람이 당신이 원하는 결정을 내릴 수 있도록 하기 위해서, 당신은 당신이 지정하는 사람과 당신의 의료와 연구에 대한 바람을 논의해야 합니다.

PART 2 의학연구 참여에 대한 당신의 바람: 이 섹션은 당신이 스스로 결정을 내릴 수 없게 된 경우 연구 참여에 대한 당신의 바람을 표시할 수 있게 해줍니다. 당신이 고려하고 싶은 몇 가지 쟁점들은 이 양식의 뒷면에 나열되어 있습니다. 당신은 연구에 관한 당신의 바람에 대해 당신의 연구팀과 논의해야 합니다.

PART 3 의료에 대한 당신의 바람: 이 섹션은 생전유언과 유사합니다. 이는 당신이 스스로 결정을 내릴 수 없게 된 경우, 의료에 대한 당신의 바람을 표시할 수 있게 해줍니다. 당신이 고려하고 싶은 몇 가지 쟁점들은 이 양식의 뒷면에 나열되어 있습니다. 당신은 의료에 대한 당신의 바람에 대해 주치의와 논의해야 합니다.

MEDICAL RECORD

NIH Advance Directive for Health Care and Medical Research Participation

PART 1: Your Choice for a Substitute Decision Maker

I authorize the person(s) named below to make decisions for me concerning my health care and participation in medical research in the event that I become unable to make these decisions for myself.

Primary Substitute Decision Maker	Alternate (Used if Primary Substitute Decision Maker is Unavailable)
Name:	Name:
Address:	Address:
Telephone #	Telephone #

PART 2: Your Wishes About Medical Research Participation

A. If you lose the ability to make decisions, you may continue in your present study or be enrolled in a new study if your substitute decision maker agrees. You may also initial the following statements that reflect your wishes.

If I lose the ability to make my own decisions:

__ I do NOT want to participate in any medical research.

__ I am willing to participate in medical research that might help me.

__ I am willing to participate in medical research that will not help me medically, but might help others and involves minimal risk of harm to me.

__ I am willing to participate in medical research that will not help me medically, but might help others and involves greater than minimal risk of harm to me.

B. You can use this space to indicate any values, goals, or limitations you would like to guide your participation in medical research. For more space use the NIH-200-1 Continuation form.

PART 3: Your Wishes for Health Care

A. You may initial the statements below that reflect your wishes. Your doctors can then make medical decisions for you based on your wishes and specific situation. If you have any questions about the situations you might face in the future, please speak with your medical team.

__ I want all effective treatments for keeping me alive, no matter what my condition.

OR

I do NOT want life-sustaining treatments if:

__ I have a condition that cannot be cured and will soon lead to my death, and life-sustaining treatment will only prolong the process of dying.

__ I am in a permanent coma.

__ I am awake, but have permanently lost the ability to communicate and interact with others.

B. You can use this space to indicate any values, goals, or limitations you would like to guide your healthcare. For more space use the NIH-200-1 Continuation form

Patient Signature	**Witness Signature**
Print Name **Date**	**Print Name** **Date**
Patient Identification	NIH Advance Directive for Health Care and Medical Research Participation NIH-200 (10-00) P.A. 09-25-0099 File in Section 4: Advance Directives

WHITE-Medical Record GOLD-Patient PINK-Substitute Decision Maker

고려 및 논의해야 하는 쟁점

당신에게 가장 중요한 것(당신의 핵심 가치)에 대해 생각해보십시오. 당신이 의사결정 능력을 상실한 경우, 당신이 어떤 치료방법을 원하는지 그리고 어떤 유형의 연구에 참여하기를 원하는지를 결정하기 위해 이러한 핵심 가치를 활용하십시오. 예를 들어, 어떤 사람들은 특정 능력(의사소통 능력 등)을 너무 중요시하기 때문에 이러한 능력을 잃게 된 경우, 살아있기를 원하지 않을 수 있습니다. 이와는 반대로, 어떤 사람들은 삶 자체를 너무 중요시하기 때문에 어떤 상황에서도 생명을 유지하게 해주는 치료를 받길 원할 것입니다. 아래에는 당신의 의사, 대리 의사결정자 및 가족과 함께 당신이 선호하는 바에 대해 생각하고 논의할 때 고려할 수 있는 몇 가지 추가 쟁점들이 있습니다.

생애 말기 결정과 관련된 의학적 상태

말기 상태: 환자를 돌보는 의사들의 의견에 따라 합리적인 회복 가능성이 없고, 생명 유지 치료법을 사용하는 것이 단지 임종 과정을 연장시키는 것일 뿐인 의학적 상태

영구적 혼수상태: 환자를 돌보는 의사들이 되돌릴 수 없다고 믿는 완전한 의식 상실 상태

의사소통 능력의 상실: 다른 사람들과 소통하고 상호작용할 수 없는 상태

자기 돌봄 능력의 상실: 다른 사람의 실질적인 도움 없이는 목욕, 식사, 옷 입기 등 일상생활을 수행할 수 없는 상태

난치성 통증: 최대치의 통증 완화 노력에도 불구하고 지속적이고 현저한 통증 상태

치료 선택사항

응급 소생술: 사람의 호흡 또는 심장 박동을 다시 시작하게 하기 위한 시도. 소생 시도에는 환자의 가슴을 압박하거나 환자의 목에 호흡용 관을 삽입하는 심폐소생술(Cardiopulmonary Resuscitation, CPR)이 포함될 수 있다. 소생 시도에는 의약품의 사용이나 전기충격도 포함될 수 있다.

DNR(Do Not Resuscitate) 지시: 환자가 호흡이나 심장이 멈췄을 때 응급 소생술을 받기를 원하지 않는 경우, 소생술을 시도하지 않도록 하는 지시가 작성된다.

이것을 DNR 지시라고 한다.

인공호흡기 지지: 인공호흡기는 환자의 폐 기능이 부전 상태일 때 환자가 숨을 쉴 수 있도록 도와주는 기계이다. 인공호흡기 지지는 종종 환자의 목구멍에 호흡용 관을 삽입하는 것이 포함된다.

인위적인 영양 및 수분 공급: 위나 정맥에 위치한 관을 통해, 또는 다른 인위적인 수단들을 통해 음식물과 수분이 제공된다.

통증완화 조치: 진통제와 같은 치료법들은 환자를 편안하게하기 위한 것이다.

연구의 종류

직접적인 의학적 혜택을 받을 가능성이 있는 연구: 연구 대상자의 의학적 상태를 개선할 수 있는 기회를 제공하는 연구.

직접적인 의학적 혜택을 받을 가능성이 없는 연구: 연구 대상자의 의학적 상태를 개선할 기회를 제공하지는 않지만, 의사들이 연구 중인 질병에 대해 더 많이 알 수 있도록 도움을 줄 수 있고 따라서 해당 질병에 걸린 다른 사람들에게 도움이 될 수 있는 연구.

일반적으로 임상연구는 두 가지 범주의 위험으로 나뉜다: 최소 위험과 최소 위험보다 큰 위험. 최소 위험은 당신이 연구에서 경험할 수 있는 위험의 가능성과 정도가 정기적인 신체검사나 혈액 검사와 같이 일상생활에서 경험하게 되는 위험보다 크지 않은 것을 의미한다.

부록 6. 임상센터 정책 M87-4: 동의 능력을 상실했거나 상실 가능한 성인을 대상으로 하는 연구

목적

연구 참여의 초기 또는 지속적 동의 제공을 할 수 없거나 할 수 없게 될지도 모르는 성인을 대상으로 하는 비응급 연구에 대한 임상센터 정책 수립을 목적으로 한다.

정책

성인은 충분한 정보에 입각한 동의를 할 수 있다고 간주된다. 초기에 또는 지속적인 동의를 제공하는 성인의 능력에 대해 의문이 발생할 때, 해당 개인의 동의 능력을 평가해야 한다. 초기에 또는 지속적인 동의를 할 수 없는 성인은 IRB가 동의 능력이 없는 성인을 대상으로 한 연구를 승인했을 때 그리고 (IRB가 사전동의 요건을 면제하지 않는다면) 적절한 대리인이 허락한 경우에만 연구에 참여할 수 있다. 찬성(즉, 긍정적인 합의)은 이를 제공할 수 있는 개인으로부터 획득되어야 한다. 개인의 반대(불찬성)는 존중되어야 한다.

절차

1. 연구 책임자의 책임

a. 모든 연구계획서는 연구 참여 초기에 동의 능력이 없는 성인을 연구 대상에서 제외할 것인지 또는 참여 자격을 부여할 것인지에 대해 명시해야 하며, 초기에는 동의했으나 지속적인 동의 능력을 상실한 성인의 경우 연구 참여를 지속할 수 있는 조건들을 명시해야 한다.

b. 동의 능력이 없는 성인을 연구에 등록하기 위해서, 연구계획서는 다음의 사항을 기술해야 한다.

ⅰ. 그들의 선정에 대한 정당성

ⅱ. 초기 및 지속적인 동의를 하는 성인의 능력 평가 방법

ⅲ. 이 정책에 따라 적절한 대리인의 허락을 획득하는 경우

ⅳ. 동의를 할 수 없는 성인에 대한 연구의 위험과 가능한 이득

ⅴ. 승낙을 얻기 위한 절차와 불승낙을 존중하기 위한 절차

ⅵ. 사용될 추가 안전장치(예: 동의 과정 모니터링)

c. 연구자는 동의 능력을 상실할 위험이 있는 성인들이 연구 관련 사전 의료지시서를 작성할 수 있도록 권장해야 한다.

246

2. IRB의 책임

a. 연구자가 초기 동의를 할 수 없는 성인 또는 지속적인 동의를 할 수 없는 성인을 대상으로 하는 연구계획서를 제출한 경우, IRB는 다음의 사항을 수행해야 한다.

ⅰ. 동의 능력이 없는 성인을 연구에 포함시키는 것의 정당성이 설득력이 있는지 확인한다(예: 동의할 수 있는 성인들만 연구에 등록시키는 경우 연구 질문에 대한 답을 할 수 없거나, 연구 참여는 연구 대상자에게 중요한 잠재적 이득을 제공함 등).

ⅱ. 초기, 또는 지속적인 동의를 하는 성인의 능력 평가 절차가 적절한지 확인한다.

ⅲ. 동의 능력이 없는 성인을 위해 적절한 대리인의 허락을 득하도록 규정한다.

ⅳ. 동의 능력이 없는 성인에 대한 가능한 이득과 위험을 문서화한다.

ⅴ. 찬성을 얻고, 불찬성을 존중하는 절차가 적절한지 확인한다.

추가적인 안전장치의 사용 여부를 결정한다(예: 동의 과정 모니터링)

b. IRB는 다음의 범주에서만 동의 능력이 없는 성인을 연구에 등록하는 것을 승인할 수 있다.

i. **최소 위험보다 위험이 크지 않은 연구:** 최소 위험은 연구에서 예상되는 해악이나 불편함의 가능성과 크기가 일상 생활이나 일상적인 신체적 또는 심리학적 검사 등을에서 일반적으로 경험하는 것보다 크지 않은 것을 의미한다.

ii. **최소 위험 이상이지만 개별 연구 대상자에 대한 직접적인 이득의 가능성이 있는 연구:** 동의 능력이 없는 성인을 포함하는 연구는 연구 대상자에 대한 이득의 가능성이 위험과 부담을 정당화하고, 연구의 위험/이득 프로파일이 최소한 이용 가능한 대안의 위험/이득 프로파일만큼 연구 대상자에게 유리한 경우에만 이 범주에서 승인될 수 있다.

iii. **최소 위험보다 소폭 위험이 증가하지만, 개별 연구 대상자에 대한 직접적인 이득의 가능성이 없는 연구:** 동의 능력이 없는 성인은 생명윤리 자문에서 법정 후견인이나 지속적 대리인 자격(DPA)을 가진 사람이 적합하다고 판단되고, 이 정책에 따라 허가를 받은 후에만 이 범주의 연구에 참여할 수 있다(섹션 3 참조).

247

iv. 최소 위험의 소폭 증가 이상의 위험을 지니며 개별 연구 대상자에 대한 직접적인 이득의 가능성이 없는 연구. 이 범주의 연구는 IRB의 승인을 받아야 하며, 이후 독립적인 전문가 패널의 검토를 거쳐 NIH 임상센터 임상연구 부책임자의 승인을 받아야 한다. 임상연구 부책임자는 IRB 및 독립적인 전문가들이 연구로부터 획득해야 할 지식이 매우 중요하고, 동의 능력이 있는 성인만을 대상으로 했을 때 합리적으로 획득될 수 없으며, 위험이 덜한 방식으로는 획득될 수 없음을 확인했을 때에만 이 범주의 연구를 승인할 수 있다. 또한, 동의 능력이 없는 성인은 생명윤리 자문에서 대리인이 적절하다고 판단(섹션 3 참조)하고, 연구 참여가 개인의 선호 및 가치관에 부합한다는 설득력 있는 근거(예: 서면 연구 사전의료지시서, 명확히 상충되는 근거가 없는 경우)가 있는 경우에만 이 범주의 연구에 등록될 수 있다.

3. 적절한 대리인 확인

a. 법정대리인 또는 의료와 연구 참여에 대한 지속적 대리인(DPA) 자격이 있는 동의 능력이 없는 성인.

법정대리인 또는 지속적 대리인 자격(DPA)을 가진 사람이 동의 능력이 없는 성인의 연구 참여를 허락할 수 있는데, 그들이 대리인으로 적절하기 위해서는 (1) 연구의 목적을 이해하고, (2) 연구의 위험, 잠재적 이득 그리고 대안을 이해하며, (3) 연구 참여가 연구 대상자의 선호와 가치관에 일치한다고 믿을만한 충분한 이유가 있어야 한다.

대리인의 적절성 평가는 연구 책임자(또는 위임을 받은 자) 또는 생명윤리학자가 수행할 수 있다. 직접적인 이득의 가능성이 없으며 최소 위험보다 큰 위험(섹션 2B, 범주 III 및 IV 참조)을 지닌 연구의 경우, 이 평가는 생명윤리학자가 수행해야 한다.

b. 법정대리인 또는 의료와 연구 참여에 대한 지속적 대리인(DPA)이 없지만, 지속적 대리인 자격 부여 과정을 이해할 수 있는 동의 능력이 없는 성인.

법정대리인 또는 지속적 대리인이 없고 동의 능력도 없는 성인은 대리인 지정 능력을 가질 수 있다. 해당 성인이 대리인 지정 능력이 있는지의 결정은 생명윤리과가 해야 한다. 만약 해당 개인이 이러한 능력이 있고 대리인을 지정할 수 있다면, 지정된 대리인은 해당 개인의 연구 참여 여부를 허락할 수 있다. 단, 생명윤리과가 대리인의 적절성을 판단하기 위해서 대리인은 (1)연구의 목적을 이해하고, (2)연구의 위험, 잠재적 이득 그리고 대안을 이해하며, (3)연구 참여가 연구 대상자의 선호와 가치관에 일치한다고 믿을만한 충분한 이유가 있어야 한다.

248

c. 동의 능력이 없고, 법정대리인 또는 의료와 연구 참여에 대한 지속적 대리인이 없으며, 지속적 대리인 자격 부여 과정도 이해할 수 없는 성인.

이러한 성인에 대해서는 다음 목록의 순서로 대리인이 지정될 수 있다. (1) 배우자 또는 파트너*, (2) 성인 자녀, (3) 부모, (4) 형제, (5) 기타 가까운 친척.

지정 대리인은 IRB가 최소 위험 또는 직접적인 이득 가능성에 따라 승인한 연구에 대해서만 해당 개인의 연구 참여 여부를 허락할 수 있다(섹션 2B, 범주 I 및 II 참조). 생명윤리 자문에서 대리인이 적절하다고 판단하기 위해서 대리인은 (1) 연구의 목적을 이해하고, (2) 연구의 위험, 잠재적 이득 그리고 대안을 이해하며, (3) 연구 참여가 연구 대상자의 선호와 가치관에 일치한다고 믿을만한 충분한 이유가 있어야 한다.

---

* 파트너는 다음 두 개인의 관계로 정의되는데, 두 개인이 (1) 18세 이상이고, (2) 민법 규정에 따른 4촌 이내의 혈연 또는 혼인에 의해 관련된 관계가 아니고, (3) 두 개인이 결혼한 상태 또는 동성결혼 상태가 아니거나 다른 사람과 사실혼관계에 있는 것이 아니며, (4) 비록 두 개인 모두 그 관계에 동등하게 기여하도록 요구되지 않더라도, 각 개인이 상대방 및 그 관계의 유지와 지지에 기여하는 상호의존적 관계에 있고 그 관계를 지속하는데 합의한 상태를 의미한다.

4. 자문

이 정책에 관한 자문은 생명윤리과(연락처: 301-496-2429)에 연락하면 받을 수 있다. 개인의 동의 능력을 평가하기 위해 훈련된 부서이자 정신의학, 생명윤리학 그리고 기타 전문가들로 구성된 NIH 동의능력평가팀(연락처: 301-496-9675/2429)에 연락하여 해당 연구 대상자가 동의 가능한지에 대한 자문을 받을 수 있다.

부록 7. 생명윤리 자문 서비스의 작업에 의해 정보나 영향을 받은 출판물

1. Abdoler, E., Taylor, H., and Wendler, D. "The Ethics of Phase 0 Oncology Trials." *Clinical Cancer Research* 14 (2008): 3692-3697.
2. Applbaum, A. I., Tilburt, J. C., Collins, M. T., and Wendler, D. "A Family's Request for Complementary Medicine after Patient Brain Death." *Journal of the American Medical Association* 299, no. 18 (2008): 2188-2193.
3. Beskow, L., Grady, C., Iltis, A., Sadler, J., and Wilfond, B. "Points to Consider: The Research Ethics Consultation Service and the IRB." *IRB: Ethics & Research* 31, no. 6(2009): 1-9.
4. Brown, A., Wendler, D., Camphausen, K., Miller, F., and Citrin, D. "Performing Non-diagnostic Research Biopsies in Irradiated Tissue: A Review of Scientific, Clinical, and Ethical Considerations." *Journal of Clinical Oncology* 26 (2008): 3987-3994.
5. Danis, M., Farrar, A., Grady, C., et al. "Does Fear of Retaliation Deter Requests for Ethics Consultation?" *Medicine, Health Care and Philosophy* 11, no. 1 (2008): 27-34.
6. Denny, C., Wilfond, B. S., Peters, J. A., Giri, N., and Alter, B. "All in the Family: Disclosure of 'Unwanted' Information to an Adolescent to Benefit a Relative." *A merican Journal of Medical Genetics Part* A 146A, no. 21 (2008): 2719-2724.
7. Dickert, N., and Grady, C. "What's the Price of a Research Subject? Approaches to Payment for Research Participation." *New England Journal of Medicine* 341, no. 3 (1998): 198-203.
8. Dickert, N., and Wendler, D. "Ancillary Care Obligations of Medical Researchers." *Journal of the American Medical Association* 302, no. 4(2009): 424-428.
9. DuVal, G., Gensler, G., and Danis, M. "Ethical Dilemmas Encountered by Clinical Researchers." *Journal of Clinical Ethics* 16, no. 3 (2005): 267-276.
10. Grady, C., Horstmann, E., Sussman, J., and Hull, S. "The Limits of Disclosure: What Research Subjects Want to Know about Investigator Financial Interests." *J ournal of Law, Medicine, and Ethics* 34, no. 3 (2006): 592-599.
11. Hardy, N. M., Grady, C., Pentz, R., Stetler-Stevenson, M., Raffeld, M., Fontaine, L. S., Babb, R., Bishop, M.R., Caporaso, N., and Marti, G.E. "Bioethical Considerations of Monoclonal B Cell Lymphocytosis: Haematologic Stem Cell

Donation." *British Journal of Haemotology* 9, no. 5(2007): 824-831.

12. Hull, S., Glanz, K., Steffen, A., and Wilfond, B. S. "Recruitment Approaches for Family Studies: Attitudes of Index Patients and Their Relatives." *International Review Board* 26, no. 4 (2004): 12-17.
13. Loud, J. T., Weissman, N. E., Peters, J. A., et al. "Deliberate Deceit of Family Members: A Challenge to Providers of Clinical Genetics Services." *Journal of Clinical Oncology* 24, no. 10 (2006): 1643-1646.
14. Miller, F., and Grady, C. "The Ethical Challenge of Infection-Inducing Challenge Studies." *Clinical Infectious Diseases* 33 (2001): 1028-1033.
15. Pace, C., Miller, F., and Danis, M. "Enrolling the Uninsured in Clinical Trials: An Ethical Perspective." *Critical Care Medicine* 31, no. 3 (2003, Suppl): S121-125.
16. Persad, G. C., Little, R. F., and Grady, C. "Including Persons with HIV Infection in Cancer Clinical Trials." *Journal of Clinical Oncology* 26, no. 7 (2008): 1027-1032.
17. Shah, S., and Wendler, D. "Interpretation of the Subjects' Condition Requirement: A Legal Perspective." *Journal of Law, Medicine, and Ethics* 38, no. 2 (2010): 365-373.
18. Varma, S., and Wendler, D. "Research Involving Wards of the State: Protecting Particularly Vulnerable Children." *Journal of Pediatrics* 152 (2008): 9-14.
19. Wendler, D. "Minimal Risk in Pediatric Research as a Function of Age." *Archives of Pediatric and Adolescent Medicine* 163 (2009): 115-118.
20. Wendler, D., and Grady, C. "What Should Research Participants Understand to Understand They Are Participants in Research?" *Bioethics* 22, no. 4 (2008): 203-208.
21. Wendler, D., Rackoff, J., Emanuel, E., and Grady, C. "The Ethics of Paying for Children's Research Participation." *Journal of Pediatrics* 141 (2002): 166-171.
22. Wendler, D., Shah, S., Whittle, A., and Wilfond, B. S. "Non-beneficial Research with Individuals Who Cannot Consent: Is It Ethically Better to Enroll Healthy or Affected Individuals?" *Institutional Review Board* 25 (2003): 1-4.
23. Wilfond, B. S., and Candotti, F. "When Eligibility Criteria Clash with Personal Treatment Choice: A Dilemma of Clinical Research." In *Ethics and Research with Children*: A Case-Based Approach, ed. E. Kodish (Oxford: Oxford University

Press, 2005): 310-322.

24. Wolitz, R., Emanuel, E., and Shah, S. "Rethinking the Responsiveness Requirement for International Research. *The Lancet* 374, no. 9692 (2009): 847-849.

찾아보기